J. Jansen U. Streit

Eltern als Therapeuten

Ein Leitfaden zum Umgang mit
Schul- und Lernproblemen

Fritz Jansen
Uta Streit

Eltern
als Therapeuten

Ein Leitfaden
zum Umgang mit Schul- und Lernproblemen

Mit 28 Abbildungen und 6 Tabellen

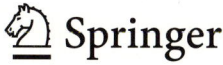 Springer

Dr. Dipl.-Psych. Fritz Jansen
Psychologische Praxis
Fliederstr. 17, 82061 Neuried

Dipl.-Psych. Uta Streit
Kinderzentrum München
Heiglhofstraße 63, 81377 München

Nachdruck 2005

ISBN 3-540-55593-5
Springer Berlin Heidelberg

Bibliografische Information Der Deutschen Bibliothek
Die Deutsche Bibliothek verzeichnet diese Publikation in der Deutschen Nationalbibliografie;
detaillierte bibliografische Daten sind im Internet über <http://dnb.ddb.de> abrufbar.

Springer Medizin Verlag.
Ein Unternehmen von Springer Science+Business Media
springer.de
© Springer-Verlag Berlin Heidelberg 2005
Printed in Germany

Planung: Dr. Svenja Wahl
Projektmanagement: Michael Barton
Einbandgestaltung: deblik Berlin

SPIN 11364481
Druck: Mercedes Druck, Berlin

Gedruckt auf säurefreiem Papier   2126 – 12 11 10 9 8

*Wir widmen dieses Buch unseren
Eltern:*

*Ruth Jansen und Fridolin Jansen,
Barbara Streit und dem Andenken
von Klaus Streit*

Vorwort

Ein sehr einfühlsamer Schulleiter sagte einmal bei einem Arbeitstreffen: „Einem Kind mit Lernproblemen wird die Kindheit genommen. " Wir sind mit ihm der Meinung, daß dies nicht so sein muß. Die meisten Lernstörungen in den verschiedensten Lebensbereichen sind nach heutigem Kenntnisstand unnötig. Eltern und alle, die mit betroffenen Kindern arbeiten, können lernen, Kindern mit Lernproblemen wirklich zu helfen. Dafür ist es wichtig, daß sie sich Wissen über grundlegende Gesetzmäßigkeiten aneignen und lernen, dieses in den verschiedensten Lernsituationen des Alltags umzusetzen.

Dieses Buch beruht auf langjährigen Erfahrungen in der Arbeit mit Kindern und ihren Eltern, aber auch mit Lehrern, Therapeuten verschiedener Berufsgruppen, Erzieherinnen und Kinderärzten. Der Erfolg der Seminare, Elternschulungen und Therapien ermutigte und bestärkte uns in dem Vorhaben, unser Vorgehen in einem Buch zu beschreiben, um unsere Erfahrungen auf diese Weise einem größeren Kreis von Betroffenen zugänglich zu machen.

Die Arbeit mit Eltern und den professionellen Helfern der verschiedensten Berufsgruppen hat uns zu folgender Überzeugung gebracht: Alle, die mit dem Kind zu tun haben, müssen eng zusammenarbeiten. Ausgrenzungen bestimmter Berufe oder der Eltern helfen nicht weiter. So richtet sich das vorliegende Buch nicht nur an Eltern, sondern auch an alle professionellen Helferinnen und Helfer, die elterliche Aufgaben übernehmen. Dies sind insbesondere Erzieherinnen, Lehrer, Kinderärzte, Therapeuten der verschiedensten Berufe, wie Krankengymnastinnen, Logopädinnen und Beschäftigungstherapeutinnen, Mitarbeiter im Bereich der frühen Förderung, Psychologen, Heil- und Sozialpädagogen.

Wir möchten allen, die uns beim Zustandekommen dieses Buches behilflich waren, unseren Dank aussprechen. Besonderer Dank gilt dabei Frau Dipl.-Psych. Heike Berger vom Springer-Verlag, die uns durch ihre hartnäckige Kritik immer wieder neue Denkanstöße gab. Bei allen übrigen Mitarbeitern des Springer-Verlags, die mit am Zustandekommen dieses Buches beteiligt waren, bedanken wir uns ebenfalls ganz herzlich für ihre freundliche und kollegiale Hilfe. Herr Dipl.-Psych. Rupert Maria Kohl übernahm für dieses Buch die Lektoratsarbeit. In ihm fanden wir eine Unterstützung, die alle

Erwartungen übertraf. Sprachliche Verbesserungen wurden auf dem Hintergrund fachlicher Kompetenz vorgenommen.

Herr Prof. Dirk Revenstorf begleitete wesentliche Teile diese Buches. Als Lehrer und Lehrtherapeut gab er in vieler Hinsicht Unterstützung und Hilfestellung. Seine kritische Prüfung methodischer und statistischer Fragestellungen war hilfreich und gab Sicherheit.

Herr Prof. Paul Innerhofer betreute viele Abschnitte dieses Buches von Beginn an. Seine inhaltliche Auseinandersetzung mit dem Thema und den Arbeitsergebnissen, seine kritische Diskussionsbereitschaft, sein Urteil und die Zeit, die er sich nahm, waren wichtig. Wie in Kap. 1 dargestellt wird, sind die Arbeiten von Herrn Innerhofer die Grundlage unserer Arbeit.

Herrn Andreas Streit danken wir für die Programmierung der experimentellen Anordnung zur Untersuchung der Blutdruckveränderungen bei Kindern. Eine Reihe von Experimenten, die nicht in diese Arbeit aufgenommen wurden, aber für sie gedacht waren, programmierte Herr Streit ebenfalls. Immer wieder verblüffte er durch seine Programmiergeschwindigkeit, sein Einfühlungsvermögen in die psychologischen Fragestellungen und die hohe Professionalität seiner Programme.

Einfühlsam, kritisch und genau las Frau Dipl.-Psych. Barbara Streit die letzte Fassung des Manuskriptes Korrektur. In ihrer kostbaren Freizeit ging sie Seite um Seite geduldig durch. Diese Arbeit wäre ebenfalls nicht so, wie sie ist, hätten nicht Herr Eckhardt Mickley und Frau Anne Nottelmann aufopfernd und ausdauernd Vorformen des Buches Korrektur gelesen.

Wir möchten uns auch bei unseren früheren Hochschullehrern, Herrn Prof. Niels Birbaumer und Herrn Privatdozent Dr. Wilhelm Glaser, bedanken. Sie waren an diesem Buch nicht unmittelbar beteiligt, aber ihre Gedanken und ihre wissenschaftliche Ausrichtung haben es in besonderem Maße mitgeprägt.

Für die Möglichkeit, einzelne Beispiele durch Bilder veranschaulichen zu können, möchten wir uns bei unseren Verwandten besonders bedanken. Sie mußten sich in das jeweilige Beispiel einfühlen und die Situation nachstellen. Mit großer Geduld spielten sie stundenlang immer wieder dieselben Situationen durch, bis in den Bildern das zum Ausdruck kam, was für den Leser wichtig ist. Wir bedanken uns ganz herzlich für ihre Einfühlung und Geduld bei Rüdiger (dunkler Pullover), Burkhard (heller Pullover), Vera, Frauke, Monika und Berthold Ohs.

Erdmannhausen, Frühjahr 1992   F. Jansen und U. Streit

Inhaltsverzeichnis

Zur Einführung

Kinder lernen durch das Verhalten ihrer Eltern. Mit ihrem Verhalten übermitteln Eltern ständig Botschaften an ihre Kinder und beeinflussen damit das Verhalten ihrer Kinder tief und umfassend. Dies geschieht zum allergrößten Teil unbewußt.

Weil Eltern oft unbewußt auf ihre Kinder Einfluß nehmen, können sie in schwierige Situationen geraten. Wenn sie ihre Erziehungsziele nicht erreichen, haben sie dafür meist keine angemessene Erklärung. Es fällt ihnen beispielsweise schwer, zu erkennen, ob sie selbst, ihr Kind oder beide zusammen in einem bestimmten Augenblick eine Verschlechterung ausgelöst haben. Damit sind beispielsweise aufkommender Streit, Widerstand beim Lernen, Unlust oder Machtkämpfe gemeint. Ohne angemessene Erklärung fällt es den Eltern schwer, ihr Verhalten in entsprechenden Situationen erfolgreich zu verändern.

Keine Zeit war so schnellebig wie die heutige. Mit den atemberaubenden gesellschaftlichen Entwicklungen verändern sich auch die Erziehungsziele. Aus dieser Sicht hatten es Eltern noch nie so schwer wie heute. Es sind die besten Eltern, die alles daran setzen, ihren Kindern den Weg so gut wie möglich zu ebnen.

Das vorliegende Buch versucht, ihnen dabei zu helfen. Es versucht, wissenschaftliche Erkenntnisse zu vermitteln, die sich in der Praxis bewährt haben: Eltern nutzt nur das, was im Alltag auch hält, was es verspricht.

Erfolgreiches Lernen und seine Störungen können in jedem Augenblick stattfinden, auch unbemerkt. Für drei wichtige Bereiche soll in diesem Buch aufgezeigt werden, wie unblockiertes Lernen erreicht werden kann:

1. Schule,
2. frühe Förderung bei entwicklungsverzögerten und behinderten Kindern,
3. Persönlichkeitsentwicklung.

Die einzelnen Bereiche sind in unterschiedlichem Ausmaß durch Beispiele belegt. Wir versuchen jedoch, die allgemeinen Gesetzmäßigkeiten des Ler-

1

nens und seiner Blockierungen herauszuarbeiten. Diese Gesetzmäßigkeiten lassen sich auf alle drei Gebiete anwenden. Sie lassen sich auch auf weitere Bereiche übertragen, wie beispielsweise das Lernen der verschiedensten sozialen Verhaltensweisen. Die wesentlichsten Gesetzmäßigkeiten gelten auch für den Freizeitbereich: Sie können auch etwa auf Sport, Musik, Malen, Kochen und andere Hobbys angewendet werden. Eltern können es ihren Kindern in vielen Bereichen leicht machen.

Im schulischen Bereich können Kinder in den verschiedensten Fächern Schwierigkeiten haben. Ein Kind kann sich nur mit einem Lernbereich schwer tun, ein anderes muß in mehreren Fächern kämpfen. Viele Kinder müssen schon lange vor Schulbeginn im Rahmen einer gezielten Förderung üben. Nur so können sie ihre Entwicklungsverzögerungen oder Behinderungen so weit wie möglich ausgleichen. Bereits hier stellen sich oft Lernblockierungen ein, beispielsweise in der Beschäftigungs- und Sprachtherapie oder der Krankengymnastik.

Lernblockierungen treten jedoch nicht nur dann auf, wenn — wie im schulischen Bereich — bewußt gelernt wird. Die Persönlichkeit eines Kindes beginnt schon in den ersten Tagen seines Lebens, sich zu entwickeln. Bereits in den ersten Augenblicken der Persönlichkeitsentwicklung spielen Lernprozesse eine zukunftsbestimmende Rolle. Eltern können solche Entwicklungen sehr früh günstig oder ungünstig beeinflussen. Daher ist es für sie wichtig zu wissen, wo sie unbewußt Einfluß nehmen und wie sie bewußt Einfluß nehmen können. Dies kann helfen, wichtige Erziehungsziele zu erreichen und Kinder auf ihrem Weg zu einer gesunden Persönlichkeit nach besten Kräften zu unterstützen.

Dieses Buch wurde in einer möglichst einfachen Sprache gehalten. Erziehung ist jedoch schwierig, und damit sind der Einfachheit der Darstellung Grenzen gesetzt. So wird Eltern in manchen Bereichen auch das abverlangt, was sie sich von ihren Kindern wünschen: Geduld und Ausdauer. Sie werden manches vielleicht erst richtig verstehen, wenn sie es wiederholt lesen.

Es sei noch auf eine sprachliche Schwierigkeit hingewiesen. Das vorliegende Buch möchte alle die ansprechen, die mit Kindern arbeiten. Dazu gehören neben den Eltern auch beispielsweise Erzieherinnen, Lehrer, Kinderärzte, Krankengymnastinnen, Beschäftigungstherapeutinnen, Logopädinnen, weitere Therapeuten verschiedenster Berufe, Mitarbeiter im Bereich der frühen Förderung, Heil- und Sozialpädagogen sowie Psychologen. Alle professionellen Helferinnen und Helfer dieser Berufe übernehmen elterliche Aufgaben. Um der sprachlichen Einfachheit willen wird im Verlauf des Textes stets von „Eltern" gesprochen, gemeint sind jedoch alle, die mit Kindern arbeiten.

Alles muß ständig verbessert werden, auch dieses Buch. Aus diesem Grund sind wir für Rückmeldungen dankbar. In der nächsten Auflage werden wir versuchen, diese Rückmeldungen zu berücksichtigen. Insbesondere interessiert uns dabei, welche Inhalte Ihnen als Leser fehlen oder welche eingehender behandelt werden müßten. Andere Eltern werden für diese Vorschläge dankbar sein. Auch Autoren sind Menschen. Deshalb ist es für uns auch wichtig zu erfahren, was Ihnen in diesem Buch geholfen hat. Unsere Anschriften finden Sie auf der Impressumseite am Anfang dieses Buches.

Kapitel 1: Eltern als Therapeuten

Paul Innerhofer veröffentlichte 1977 das sogenannte Münchner Trainings-modell. Mit diesem Modell stellte er einen bahnbrechenden Therapieansatz zur Behandlung von Lernstörungen vor. Sein Ansatz war für Kinder von 6-12 Jahren gedacht. Er hatte zur Grundlage, daß Eltern lernen, selbst die Lern-störungen ihres Kindes zu beeinflussen: Eltern können lernen, Lernstörungen vorzubeugen oder sie zu heilen.

Innerhofer gestaltete diesen Ansatz so, daß er in der Zukunft erweitert und verändert werden konnte. Einer der Gründe dafür liegt in der wissenschaftli-chen Ausrichtung: Neu hinzukommendes Wissen aus der psychologischen und medizinischen Grundlagenforschung kann ohne Schwierigkeiten in das Mo-dell mit einbezogen werden. Dadurch können ständige Veränderungen und Anpassungen erreicht werden.

Mit dem Trainingsprogramm von Innerhofer selbst oder mit entsprechenden Weiterentwicklungen lassen sich ungewohnte Therapieerfolge erreichen: Lernstörungen können in ungewöhnlich kurzer Zeit positiv verändert werden.

Wir selbst arbeiteten in den letzten Jahren vor allem an der Weiterentwick-lung des Münchner Trainingsprogrammes. Verschiedene Fragen wurden für die praktische Arbeit besonders wichtig: Wie muß dieser Ansatz verändert werden, wenn andere Störungen gemeinsam mit Lernblockierungen auftreten, beispielsweise Aggression, Angst oder psychosomatische Störungen? Wie können Lernblockierungen beeinflußt werden, wenn das Kind keine richtige Beziehung zu seinen Eltern eingehen kann? Dies ist beispielsweise dann der Fall, wenn es Kindern oder Eltern schwer fällt, körperliche Nähe einzugehen. Wie nimmt die Beziehung zwischen Eltern und Kind Einfluß auf das Erlernen der Sprache? Wie hängen Selbstsicherheit, Selbstannahme und Zufriedenheit des Kindes mit dem Verhalten der Eltern zusammen, und wie können diese Persönlichkeitszüge über das Verhalten der Eltern beeinflußt werden? Wie muß die Arbeit mit den Eltern verändert werden, wenn die Kinder einer anderen Altersgruppe angehören? Was geschieht, wenn Lernblockierungen bereits in den ersten Lebenswochen auftreten und die allgemeine Persönlich-keitsentwicklung gefährden? Was ist zu tun, wenn ein Kind in seiner Ent-wicklung verzögert oder behindert ist und bereits früh gefördert werden muß?

4

Wie können Lernblockierungen bereits in den ersten Lebensjahren behoben werden und wie können sie vielleicht verhindert werden? Was geschieht mit Kindern, bei denen die Lernstörung so weit fortgeschritten ist, daß sie auf positives Verhalten ihrer Eltern nicht mehr reagieren? Wie können die inhaltlichen Hilfestellungen der Eltern noch weiter verbessert werden? In diesem Buch versuchen die Autoren auf die meisten Fragen Antworten zu geben. Einschränkungen ergeben sich allerdings durch folgende Überlegungen:

In den folgenden Kapiteln sollen keine Therapieverfahren in allgemeiner Form dargestellt werden. Uns geht es nicht um die Darstellung eines Therapiekonzeptes, sondern wir wollen Eltern Einsicht und Verständnis dafür vermitteln, wie das Lernen ihres Kindes in den verschiedensten Augenblicken ungewollt von ihnen beeinflußt wird oder gewollt von ihnen beeinflußt werden kann. Wir sparen dabei aus, was nur mit Hilfe enger professioneller Begleitung und Anleitung von Eltern umsetzbar ist, und beschränken uns auf das, was von den Eltern allein ganz oder in Ansätzen verändert werden kann. Soweit dies gelingt, werden die Eltern therapeutisch tätig, entweder mehr vorbeugend oder mehr heilend. Gleichzeitig entsteht eine grundsätzliche Vorstellung davon, wie Eltern Therapeuten sein können. Das dies mehr als sinnvoll ist, soll durch die folgende Aufzählung der wichtigsten Vorteile deutlich werden:

Vorteile, wenn Eltern Therapeuten sind

1. Die Eltern selbst bieten ihrem Kind eine positive und heilende Beziehung an.
2. Psychologische Therapeuten, die alleine mit dem Kind arbeiten, führen in der Regel eine bis drei Therapiestunden in der Woche mit dem Kind durch. Wenn Eltern zu Therapeuten werden, erhält das Kind ein heilendes Beziehungsangebot während der ganzen Woche, viele Stunden täglich.
3. Wenn Eltern zu Therapeuten werden, dann ändert sich noch etwas anderes: Den Kindern wird die heilende Beziehung von den Menschen angeboten, die ihnen in ihrem Leben am wichtigsten sind.
4. Fast alle Therapierichtungen in der Psychologie lassen ihre Patienten positive Erfahrungen machen. Die ehemals „krankmachenden" Situationen und Beziehungen sollen anders und positiv erfahren werden. Dies gilt beispielsweise für die Psychoanalyse und die Verhaltenstherapie in gleichem Maße. Im Gegensatz zu herkömmlichen Ansätzen der Psychoanalyse und der Verhaltenstherapie kann das Kind in diesem Ansatz jedoch direkt mit den Mitauslösern des Problems selbst, nämlich den Eltern, positive Erfahrungen machen. Wenn die Verhaltensänderungen

der Eltern frühzeitig erfolgen, können beim Kind in der Regel noch tiefer greifende Veränderungen erreicht werden.

5. Ungünstige Beziehungsmuster, die beim Kind Störungen verursachen, können so früh wie möglich verändert werden. So wird bereits zu einem frühen Zeitpunkt einer Verfestigung der Schwierigkeiten entgegengearbeitet.

6. Wie in den folgenden Kapiteln aufgezeigt wird, ist die Zweierbeziehung für die Behandlung einer Lernstörung besonders wichtig. Viele Schwierigkeiten lassen sich nur oder besonders gut in der Zweierbeziehung beheben. Auch ist für viele Schwierigkeiten kurzes, aber tägliches Üben wichtig. Dies können in der Regel nur Eltern leisten.

7. Müssen entwicklungsverzögerte und behinderte Kinder im Rahmen einer Förderung bereits früh üben, ist dies in der Regel am erfolgreichsten, wenn die Übungen täglich durchgeführt werden. Auch dies können meist nur die Eltern tun. Dabei können sich an vielen Stellen Lernblockierungen des Kindes einstellen. Eltern können lernen, so mit ihrem Kind zu üben, daß dieses sich auf das Üben einläßt, daran Freude hat und so am schnellsten lernt. Widerstände und Machtkämpfe treten in den Hintergrund, und die Persönlichkeitsentwicklung und das Selbstbewußtsein des Kindes werden durch Erfolg und Anerkennung positiv beeinflußt.

8. Falls es bereits zu einer Störung gekommen ist, hat dieser Ansatz einen weiteren wichtigen Vorteil: Nicht der Therapeut, sondern die Eltern selbst erleben den Erfolg. Sie erfahren, daß sie selbst oft jahrelange Fehlentwicklungen der Beziehung zu ihrem Kind verändern können. Sie können sich besonders freuen, sie können auf sich stolz sein, und sie gewinnen das Gefühl, die Güte der Beziehung zu ihrem Kind jetzt und in Zukunft selbst beeinflussen zu können. Diese positiven Gefühle und Gedanken wirken alten Gefühlen von Schuld und Hilflosigkeit entgegen.

Diese Liste der Vorteile ließe sich noch erheblich erweitern. Das Buch wird dazu Einzelheiten darstellen. Bei derartig beeindruckenden Einflußmöglichkeiten auf das Lernen und auf seine Blockierungen ist offensichtlich, daß hier eine entscheidende Zukunftsmöglichkeit liegt. Dabei sind zwei verschiedene Gesichtspunkte zu unterscheiden:

Erstens wird offensichtlich, wie Lernen über die Beziehung zwischen Kind und Bezugspersonen massiv beeinflußt wird. Dies gilt für Eltern und professionelle Helfer in gleichem Maße.

Zweitens wird deutlich, daß innerhalb der Gruppe aller Bezugspersonen die Eltern eine Sonderstellung einnehmen. Dies betrifft die professionellen Helfer insofern, als die Zukunft darin liegt, Eltern mehr und gezielter als bisher üblich in die Arbeit miteinzubeziehen. Dazu wird es nötig sein, Eltern noch mehr als bisher Hilfen anzubieten. Es gilt, in Zukunft manche Vorstellung über Bord zu werfen.

Eltern werden den höchsten Forderungen und Anforderungen ausgesetzt. Zu oft wird nicht gefragt, wie sie diesen nachkommen können. Während für praktisch jede Fertigkeit eine Trainings- und Ausbildungsmöglichkeit in unserer Gesellschaft besteht, werden Eltern im Vergleich dazu mit ihren Aufgaben zu häufig allein gelassen. Autofahren, Skilaufen, Turnen, Schwimmen usw., ganz zu schweigen von beruflicher Ausbildung — für alle und alles gibt es ausreichende Übungsmöglichkeiten. Dabei können Eltern grundsätzlich schnell lernen. Bereits in einigen Tagen konzentrierten Trainings können sich einsatzbereite Eltern wichtiges Wissen aneignen und wesentliche Fertigkeiten aufbauen.

Wie kommen diese vergleichsweise kurzen Zeiten zustande? Es gibt mehrere Gründe. Einer der wichtigsten ist, daß Menschen dann am meisten einsatzbereit sind, wenn sie Eltern sind. Dies ist sicherlich biologisch bedingt. Unter allen Beziehungen zwischen Menschen nimmt die Beziehung zwischen Eltern und ihren Kindern eine Sonderstellung ein: Nirgendwo sonst kann man eine solche Bereitschaft und eine solche Ausdauer beobachten. Wenn etwas nicht klappt, wenn das Kind nicht lernt, wenn es wieder und wieder einen Machtkampf auskämpft, dann sind das Augenblicke, in denen Eltern massiv Mißerfolge, Verletzungen und Angriffe erleben. Entsprechend können sie reagieren. Dennoch bieten sie ihren Kindern immer wieder einen Neuanfang an und geben selten auf. Eine solche Beziehung hat auf das Kind den größten Einfluß.

Kapitel 2: Beeinflussung von Verhaltensweisen, Gedanken und Gefühlen durch Lernen

Kinder lernen an den Folgen ihres Verhaltens

Ein Kind ist bereits in den ersten Tagen nach der Geburt in der Lage, neues Verhalten zu lernen. Es kann auch bereits bestehendes Verhalten umlernen oder wieder verlernen. Dies gelingt ihm, indem es einen Zusammenhang zwischen seinem Verhalten und den Folgen dieses Verhaltens herstellt. Je jünger ein Kind ist, desto stärker erfaßt es solche Zusammenhänge unbewußt. Dabei spielt es keine Rolle, ob diese Zusammenhänge tatsächlich bestehen, sondern es ist ausreichend, daß das Kind sie vermutet.

Für das Kind können die Folgen seines Verhaltens angenehm oder unangenehm sein. Angenehme Folgen zeigen ihm, daß sein Verhalten erfolgreich ist. Das Kind behält es dann entweder bei oder verhält sich in Zukunft noch häufiger in dieser Weise. Unangenehme Folgen dagegen bauen ein Verhalten ab: Es wird seltener und schwächer, weil es dem Kind erfolglos erscheint. Das Kind richtet also sein gesamtes Tun an Erfolg und Mißerfolg aus. Allerdings bestimmt es Erfolg und Mißerfolg auf seine ganz persönliche Weise, die nicht den Auffassungen der Eltern entsprechen muß.

Auf den folgenden Seiten können Eltern lernen, was Kinder als Erfolg und als Mißerfolg wahrnehmen[1]. Dadurch können sie ihre Kinder besser verstehen und einfühlsamer mit ihnen umgehen. Außerdem gelingt es ihnen eher, ihrem Kind zu vermitteln, was ihnen als Eltern wirklich wichtig ist. Wirkliches Einfühlen und Verstehen sowie klare „Botschaften" helfen, Lernblockierungen zu vermeiden. So unterstützen Eltern ihr Kind bei der schwierigen Aufgabe, sich zu einer eigenständigen Persönlichkeit zu entwickeln.

Angenehme Folgen werden im folgenden auch als „Belohnungen", unangenehme Folgen als „Bestrafungen" bezeichnet. Dabei wird unter Belohnung und Bestrafung allerdings etwas anderes verstanden als in der Alltagssprache.

---

[1] Wie im Vorwort bereits erwähnt, soll hier noch einmal betont werden: In aufwendiger Weise wurden alle Bildbeispiele dieses Buches von einer Familie nachgespielt. Dies geschah aus Gründen des Datenschutzes. Die Aussagekraft der Bilder wird dadurch nicht geschmälert.

Wir haben lange über dieses Problem nachgedacht und uns schließlich dafür entschieden, die in der Psychologie gebräuchlichen Bezeichnungen zu verwenden. So kann der Begriff Bestrafung auch mit „ungünstige Folge" oder „negative Konsequenz" gleichgesetzt werden, der Begriff Belohnung ist gleichbedeutend mit „günstige Folge" oder „positive Konsequenz". In der Psychologie wurden diese Begriffe bereits sehr früh folgendermaßen verwendet: Alles, was ein Verhalten aufbaut, wird als „Belohnung" bezeichnet, und alles, was ein Verhalten abbaut, ist „Bestrafung" (Skinner 1938; Angermayer 1972; Bower u. Hilgard 1983).

Die Gesetzmäßigkeiten, nach denen sich Verhalten ausrichtet, waren in den Grundzügen bereits früh bekannt. An diesen Grundzügen hat sich auch heute wenig geändert. Durch die ständig voranschreitende Grundlagenforschung in der Psychologie konnten unsere Kenntnisse jedoch in ungeahntem Maße erweitert werden: Es wurde immer klarer, daß ein Kind die Wirklichkeit um sich herum verzerrt wahrnimmt. So erfaßt es die Folgen seines Verhaltens nur zum Teil. Es kann die Folgen, die es erfaßt, über- oder unterbewerten. Entsprechend diesen Verzerrungen richtet sich das Verhalten des Kindes nicht an den wirklichen Gegebenheiten aus, sondern an den wahrgenommenen. Solche Verzerrungen sind nun in der Regel nicht zufällig. Sie haben vor allem zwei Ursachen: Die eine liegt im Aufbau und in der Arbeitsweise des menschlichen Gehirns, die andere in der persönlichen Lerngeschichte jedes Kindes.

Auch die Wahrnehmung der Eltern weist Verzerrungen auf. Diese ähneln einerseits denen des Kindes, andererseits verändert sich die Wahrnehmung mit dem Älterwerden nach bestimmten Regeln. Die Erfahrungen der Eltern sind umfassender und weiter. Bereits aus diesem Grund können Eltern andere Folgen eines Verhaltens wahrnehmen als das Kind. Auch die Bewertung der Folgen eines Verhaltens verändert sich mit dem Alter.

Ein ganz wesentlicher Unterschied zwischen der Wahrnehmung von Eltern und Kindern besteht in folgendem: Die Fähigkeit, Sprache umfassend zu begreifen und zu verwenden, entwickelt sich nur langsam (siehe Kap. 14). Entgegen den Vorstellungen der meisten Erwachsenen ist selbst bei vielen Jugendlichen die Sprachfähigkeit noch nicht voll ausgereift. Daher fällt es Eltern beispielsweise schwer, ihren Kindern Erfahrungen sprachlich zu vermitteln. Es gelingt ihnen oft nur ungenügend, ihren Kindern die Folgen eines Verhaltens mit den Mitteln der Sprache zu verdeutlichen. Auch die Möglichkeit, Sprache zur Selbststeuerung einzusetzen, nimmt mit dem Älterwerden zu.

Wenn Eltern selbst mit Sprache gut umgehen können, überbetonen sie sie oft. Dabei kann es zu Mißverständnissen mit ihren Kindern kommen. Die folgenden Seiten sollen Eltern helfen, diese Mißverständnisse zu erkennen und zu vermeiden. Dabei werden auch die Wahrnehmungsverzerrungen deutlich, denen sowohl das Kind als auch die Eltern unterliegen können.

Belohnungen bauen Verhalten auf

Belohnungstyp 1

Man kann zwischen zwei verschiedenen Arten von Belohnungen unterscheiden, die Belohnungstyp 1 und 2 genannt werden. Die erste Form der Belohnung ist folgende:

Belohnungstyp 1: Das Kind nimmt sein Verhalten als erfolgreich wahr — es erreicht durch sein Verhalten etwas Angenehmes.

Ein Beispiel für diesen Belohnungstyp ist in Abb. 1 dargestellt: Gezeigt wird ein Junge beim Rechnen. Er hat nun schon fast zwei Minuten lang konzentriert gearbeitet. Die Mutter freut sich darüber und belohnt ihn dafür auf verschiedene Weise. Sie ist sich jedoch der verschiedenen Seiten der Belohnung nur teilweise bewußt.

Belohnung durch den Inhalt der Sprache:

— Die Mutter sagt: „Ich freue mich, daß Du heute so gut mitmachst!" Diese *sprachliche Äußerung* nimmt die Mutter bewußt wahr.

Belohnungen durch nichtsprachliches Verhalten:

— Die Mutter belohnt den Jungen durch ihr *Gesicht:* Sie schaut ihn an. Dies ist eine Zuwendung. Sie lächelt, ihr Gesichtsausdruck ist warm und anerkennend.
— Die Mutter belohnt den Jungen durch ihre *Körperhaltung:* Sie wendet ihm ihren Oberkörper zu. Sie neigt ihren Kopf leicht vor und verkürzt dadurch die Entfernung zu ihrem Sohn.
— Die Mutter belohnt den Jungen durch *körperliche Beziehungsaufnahme:* Sie streichelt ihn.
— Die Mutter belohnt den Jungen über ihre *Stimme:* Sie hat eine angenehm warme, liebevolle Stimme.

Das Gesicht der Mutter, ihre Körperhaltung, ihre Stimme und die körperliche Beziehungsaufnahme geben dem Jungen Nähe, Wärme und Anerkennung. Jede der beschriebenen Verhaltensweisen der Mutter ist für ihn angenehm und daher eine Belohnung, die er bewußt oder unbewußt wahrnimmt. Unbewußt nimmt der Sohn diese Signale dabei noch genauer wahr, als wir sie eben beschrieben haben. So fördert die Mutter das Mitmachen ihres Sohns, ohne daß ihr dies bewußt ist. Verhält sich die Mutter häufig in dieser Weise, so wird ihr Sohn in Zukunft immer häufiger und besser mitmachen.

Die sprachlichen und nichtsprachlichen Belohnungen durch die Mutter treten gleichzeitig mit dem konzentrierten Arbeiten des Kindes auf, nicht eine Stunde später oder erst am nächsten Tag. Da die Belohnung zeitlich gleichzeitig beziehungsweise unmittelbar auf das Verhalten des Kindes folgt, kann das Kind diese Belohnungen auch unbewußt wahrnehmen. Dies macht diese Belohnungen besonders wirkungsvoll (siehe unten).

Rein theoretisch lassen sich für das Beispiel in Abb. 1 weitere Belohnungen des Typs 1 denken. Etwa folgende:

— Der Junge sagt zu sich selbst: „Das habe ich heute gut gemacht."
— Weil der Junge so gut mitgearbeitet hat, spielt die Mutter anschließend noch sein Lieblingsspiel mit ihm.
— Der Junge wird am nächsten Tag vom Lehrer für seine sorgfältig erledigten Hausaufgaben gelobt.
— Der Junge schreibt am nächsten Tag in der Rechenarbeit eine gute Note.

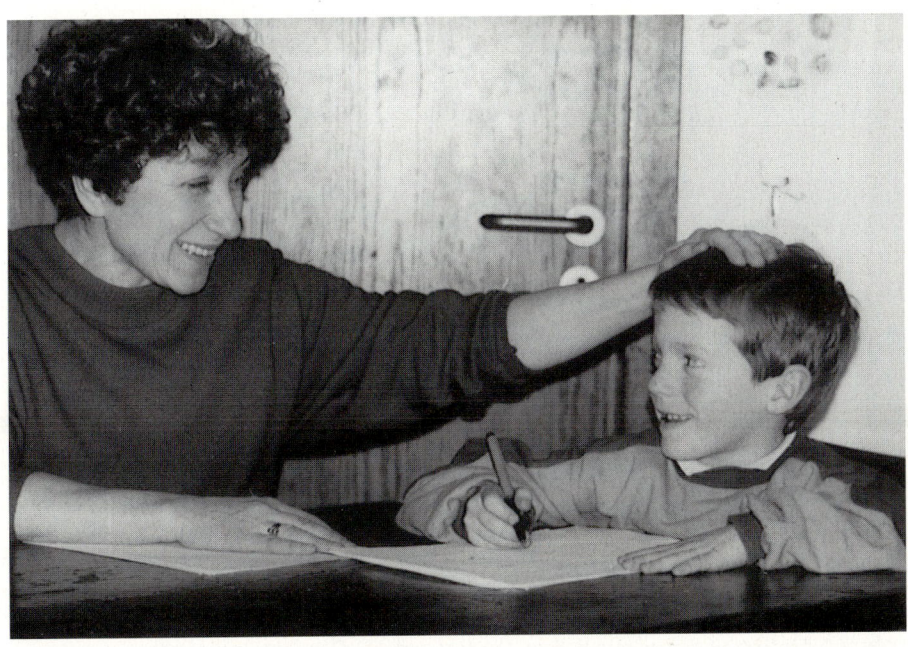

Abb. 1. Als die Aufnahme gemacht wurde, hatte der Junge bereits zwei Minuten lang konzentriert gerechnet. Die Mutter sagt: „Ich freue mich, daß du heute so gut mitmachst"

Belohnungen bauen Verhalten auf und stabilisieren es über die Zeit. *Eltern ziehen aus dieser Gesetzmäßigkeit jedoch häufig einen unzulässigen Schluß: Sie denken, wenn sie sich beim gemeinsamen Lernen nur positiv verhalten, wird ihr Kind in jedem Fall gerne lernen und besonders leistungsstark werden. Dies trifft aber nicht zu und ist eine der wohl am weitesten verbreiteten Fehlannahmen.* Belohnungen des Typs 1 können grundsätzlich jedes Verhalten aufbauen. Sie fördern positives wie unerwünschtes Verhalten in gleichem Maße. Verhält sich ein Kind beim Lernen zum Beispiel ständig aggressiv, so kann die Mutter auch dieses Verhalten durch Wärme und Güte fördern. Auch Verhaltensweisen wie Verweigern der Mitarbeit und ständiges Weinen können durch Belohnungen gelernt werden: Das Kind muß lediglich die Belohnungen auf das unerwünschte Verhalten beziehen. Es wird dann dieses Verhalten in Zukunft häufiger und stärker verwenden.

In Abb. 2 weigert sich der Junge, mit seinem Vater die Hausaufgaben zu machen. Er schlägt mit der Faust auf den Tisch und versucht, den Vater dazu zu bringen, die Hausaufgaben zu verschieben. Der Vater geht auf dieses Verhalten seines Sohnes erst einmal ein, spricht besonders liebevoll mit ihm und versucht, ihn über sprachliche Erklärungen zur Einsicht zu bringen. Er hofft, seinen Sohn so wieder zum Mitmachen zu bewegen.

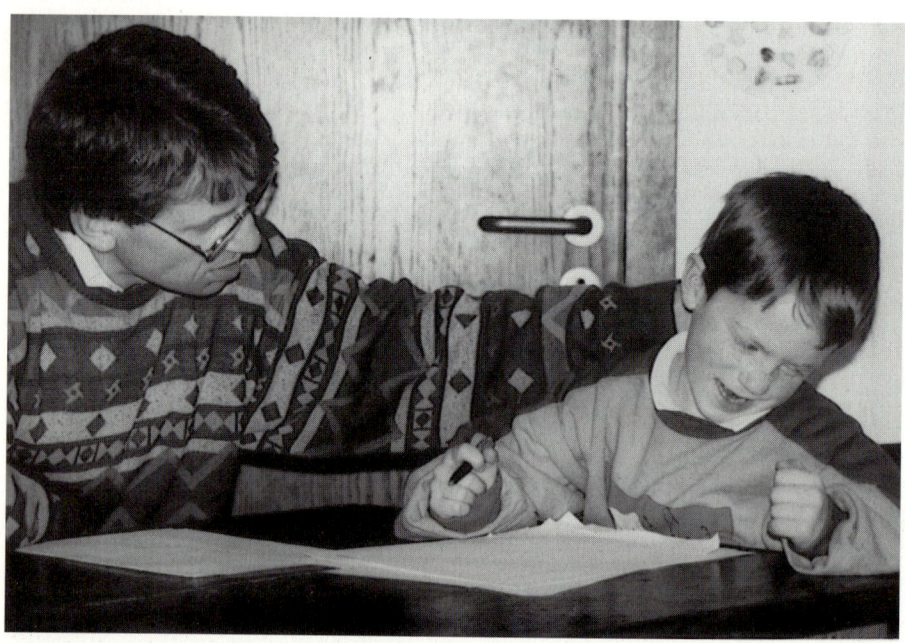

Abb. 2. Der Junge verweigert zornig seine Mitarbeit. Der Vater versucht, ihn mit viel Wärme und Güte zum Mitmachen zu überreden. Er sagt: „Komm, es ist doch nicht so viel. Wenn du jetzt mitmachst, sind wir schnell fertig"

12

Über die Sprache sagt der Vater zu seinem Sohn sinngemäß: „Bitte mach mit, damit wir bald fertig sind." Da er sich besonders lieb um seinen Sohn bemüht, könnte dieser ihn mißverstehen. Der Sohn hat mindestens zwei Möglichkeiten, auf das Verhalten des Vaters zu reagieren: Er kann sich darauf einlassen, was der Vater ihm über die Sprache mitteilt, gleichzeitig kann er die geduldige Zuwendung des Vaters als besonders angenehme Lernbedingung verstehen.

Er kann das Verhalten seines Vaters aber auch anders deuten: Wenn er die Sprache überhört, kann er Zuwendung und Geduld als Zustimmung für sein aggressives Verhalten auffassen. Wenn der Sohn einen solchen Zusammenhang zwischen seinem Verhalten und dem Verhalten des Vaters herstellt, dann würde der Vater seinen Sohn unbewußt durch folgende nichtsprachliche Verhaltensweisen für seinen Widerstand belohnen:

— Über das *Gesicht:* Das Gesicht des Vaters drückt aus, daß er wohlwollend und sehr um den Jungen bemüht ist.
— Über die *Körperhaltung:* Mit seinem Oberkörper ist der Vater dem Sohn zugewandt. Er hat sich leicht zum Sohn vorgebeugt und neigt den Kopf vor. Dadurch gibt er ihm Nähe.
— Durch *körperliche Beziehungsaufnahme:* Der Vater versucht, den Jungen durch Streicheln zu beruhigen.
— Über die *Stimme:* Der Vater spricht mit einer sehr lieben, warmen Stimme.

Wohl jedes Kind verweigert irgendwann einmal seine Hausaufgaben. Warmes, geduldiges Zureden und Erklären erweisen sich bei vielen Kindern als erfolgreich: Sie lassen sich nach einiger Zeit wieder auf ihre Hausarbeiten ein. Mit ihrem Verhalten zeigen diese Kinder, daß sie die sprachlich vermittelten Erklärungen der Eltern ernst nehmen. Sie verstehen Zuwendung und Wärme während des Erklärens nicht als Belohnung für den Widerstand gegen die Hausarbeiten.

Anders verhält es sich bei Kindern, die sich trotz beständigen guten Zuredens immer wieder den Hausarbeiten widersetzen. Diese Kinder blenden die auf der sprachlichen Ebene vermittelte Botschaft aus, die meist sinngemäß lautet: „Laß Dich bitte auf Deine Hausaufgaben ein, tu es für Dich und tu es für mich." Auch die nichtsprachlichen Verhaltensweisen ihrer Eltern, wie Geduld und besondere Zuwendung, verstehen sie anders als beabsichtigt. Aus einer Hilfestellung machen sie eine Belohnung für ihren Widerstand. Verweigert ein Kind die Mitarbeit, kann es darüber hinaus ein Gefühl von Macht über seine Eltern erfahren. Es kann zum Beispiel die oben beschriebene Situation folgendermaßen erleben: „Der Papa will etwas von mir. Der hat mir gar nichts zu sagen. Wenn ich nicht will, läuft hier gar nichts. Ich bin hier der Stärkere." Ein solcher Machtgewinn gehört ebenfalls zum Belohnungstyp 1.

Je nach ihrer Lerngeschichte können Kinder Verhaltensweisen ihrer Eltern ganz unterschiedlich verstehen. Ein Kind läßt sich durch liebesvolles Zureden zur Mitarbeit gewinnen, ein anderes faßt die gleichen Verhaltensweisen als Belohnung für seinen Widerstand auf. Da Kinder ihre Eltern derart mißverstehen können, müssen Eltern lernen, ihre Kinder genauer wahrzunehmen.

Durch wirkliches Hinschauen und genaues Beobachten können Eltern ihr Verhalten an ihrem Kind ausrichten. Daraus folgt: Wenn Kinder in ihrer Besonderheit berücksichtigt werden, müssen sich Eltern zwangsläufig verschiedenen Kindern gegenüber unterschiedlich verhalten. Echte Einfühlung und genaue Wahrnehmung gehen jedoch noch weiter: Auch demselben Kind gegenüber werden sich Eltern zu verschiedenen Zeitpunkten unterschiedlich verhalten. Dies steht den Vorstellungen vieler Eltern entgegen, die sich unter Druck setzen, jedes Kind gleich zu behandeln. Zur gesunden Entwicklung eines jeden Kindes gehört, daß es in jeder Weise als eigenständige Person wahrgenommen wird. Wenn es Eltern nicht auffällt, daß sie den Widerstand ihres Kindes ständig belohnen, dann nehmen sie ihr Kind nicht wirklich wahr. Dies ist eine Bestrafung auf tiefgründige Weise.

Belohnungstyp 2

Es ist nicht nur belohnend, wenn etwas Angenehmes eintritt: Ein Verhalten ist auch dann erfolgreich, wenn damit etwas Unangenehmes vermieden werden kann. In diesem Fall sprechen wir vom Belohnungstyp 2.

Belohnungstyp 2: Das Kind nimmt sein Verhalten als erfolgreich wahr — es verhindert durch sein Verhalten etwas Unangenehmes.

Abbildung 3 zeigt Verhaltensweisen einer Mutter, die Beispiele für diese Form der Belohnung sind: Die Tochter übt mit ihrer Mutter ein Diktat. Auf dem *oberen* Bild läßt sie sich auf das Arbeiten ein. Sie gibt sich viel Mühe, das Diktat ist sehr schwer.

Es kommen viele schwierige Wörter vor. Daher macht das Mädchen immer wieder Fehler. Die Mutter achtet nicht auf das Bemühen, sondern nur auf die Fehler, daher ist sie enttäuscht und unzufrieden. Sie sagt zu ihrer Tochter in strengem Ton: „Schon wieder ein Fehler. Jetzt streng dich gefälligst mehr an!" Dabei ist ihr Gesicht ärgerlich. Sie sitzt zurückgelehnt und damit weit entfernt von ihrer Tochter. Das gesamte Verhalten der Mutter ist für das

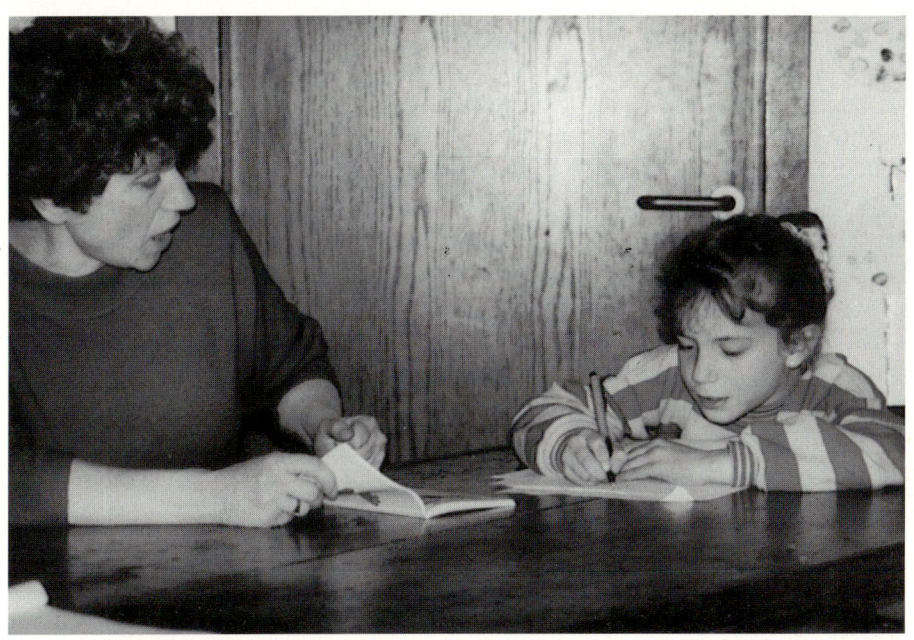

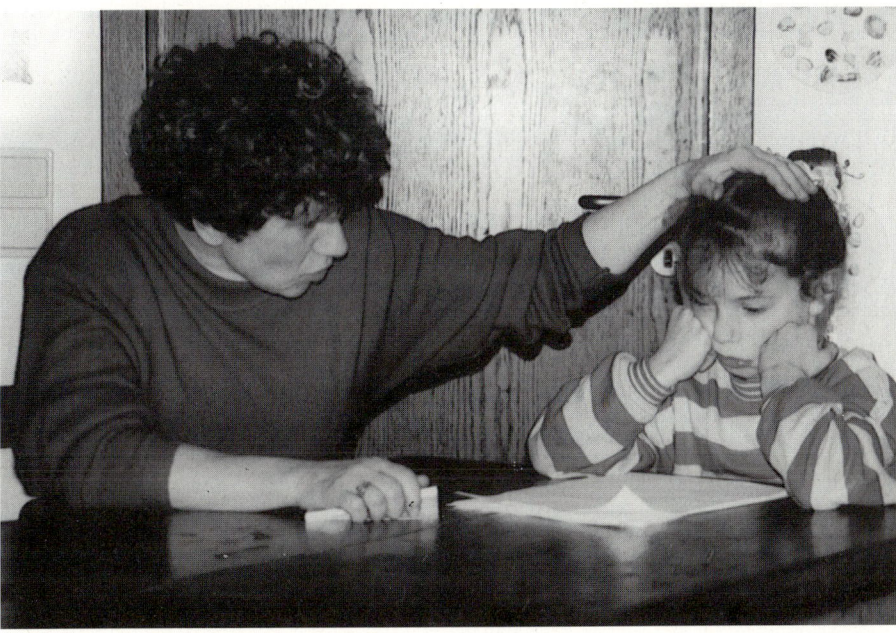

Abb. 3. *Oben* bemüht sich die Tochter, das Diktat gut zu schreiben. Weil sie dabei immer wieder Fehler macht, ist die Mutter ärgerlich. *Unten* hat die Tochter das Diktatschreiben abgebrochen und weint

Mädchen unangenehm. Auch die Mißerfolge sind unangenehm. Im *unteren* Bild hat die Tochter ihre Mitarbeit aufgegeben. Sie weint. Die Mutter versucht, ihre Tochter zu trösten. Sie spricht liebevoll mit ihr und streichelt sie.

Wie der Junge im vorangegangenen Beispiel hat auch dieses Mädchen mindestens zwei Möglichkeiten, das Verhalten seiner Mutter zu verstehen. Es kann einmal verstehen: „Auch wenn meine Mutter eben ärgerlich war, meint sie es nicht so. Sie versteht, wie schwierig und wie unangenehm das Diktatschreiben heute für mich ist. Auch wenn sie eben streng war, liebt sie mich genauso wie sonst. Meiner Mutter ist es wichtig, daß es mir gut geht, deshalb tröstet sie mich."

Kinder können die Situation im unteren Bild aber auch anderes deuten: Sie können viele Belohnungen für ihr Weinen wahrnehmen. Eine wichtige Rolle spielen dabei Belohnungen vom Typ 2 (durch das Verhalten etwas Unangenehmes verhindern). Diese kommen dadurch zustande, daß das Kind die unangenehme Lernsituation beenden oder hinausschieben kann. Nehmen wir an, das Mädchen versteht das Verhalten ihrer Mutter in dieser Weise. Sie könnte dann feststellen, daß sie mit dem Weinen unter anderem folgende unangenehmen Dinge vermeiden kann:

— Die Mutter schimpft nicht mehr mit ihr.
— Das Gesicht der Mutter ist nicht mehr ärgerlich.
— Die Mutter sitzt nicht mehr zurückgelehnt und damit körperlich weit entfernt von ihr.
— Die Stimme der Mutter ist nicht mehr ärgerlich.
— Das Mädchen braucht keine Mißerfolge mehr zu erleben.

Dies sind alles Belohnungen des Typs 2. Der Leser hat richtig bemerkt, daß das Mädchen auch Belohnungen vom Typ 1 (durch das Verhalten etwas Angenehmes erreichen) erfährt. Dazu gehört, daß die Mutter ihre Tochter streichelt. All diese und noch viele weitere Belohnungen nimmt die Tochter überwiegend unbewußt wahr.

Das Mädchen kann das Verhalten ihrer Mutter also auch auf diese zweite Weise verstehen: „Wenn ich weine, kann ich das unangenehme Lernen beenden und bekomme Zuwendung von meiner Mutter." Die Mutter fördert dann das Weinen ihrer Tochter, ohne daß sie es will und ohne daß es ihr bewußt ist. Die Tochter kann daraus lernen, an schwierigen Stellen zu weinen, anstatt mitzuarbeiten. Versteht die Tochter das Verhalten ihrer Mutter in dieser Weise, so wird sie auch in Zukunft häufig weinen oder das Weinen sogar noch verstärken.

Der Belohnungstyp 2 spielt bei Kindern mit Lern- und Leistungsstörungen eine große Rolle. Diese Kinder fühlen sich in aller Regel beim Lernen unwohl, wenn sie sich auf Lerninhalte einlassen, die für sie schwierig sind.

16

Sobald sie das Lernen vermeiden können, fällt dieses unangenehme Gefühl weg. Es gibt die verschiedensten Möglichkeiten, das Lernen zu vermeiden: Die Kinder können aggressiv werden, erzählen, diskutieren, jammern, weinen oder innerlich abschalten. Jede dieser Verhaltensweisen bietet die Möglichkeit, das unangenehme Gefühl beim Lernen mehr oder weniger zu beenden. Solche Verhaltensweisen nennen wir „Vermeidungsverhalten".

Das Verhalten, mit dem ein Kind das Lernen am erfolgreichsten beenden kann, wird es in Zukunft am häufigsten wählen. Dabei spielt es eine entscheidende Rolle, wie die Eltern auf das Vermeidungsverhalten reagieren. Durch den Wegfall oder die Minderung eines unangenehmen Gefühls wird also ein Vermeidungsverhalten gelernt und langfristig stabilisiert. Da der Wegfall des unangenehmen Gefühls zeitlich sofort eintritt, steuert er das Verhalten in starkem Maße. Die anderen unangenehmen Folgen, wie beispielsweise Ärger am nächsten Tag in der Schule oder eine schlechte Note in der Klassenarbeit, liegen zeitlich weiter weg und können daher vom Kind schlechter erfaßt werden. Deshalb beeinflussen sie das Verhalten des Kindes nur wenig oder gar nicht.

Auch durch den Wegfall von etwas Unangenehmem kann also sowohl erwünschtes als auch unerwünschtes Verhalten gelernt und stabilisiert werden. Weitere Beispiele sollen dies verdeutlichen:

— Peter ist ein schlechter Schüler. Er ist schon mehrmals ausgelacht worden, wenn er sich im Unterricht zu Wort gemeldet hat. Dies war für ihn jedesmal sehr schlimm. Jetzt meldet er sich nicht mehr: Er vermeidet dadurch die unangenehme Erfahrung, erneut ausgelacht zu werden.
— Wenn Tanja zuhause erzählt, daß sie in einer Klassenarbeit eine schlechte Note geschrieben hat, ist ihre Mutter sehr ärgerlich und macht ihr Vorwürfe. Meist verheimlicht Tanja eine schlechte Note: Dadurch kann sie die unangenehmen Reaktionen ihrer Mutter vermeiden.
— Stefanie weiß, daß ihr Vater sehr ärgerlich ist, wenn ihre Hausaufgaben noch nicht erledigt sind, wenn er nach Hause kommt. Sie macht ihre Hausaufgaben immer schon am frühen Nachmittag, damit sie rechtzeitig fertig ist, bevor ihr Vater nach Hause kommt. Ihr Verhalten, rechtzeitig mit den Hausaufgaben zu beginnen, wird über den Belohnungstyp 2 beeinflußt: Sie kann damit den Ärger des Vaters vermeiden.
— Klaus ist ein guter Schüler. Wenn er dennoch einmal eine schlechte Note schreibt, ist dies für ihn sehr schlimm. Er leidet darunter oft mehrere Tage lang. Klaus lernt vor den meisten Klassenarbeiten sehr viel, meist noch bis spät in die Nacht hinein: Dadurch kann er etwas für ihn sehr Unangenehmes — eine schlechte Note — fast immer vermeiden.

Bestrafungen bauen Verhalten ab

Bestrafungstyp 1

Unangenehme Folgen eines Verhaltens sind Bestrafungen. Sie führen dazu, daß dieses Verhalten in Zukunft seltener und weniger stark auftritt. Auch hier kann man zwischen zwei verschiedenen Typen unterscheiden:

> Bestrafungstyp 1: Das Kind nimmt wahr, daß sein Verhalten etwas Unangenehmes verursacht.

Der fünfjährige Junge in Abb. 4 hat noch leichte Schwierigkeiten, einen Stift locker und sicher zu führen. Für ihn ist es wichtig, diese Schwierigkeiten möglichst auszugleichen, bevor er in die Schule kommt. Seine Eltern wissen dies, sie sind verantwortungsbewußte Eltern und üben viel mit ihrem Sohn.

In Abb. 4 übt der Junge gerade, Kreise zu malen. Man sieht, wie er sich Mühe gibt, es gut zu machen: Er schaut genau hin, sein Gesicht und seine ganze Körperhaltung drücken Anstrengung aus. Dennoch gelingen ihm die Kreise noch nicht sehr gut. Dies nimmt der Vater wahr, und es enttäuscht ihn. Aufgrund seiner Enttäuschung bestraft er seinen Sohn unbewußt durch verschiedene Verhaltensweisen, zum Beispiel die folgenden:

Bestrafungen durch den Inhalt der Sprache:

— Der Vater sagt: „Jetzt mach die Kreise aber mal nicht so eckig. Und drück den Stift nicht so fest auf!"

Bestrafungen durch nichtsprachliches Verhalten:

— Das Gesicht des Vaters ist ärgerlich.
— Die Stimme des Vaters ist kühl und ärgerlich.

Jedes Kind nimmt derartige Strafen zumindest unbewußt wahr und verknüpft sie mit seinem eigenen Verhalten. Der Junge nimmt wahr: „Ich strenge mich an und werde bestraft". Bestraft der Vater seinen Sohn häufig, während dieser sich gerade anstrengt, so wird sich dieser in Zukunft immer seltener anstrengen: Strafen bauen grundsätzlich Verhalten ab.

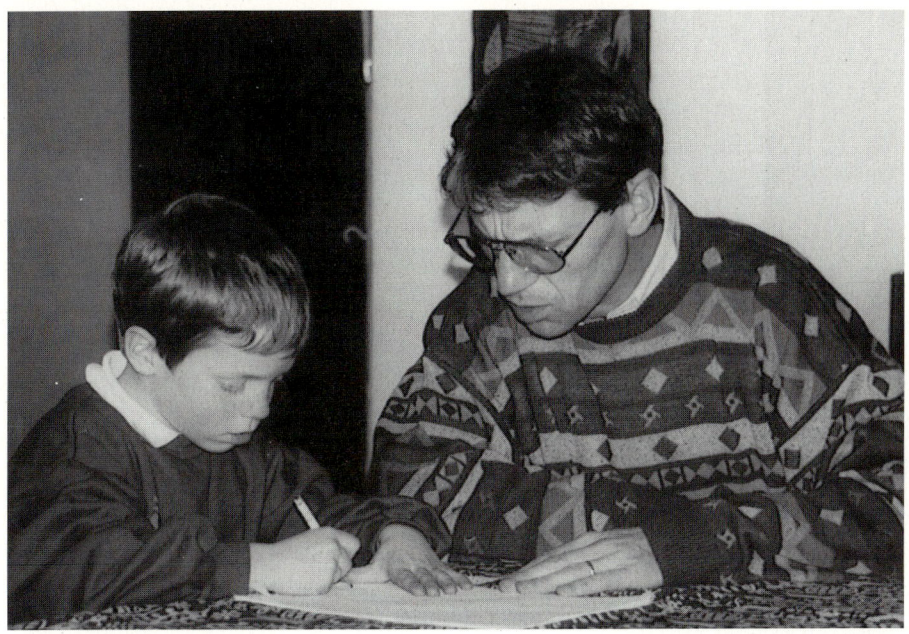

Abb. 4. Der Junge malt Kreise. Er gibt sich viel Mühe, dennoch gelingen ihm die Kreise noch nicht sehr gut. Sein Vater sagt ärgerlich: „Jetzt mach die Kreise aber mal nicht so eckig. Und drück den Stift nicht so fest auf!"

Bestrafungstyp 2

Auch wenn ein Kind feststellt, daß sein Verhalten dazu führt, daß etwas Angenehmes aufhört oder nicht eintritt, ist das eine Bestrafung, und auch dadurch wird das Verhalten abgebaut.

> Bestrafungstyp 2: Das Kind nimmt wahr, daß sein Verhalten etwas Angenehmes verhindert.

Ein Beispiel ist in Abb. 5 dargestellt. Obwohl der Junge 5 Jahre alt ist, spricht er noch etwas undeutlich. Seine Mutter macht sich deshalb Sorgen. Auf dem *obereren* Bild spielen Mutter und Sohn zusammen Memory. Der Sohn spielt dieses Spiel sehr gut. Dabei erlebt er sehr viel Wärme und Zuwendung durch seine Mutter: Sie lacht und freut sich. Sie lobt den Jungen, indem sie sagt: „Das hast du dir aber toll gemerkt!"

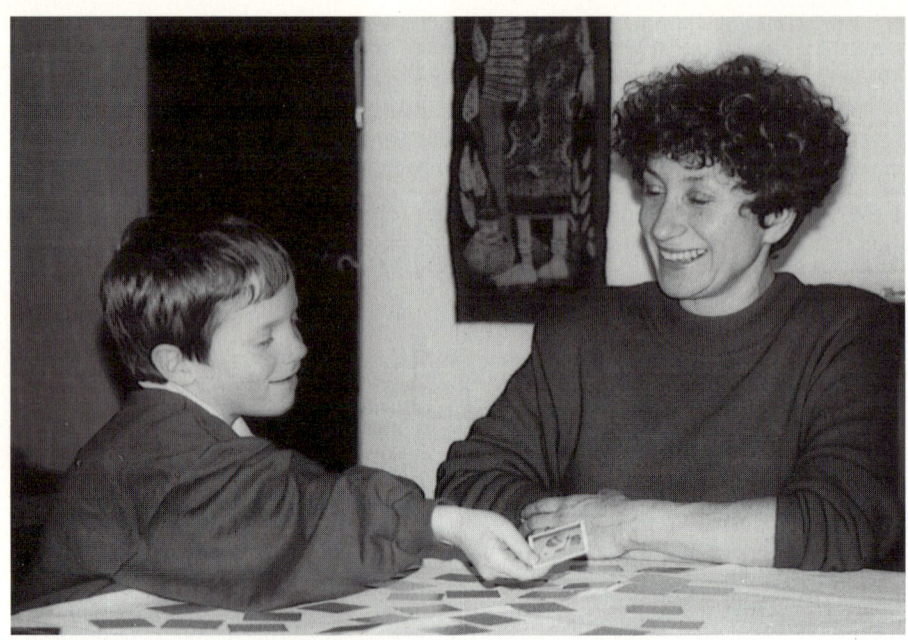

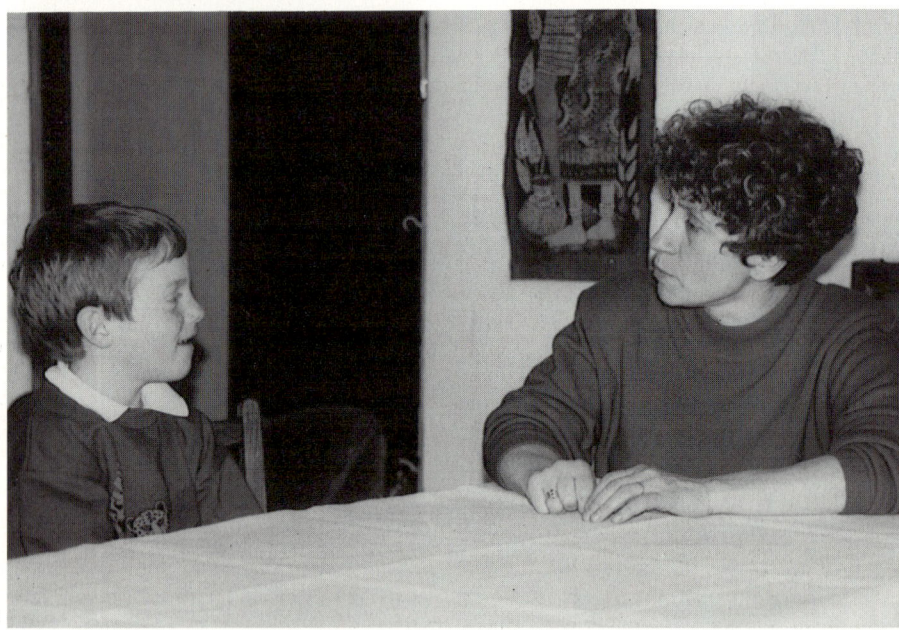

Abb. 5. *Oben* spielt der Junge mit seiner Mutter Memory. Die Mutter freut sich darüber, wie gut er das kann, und belohnt ihn dadurch. *Unten* erzählt der Junge seiner Mutter etwas. Er spricht sehr undeutlich. Die Belohnungen durch das Verhalten seiner Mutter entfallen

Auf dem *unteren* Bild erzählt der Junge seiner Mutter etwas. Dabei spricht er einzelne Worte nicht richtig aus. Die Mutter gibt nun weniger Zuwendung. Unter anderem verändern sich folgende Verhaltensweisen der Mutter, als der Junge spricht:

— Die Mutter lobt ihn nicht mehr. Sie sagt nichts mehr, was dem Lob „Das hast du dir toll gemerkt!" entsprechen würde.
— Das Gesicht der Mutter verändert sich. Sie lacht nicht mehr, sondern ihr Gesicht ist ernst.
— Die Mutter verändert ihre Körperhaltung: Sie geht mit dem Oberkörper etwas weiter zurück.
— Die Stimme der Mutter verändert sich: Sie ist kühler als vorher beim Spielen.

Der Junge erlebt: „Ich spreche, und meine Mutter verhält sich weniger angenehm als sonst." Dies ist eine Bestrafung vom Typ 2. Macht er diese Erfahrung häufiger, so wird er in Zukunft seltener und weniger ausführlich erzählen.

Seine Mutter verhält sich jedoch nicht bewußt so, im Gegenteil: Sie möchte, daß ihr Sohn viel spricht, weil sie weiß, daß er dadurch im Sprechen besser werden wird. Sie nimmt jedoch wahr, daß er undeutlich spricht und Fehler macht. Dies macht ihr Sorgen. Dadurch verändern sich ihr Gesicht, ihre Körperhaltung und ihre Stimme so, daß sie für ihren Sohn weniger angenehm sind.

In diesem Beispiel entstanden für das Kind unmittelbar durch das Verhalten seiner Mutter in der Lernsituation Bestrafungen vom Typ 2. Auch die folgenden Ereignisse bedeuten, daß etwas Angenehmes nicht eintritt, und gehören damit zum Bestrafungstyp 2:

— Das Kind darf eine Fernsehsendung, die ihm wichtig ist, nicht anschauen.
— Es darf nicht nach draußen zum Spielen.
— Ihm wird das Taschengeld gestrichen.
— Es muß für eine bestimmte Zeit in seinem Zimmer bleiben.
— Dem Kind wird für ein bestimmtes Verhalten eine Belohnung versprochen. Weil es sich nicht in entsprechender Weise verhält, bekommt es die Belohnung nicht.

Bestrafungen können jedes Verhalten abbauen. Sie beeinflussen positives und unerwünschtes Verhalten in gleicher Weise. In Abb. 4 und 5 bestrafen Eltern unbewußt Verhaltensweisen, die sie sich eigentlich von ihrem Kind wünschten: Im einen Fall war es das konzentrierte Arbeiten, im anderen Fall das Erzählen.

Bestrafungen können jedoch auch ungünstiges Verhalten abbauen. Im folgenden Beispiel wird deutlich, wie ständig störendes Verhalten durch eine Bestrafung vom Typ 2 vermindert werden kann.

Beispiel: Seit geraumer Zeit stört Joachim seinen Banknachbarn ständig. Der Lehrer hat bereits viel versucht, um dies zu ändern: Er hat mehrmals mit Joachim darüber gesprochen. In diesen Gesprächen hat er versucht, Joachim zu zeigen, daß sein Verhalten für den Nachbarn nicht gut ist. Trotz der Gespräche änderte Joachim sein Verhalten nicht. Daraufhin belohnte der Lehrer Joachim über längere Zeit immer dann, wenn dieser seinen Nachbarn in Ruhe ließ. Er hatte sich ihm in diesen Momenten besonders zugewendet und ihn gelobt. Auch dies führte zu keiner Besserung von Joachims Verhalten.

Nachdem alle bisherigen Versuche, Joachims Verhalten zu ändern, erfolglos waren, beschließt der Lehrer folgendes: Jedesmal, wenn Joachim im Unterricht stört, wird er von seinem Nachbarn weggesetzt. Er muß dann allein an einem Tisch sitzen. Joachim wird dabei etwas für ihn Angenehmes, nämlich die Nähe zu seinem Nachbarn, entzogen. Dies ist eine Bestrafung vom Typ 2.

Wenn vernünftiges Besprechen und Belohnungen für das erwünschte Verhalten erfolglos sind, können Bestrafungen vom Typ 2 helfen, ein Verhalten abzubauen, das für das Kind selbst oder für seine Umwelt schädlich ist. Davon wird in Kap. 13 weiter die Rede sein. Bestraft der Lehrer Joachim jedesmal durch Wegsetzen, so ist zu erwarten, daß dieser seinen Nachbarn auf Dauer seltener stört. Joachim wird dieses Verhalten jedoch nur dann aufgeben, wenn er nicht neben den Bestrafungen gleichzeitig Belohnungen für sein Störverhalten erlebt. Dies könnte etwa unter folgenden Bedingungen der Fall sein:

— wenn der Lehrer erst sehr spät auf das Verhalten von Joachim reagieren würde. Joachim würde dann, wenn er den Nachbarn stört, immer zunächst eine Zeitlang angenehme Erfahrungen machen: Er kann die Aufmerksamkeit des Nachbarn auf sich ziehen;
— wenn der Lehrer manchmal das unerwünschte Verhalten bestrafen und es manchmal durchgehen lassen würde. Joachim würde dann weiter seinen Nachbarn stören und hoffen, nicht erwischt zu werden;
— wenn die Klasse jedesmal begeistert lachen würde, wenn Joachim stört, und dies für Joachim angenehm wäre. Joachim könnte es dann genießen, die Aufmerksamkeit aller auf sich zu ziehen und im Mittelpunkt zu stehen. Dadurch würde sein Störverhalten belohnt.

Weiteres zu Belohnungen und Bestrafungen

Die gleichen Folgen eines Verhaltens können von verschiedenen Kindern als unterschiedlich angenehm oder unangenehm empfunden werden. Dadurch können sie unterschiedlich starke Belohnungen oder Bestrafungen darstellen. Sieht ein Kind sehr gerne fern, so wird der Entzug des Fernsehens für dieses Kind eine große Strafe sein. Für ein anderes Kind, das viel lieber draußen spielt, kann der Entzug des Fernsehens bedeutungslos sein. Entsprechendes gilt für Belohnungen.

Kinder reagieren sehr empfindlich auf Unterschiede im Verhalten ihrer Eltern. Wenn zwei Mütter das gleiche tun, muß es für das Kind nicht dasselbe sein. Nehmen wir an, zwei Mütter verhalten sich gegenüber ihrem Kind beim Lernen völlig gleich, also gleich warm und gleich konsequent. Außerhalb des Lernens geben sie sich jedoch ihrem Kind gegenüber sehr unterschiedlich: Die erste Mutter geht außerhalb des Lernens ganz besonders liebevoll und herzlich mit ihrem Kind um. Die zweite Mutter dagegen hat kaum Zeit für ihr Kind, wenn sie nicht gerade mit ihm lernt. Sie ist dann meist kurz angebunden und ungeduldig.

Für das Kind der ersten Mutter stellt das gemeinsame Lernen eine Bestrafung des Typs 2 dar: Es erlebt während des Lernens weniger Wärme und Zuwendung als sonst, mit dem Lernen fällt also etwas Angenehmes weg.

Das Kind der zweiten Mutter wird beim Lernen belohnt. Es erlebt, daß es dabei mehr Zuwendung bekommt als sonst. Gleichzeitig fällt etwas Unangenehmes weg: Die Mutter ist weniger ungeduldig. Dadurch wird dieses Kind durch Belohnungen des Typs 1 und 2 für sein Lernen belohnt.

Unterschiede in der Dauer und der Stärke von Belohnungen und Bestrafungen beeinflussen das Verhalten von Kindern. Es gibt viele Eltern, die ein enormes Gespür dafür haben, wann sich ihr Kind gerade besonders anstrengt oder ihm etwas besonders gut gelingt. Wenn Eltern dieses Gespür haben, können sie ihr Kind in solchen Augenblicken besonders belohnen: Dadurch fördern sie das entsprechende Verhalten.

Andere Eltern versuchen, immer gleichbleibend positiv zu sein. Sie schauen dabei kaum hin, ob sich ihr Kind bei einer Aufgabe gerade mehr oder weniger anstrengt. Das Kind macht dann die Erfahrung: „Ich kann mich anstrengen oder nicht, meine Eltern merken den Unterschied nicht. Ich bekomme immer die gleiche Zuwendung." Nach einiger Zeit wird es sich daher immer häufiger dafür entscheiden, sich nicht mehr besonders zu bemühen.

Auch das folgende ist für das Verständnis der Auswirkungen von Belohnungen und Bestrafungen wichtig. Es mag selbstverständlich erscheinen, wird jedoch von Eltern häufig übersehen: Belohnungen können ein Verhalten nur dann aufbauen, wenn das Kind die Fähigkeit besitzt, das entsprechende

Verhalten auszuführen. Es gibt Dinge, die das Kind auch dann nicht kann, wenn es sich sehr anstrengt. Daran ändert auch eine noch so hohe Belohnung oder Bestrafung nichts: Es hat keinen Sinn, jemandem eine Belohnung dafür zu versprechen, daß er 100 Meter in fünf Sekunden läuft. Da dies unmöglich ist, wird er es nicht schaffen, selbst wenn man ihm dafür eine Million Mark anbietet.

Häufig wird Kindern beispielsweise eine Belohnung für gute Noten versprochen. Die Eltern prüfen dabei nicht, ob das Kind die entsprechenden Leistungen erbringen kann, wenn es will. Sie prüfen auch nicht, ob das Kind von seiner Reife her in der Lage ist, sich einen entsprechenden Übungsplan zu erstellen und einzuhalten.

Nehmen wir zum Beispiel an, ein Mädchen hat im Diktat normalerweise Noten zwischen 3 und 4. Die Mutter verspricht ihm einen Kinobesuch, wenn es im nächsten Diktat eine 2 schreibt. Selbst wenn es der Tochter deshalb sehr wichtig ist, eine 2 zu schreiben, wird sie nicht unbedingt dazu in der Lage sein. Zuvor müßte sie wissen, wie sie lernen muß, um ihre Lücken in Deutsch zu schließen. Wenn sie dies wüßte, brauchte sie sehr viel Zeit, um ihre Rückstände aufzuholen. Selbst wenn sie schon lange geübt hat, ist der Erfolg nicht sicher: Durch Zufall können im Diktat mehrere neue Wörter vorkommen, und auch wenn sie sich anstrengt, könnte sie diese falsch schreiben.

Die Tochter verfügt damit nicht über die nötigen Fertigkeiten, eine 2 zu schreiben. Eine Belohnung oder Bestrafung, gleich in welcher Höhe, ändert daran nichts. Wenn Eltern Schwierigkeiten für ihre Kinder richtig einschätzen und berücksichtigen, können sie sie vor großen Enttäuschungen und Bestrafungen schützen.

Erfassen von kurz- und langfristigen Folgen eines Verhaltens

Der Mensch nimmt kurz- und langfristige Folgen seines Verhaltens unterschiedlich gut wahr. Dadurch beeinflussen diese sein Verhalten unterschiedlich. Der Grund dafür liegt im Aufbau und in der Arbeitsweise des menschlichen Gehirns: Menschen sind schlecht dafür ausgestattet, frühzeitig auf langfristige Folgen zu reagieren. Dies gilt ganz besonders für Kinder. Daß Menschen langfristige Folgen schlechter erfassen können, macht sich nicht nur bei Lern- und Leistungsstörungen bemerkbar: Die Lösung wichtiger gesellschaftlicher Probleme — zum Beispiel Suchtprobleme und Umweltbelastungen — wird durch diese menschliche Schwäche entscheidend behindert. Durch bewußtes Nachdenken und Erfahrung können Menschen jedoch lernen, auch langfristige Folgen ihres Verhaltens zu berücksichtigen. Die Mutter im folgendem Beispiel verdeutlicht dies:

Beispiel: Jörg beginnt regelmäßig zu Beginn der gemeinsamen Hausaufgaben einen Machtkampf mit seiner Mutter. Er protestiert gegen das Lernen. Sein Gesicht ist beleidigt, seine Stimme nörgelig. Jörg erlebt für dieses Verhalten eine Reihe von Belohnungen des Typs 1 und 2. Er kann den Beginn des unangenehmen Lernens weiter hinauszögern. Er erlebt, daß er sich erfolgreich gegen die Mutter durchsetzen kann. Die liebe Stimme und das freundliche Gesicht seiner Mutter sind für ihn sehr angenehm. All dies sind kurzfristige Folgen, die gleichzeitig mit seinem Verhalten oder ganz kurz danach eintreten. Diese kurzfristigen Folgen kann Jörg gut mit seinem Verhalten „einen Machtkampf beginnen" in Verbindung bringen. Dieses Verhalten wird daher gefestigt.

Jörg erfährt für seinen Machtkampf jedoch langfristig auch Bestrafungen des Typs 1 und 2: Seine Mutter wird irgendwann einmal ärgerlich. Dadurch kommt es in den nächsten Minuten und Stunden zu einer Verschlechterung der Beziehung zu seiner Mutter. Die Hausaufgaben dauern länger, dadurch bleibt Jörg weniger Zeit zum Spielen. Jörg wird am nächsten Tag in der Schule den Stoff schlechter beherrschen, er wird in der nächsten Arbeit eine schlechtere Note schreiben usw. All dies geschieht jedoch erst Minuten, Stunden, Tage oder Wochen nach dem Machtkampf. Könnte Jörg diese langfristigen Folgen gut erfassen, so würde er den Machtkampf beenden und mit dem Lernen beginnen. Die äußerst ungünstigen langfristigen Folgen beeinflussen sein Verhalten jedoch nicht: Er widersetzt sich weiterhin dem Lernen und zeigt damit, daß er überwiegend die kurzfristigen Folgen wahrnimmt.

Jörgs Mutter verhält sich anders. Sie richtet ihr Verhalten vor allem nach langfristigen Folgen und Zielen aus. Für die Mutter ist das gemeinsame Lernen ähnlich unangenehm wie für Jörg. Versucht sie, mit ihrem Sohn zu lernen, wird sie durch sein Nörgeln, sein unfreundliches Gesicht und seine quengelnde Stimme bestraft. Sie muß erleben, daß Dinge, die sie vor ein paar Tagen mühsam mit ihm geübt hatte, nun schon wieder vergessen sind. Solche Erfahrungen sind für die Mutter Mißerfolge. Sie führen dazu, daß es auch ihr beim Lernen nicht gut geht. Würde die Mutter so wie ihr Sohn nur die kurzfristigen Folgen ihres Verhaltens berücksichtigen, dann würde auch sie das Lernen abbrechen. Bestrafungen durch ihren Sohn und andere unangenehme Erfahrungen beim Lernen würden damit auch für sie wegfallen. Auch die Mutter würde also für ein Abbrechen des Lernens über Belohnungstyp 2 belohnt.

Die Mutter kann ihr Verhalten jedoch nach langfristigen Folgen ausrichten: Das Lernen mit Jörg ist für sie kurzfristig gesehen nicht sehr angenehm. Ohne zu lernen, würden sich jedoch langfristig noch weit unangenehmere Folgen einstellen: Jörg bekäme in ein paar Tagen eine schlechte Note im Diktat. Jörgs Lehrer würde ihr beim nächsten Elternsprechtag wieder einmal sagen, wie schlecht Jörgs Leistungen sind. Vielleicht würde Jörg die Versetzung nicht schaffen; seine Aussichten im späteren Berufsleben wären schlechter. Die Mutter hat gelernt, diese langfristigen Folgen zu verarbeiten und zeigt dies durch ihr Verhalten. Obwohl es ihr selbst dabei schlecht geht, lernt sie immer wieder mit ihrem Sohn. Sie nimmt also die kurzfristigen unangenehmen Folgen in Kauf, um langfristige unangenehme Folgen möglichst zu verhindern.

Je älter ein Kind ist, desto besser kann es sein Verhalten auch an langfristigen Folgen ausrichten. Ein sechsjähriges Kind kann in der Regel bereits Folgen erfassen, die einen Tag bis eine Woche nach seinem Verhalten eintreten. Kinder gleichen Alters unterscheiden sich hier jedoch sehr stark. So kann der eine Sechsjährige sein Verhalten in fast allen Bereichen an langfristigen Folgen ausrichten, ein anderer dagegen nimmt in den meisten Situationen nur die kurzfristigsten Folgen wahr. Auch bei ein und demselben Kind gibt es Unterschiede zwischen seinen verschiedenen Lebensbereichen. Nehmen wir beispielsweise einen achtjährigen Jungen, der ein begeisterter Tennisspieler ist. Dieser Junge wird auch beim Tennistraining kurzfristig immer wieder unangenehme Folgen erleben: Er wird immer wieder einen Ball verpassen, er wird immer wieder ein Spiel verlieren. Es kann sein, daß der Trainer schimpft, das Training ist hart und anstrengend. Beim Tennis nimmt der Junge die kurzfristigen unangenehmen Folgen jedoch in Kauf, weil er langfristige Ziele anstrebt. Dennoch kann es sein, daß derselbe Junge sich beim Lernen nur an kurzfristigen Zielen ausrichtet.

Erwachsene können langfristige Folgen eines Verhaltens besser erfassen als Kinder. Auch sie können dies jedoch in unterschiedlichem Ausmaß: Wenn jemand auf einem Gebiet sehr frühzeitig auf langfristige Folgen reagieren kann, ist ihm das auf einem anderen Gebiet noch nicht unbedingt möglich. Der unterschiedlich starke Einfluß kurz- und langfristiger Verhaltensfolgen findet sich in praktisch allen Lebensbereichen auch der Erwachsenen. So werden Suchtprobleme, wie Rauchen, Übergewicht, Alkohol- und Drogenmißbrauch, von kurzfristig eintretenden Belohnungen aufrechterhalten. Die Betroffenen richten ihr Verhalten nicht nach den langfristigen negativen Folgen.

Ein Kettenraucher nimmt beispielsweise wahr, daß es ihm beim Rauchen kurzfristig besser geht. Er ist wacher, kann sich ablenken und die Entzugserscheinungen, wie Schwitzen und Unruhe, verhindern. Dies sind Belohnungen des Typs 1 und 2. Die möglichen gesundheitlichen Schäden, die später auftreten, werden ausgeblendet und haben daher keine verhaltenssteuernde Wirkung. Erst wenn der Raucher lernt, sich solche langfristigen Folgen gedanklich in die Gegenwart zu holen, können diese sein Verhalten steuern. Dies muß er aktiv lernen. Er kann lernen, sich selbst zu belohnen, wenn er nicht raucht, und sich dadurch wohlzufühlen. Ebenso kann er sich selbst bestrafen, wenn er zur Zigarette greift: Dann geht es ihm schlecht, weil er spürt, wie er sich schädigt.

Am Beispiel des Kettenrauchers läßt sich sehen, daß Selbstbelohnungen und Selbstbestrafungen bei der Selbststeuerung eine wesentliche Rolle spielen. Einerseits ist es wichtig, sich gut zu fühlen, wenn man sich so verhält, daß man Ziele, die einem wichtig sind, erreicht. Hier sind Stolz, Freude und Selbstlob wichtig. Auf der anderen Seite ist es hilfreich, sich schlecht oder unwohl zu fühlen, wenn man wichtige langfristige Ziele zugunsten kurzfristigerer Ziele aufgibt. Wir gehen davon aus, daß eine erfolgreiche Eigensteuerung nicht ohne Selbstbestrafungen möglich ist.

Umweltbewußtes Verhalten wird meist in gleicher Weise beeinflußt. In der Regel ist umweltbelastendes Verhalten kurzfristig weniger anstrengend: Es ist einfacher, leere Dosen und Flaschen in der Landschaft liegen zu lassen, als sie wieder mit nach Hause zu nehmen. Diese kurzfristig geringere Anstrengung wird vielfach besser wahrgenommen als die langfristig eintretenden Schäden.

Verzögerung von Verhaltensfolgen im Sekundenbereich

Folgen eines Verhaltens können sowohl bewußt als auch unbewußt wahrgenommen werden. Wir gehen davon aus, daß der Mensch zwischen 90 und nahezu 100% der Folgen seines Verhaltens unbewußt erfaßt. Je kleiner ein Kind, desto größer ist der Anteil der unbewußt wahrgenommenen Folgen. Daß der überwiegende Teil der Folgen eines Verhaltens unbewußt verarbeitet wird, liegt daran, daß die unbewußte Verarbeitung um ein Vielfaches schneller ist als die bewußte.

Bewußt und unbewußt erfassen wir kurz- und langfristige Verhaltensfolgen sehr unterschiedlich. Bewußt können wir sowohl Ereignisse erfassen, die ganz kurzfristig auf unser Verhalten folgen, als auch Ereignisse, die erst lange Zeit später eintreten. Da die bewußte Verarbeitung so langsam ist, können wir von den unmittelbarsten Folgen unseres Verhaltens immer nur einen kleinen Teil bewußt wahrnehmen.

Unbewußt werden die kurzfristigsten Folgen eines Verhaltens am weitaus besten wahrgenommen. Dies ist das Ergebnis der Auswertung vieler Hunderte von Videoaufzeichnungen. Diese Auswertungen sprechen für folgendes: Unbewußt werden Ereignisse, die einem Verhalten unmittelbar folgen, höchstens jedoch um eine Sekunde verzögert auftreten, ganz besonders gut mit diesem Verhalten in Verbindung gebracht.

Fassen wir dies alles zusammen: Das Verhalten von Menschen wird ganz überwiegend durch unbewußt wahrgenommene Folgen beeinflußt. Unbewußt werden Folgen, die bis zu einer Sekunde nach einem Verhalten eintreten, besonders gut erfaßt. *Eltern beeinflussen daher das Verhalten ihrer Kinder in ganz besonderem Maße dadurch, wie sie gleichzeitig oder unmittelbar nach einer bestimmten Verhaltensweise des Kindes reagieren.* In Abb. 6 und 7 wird dies verdeutlicht: In beiden Abbildungen hat sich das Kind auf das Lernen eingelassen und eine schwierige Aufgabe richtig gelöst. Die Mutter belohnt ihr Kind dafür, sie freut sich und sagt: „Das hast du ja toll gemacht." Das Lob folgt jedoch in den beiden Situationen mit einem unterschiedlichen zeitlichen Abstand zum Verhalten, und dadurch wird es von der unbewußten Verarbeitung des Kindes unterschiedlich gut wahrgenommen. Dies führt dazu, daß das Lob das Verhalten des Kindes unterschiedlich beeinflußt.

In Abb. 6 läßt sich die Mutter ganz auf das Lernen mit ihrem Kind ein. Ihr Lob erfolgt daher weniger als eine Sekunde nach dem positiven Verhalten des

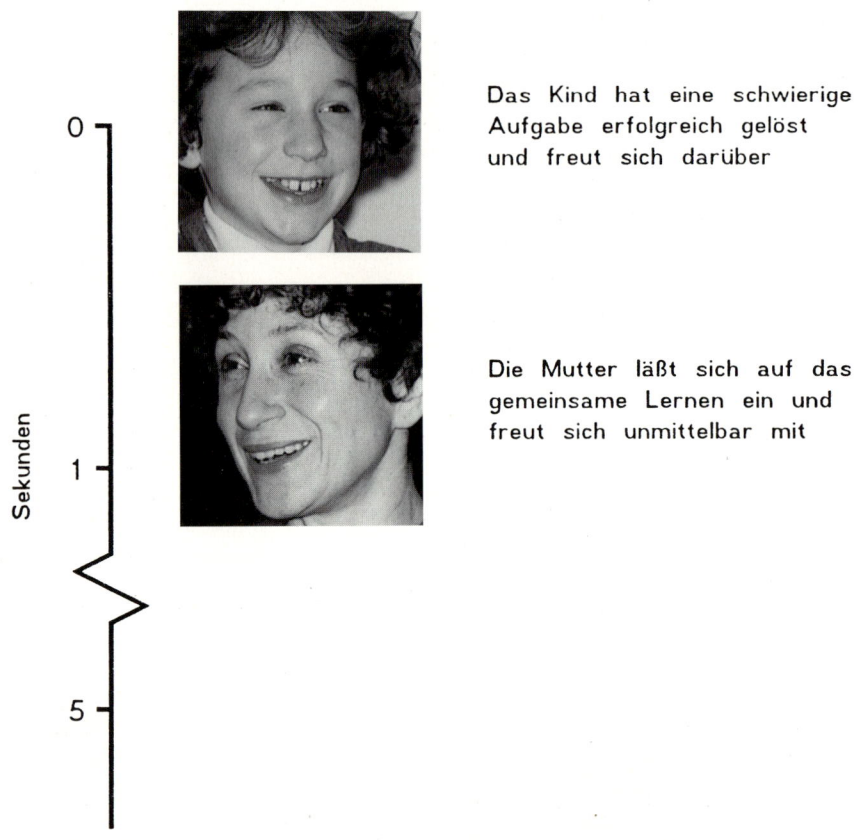

Das Kind hat eine schwierige Aufgabe erfolgreich gelöst und freut sich darüber

Die Mutter läßt sich auf das gemeinsame Lernen ein und freut sich unmittelbar mit

Abb. 6. Das Verhalten der Mutter folgt unmittelbar auf das Verhalten des Kindes. Diesen unmittelbaren Zusammenhang zwischen seinem Verhalten und der Freude der Mutter kann das Kind mit Hilfe der unbewußten Verarbeitung gut erfassen

Kindes. Dadurch kann das Kind das Lob mit Hilfe seiner unbewußten Verarbeitung besonders gut wahrnehmen. Also fördert das Lob der Mutter das Mitmachen ihres Kindes besonders gut.

Die Mutter in Abb. 7 denkt während des Lernens an andere Dinge. Deshalb freut sie sich erst einige Sekunden später über den Erfolg ihres Kindes. Dadurch kann das Kind unbewußt den Zusammenhang zwischen seinem Verhalten und dem Lob der Mutter erheblich schlechter verstehen. Die Mutter beeinflußt deswegen das Verhalten ihres Kind in weitaus geringerem Maße als in Abbildung 6.

Zu Beginn dieses Kapitels war die Rede davon, daß das Kind die Wirklichkeit verzerrt wahrnimmt. Zu einer besonders starken Verzerrung kommt es dadurch, daß das Kind die unmittelbarsten Folgen seines Verhaltens unbe-

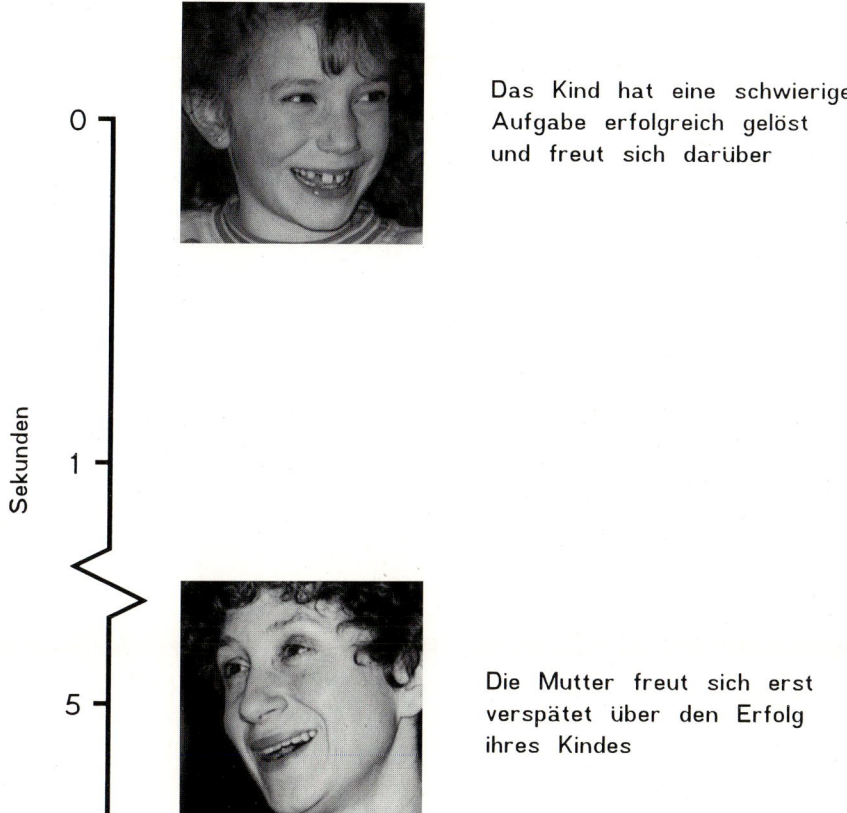

Das Kind hat eine schwierige Aufgabe erfolgreich gelöst und freut sich darüber

Die Mutter freut sich erst verspätet über den Erfolg ihres Kindes

Abb. 7. Die Mutter belohnt das Kind erst spät für sein Verhalten. Mit seiner unbewußten Verarbeitung kann das Kind daher den Zusammenhang zwischen seinem Verhalten und der Freude der Mutter nur schlecht erfassen

29

wußt ganz besonders gut wahrnimmt. Sein Verhalten wird daher durch diese unmittelbarsten Folgen besonders stark beeinflußt. Genau das, was Eltern ganz unmittelbar nach dem Verhalten des Kindes tun, ist ihnen selbst jedoch auch überwiegend nicht bewußt: Auch die bewußte Verarbeitung der Eltern ist langsam. Daher sind ihnen gerade die schnellen Reaktionen, über die sie das Verhalten ihres Kindes in so besonders starker Weise beeinflussen, zum allergrößten Teil nicht bewußt. Deshalb können sie sich oft nicht erklären, warum sich das Kind in einer bestimmten Weise verhält.

Videoaufzeichnungen sind hier ein ganz wichtiges Hilfsmittel für Eltern. Langsames und wiederholtes Betrachten kurzer Videoausschnitte ermöglicht es ihnen, sich die eigenen unbewußten Reaktionen bewußt zu machen. Indem sie das eigene unbewußte Verhalten bewußt wahrnehmen können, wird es Eltern möglich, das Verhalten ihrer Kinder besser zu verstehen. Dies ermöglicht ihnen, ihr Verhalten so zu verändern, daß die Botschaften, die sie ihrem Kind vermitteln möchten, auch vom Kind verstanden werden.

Mit dem folgenden Beispiel soll noch einmal verdeutlicht werden, wie das Verhalten eines Kindes besonders stark durch das beeinflußt wird, was die Mutter gleichzeitig oder unmittelbar danach tut:

Beispiel: Meike sagt ein Gedicht auf und bleibt an einer Stelle stecken. Ihre Mutter erschrickt über diesen Fehler. Indem sie erschrickt, bestraft die Mutter Meike über Bestrafungstyp 2. Ihr Gesicht war bisher freundlich. Im Augenblick des Fehlers wird es kühl und starr. Gleichzeitig geht die Mutter mit ihrem Oberkörper etwas zurück. Diese Veränderungen in ihrem Verhalten sind der Mutter nicht bewußt.

Nachdem Meike mit dem Gedicht fertig ist, bleibt das Gesicht der Mutter zunächst einige Sekunden lang ernst, erst dann lobt die Mutter. Dieses Lob spricht die Mutter bewußt aus: Sie weiß, daß Meike nur sehr selten und ungern Gedichte aufsagt, und möchte dieses Verhalten durch ihr Lob bewußt fördern. In ähnlicher Weise verhält sich die Mutter jedesmal, wenn Meike ein Gedicht aufsagt. Sie versteht nicht, warum Meike so ungern Gedichte aufsagt, obwohl sie sie doch jedesmal dafür lobt.

Aufgrund der eben dargestellten Zusammenhänge ist Meikes Verhalten gut zu verstehen. Ihr Verhalten wird besonders stark durch das beeinflußt, was die Mutter gleichzeitig und unmittelbar danach tut. Mit ihrer unbewußten Verarbeitung erfaßt sie daher sinngemäß: „Ich bemühe mich und werde bestraft" oder: „Es ist schlimm, daß ich einen Fehler gemacht habe." Das verspätete Lob beeinflußt ihr Verhalten — wenn überhaupt — nur in viel geringerem Maße.

Wie Verhaltensweisen dauerhaft gelernt werden

Bisher wurde gezeigt, wie Verhalten durch Belohnungen aufgebaut und aufrechterhalten wird, es wurde jedoch noch nicht auf Unterschiede zwischen *Aufbau* und *Aufrechterhaltung* eines Verhaltens eingegangen. Nehmen wir an, ein Kind hat aufgrund der Belohnungen seiner Eltern gelernt, sich auf das Lernen einzulassen. Nun ist wichtig, daß das Kind nicht von den Belohnungen seiner Eltern abhängig bleibt. Sein positives Lernverhalten muß so stabil werden, daß es auch dann bestehen bleibt, wenn das Kind nur noch in größeren Abständen dafür gelobt oder in anderer Weise belohnt wird.

Dafür, daß ein Verhalten besonders gut gelernt wird und besonders gut aufrechterhalten wird, sind unterschiedliche Belohnungsbedingungen entscheidend. Was im folgenden dargestellt wird, gilt wiederum sowohl für erwünschtes als auch für unerwünschtes Verhalten. Eltern soll Wissen darüber vermittelt werden, wie sie Verhaltensweisen, die für ihr Kind hilfreich sind, so fördern können, daß diese stabil und auch über längere Zeit von äußeren Belohnungen unabhängig werden. Mit Hilfe der gleichen Gesetzmäßigkeiten können Eltern jedoch auch verstehen, wie es dazu kam, daß unerwünschtes Verhalten ihres Kindes so stabil geworden ist. Stabile unerwünschte Verhaltensweisen, die das Kind auch dann hartnäckig weiter verwendet, wenn es schon länger nicht mehr dafür belohnt wurde, sind für Eltern meist ein großes Problem.

Nehmen wir an, zwei verschiedene Elternpaare haben ihr Kind besonders belohnt, wenn es aggressiv war. Sie taten dies unbewußt, etwa indem sie ihrem Kind besondere Aufmerksamkeit schenkten und ihm mit freundlichem Gesicht und liebevoller Stimme geduldig zuredeten, während es sich aggressiv verhielt. Das erste Kind wurde praktisch jedesmal belohnt, wenn es aggressiv war. Die Eltern des zweiten Kindes reagierten auf das aggressive Verhalten ebenfalls häufig wohlwollend und freundlich, ebenso häufig belohnten sie es jedoch auch nicht. Nehmen wir weiter an, beide Elternpaare lernten zu verstehen, durch welche Belohnungen das aggressive Verhalten ihres Kindes aufrechterhalten wurde. Von diesem Zeitpunkt an belohnen beide Elternpaare ihr Kind nicht mehr, wenn es aggressiv ist.

Was geschieht? Von dem Zeitpunkt an, zu dem die Belohnungen ausbleiben, wird sich das zweite Kind im Vergleich zum ersten noch über längere Zeit weiter aggressiv verhalten. Dies liegt daran, daß das zweite Kind gelernt hat: „Ich werde auch häufig nicht belohnt, ich muß dann nur sehr ausdauernd aggressiv sein, irgendwann werde ich dafür doch wieder Zuwendung von meinen Eltern bekommen."

In Abb. 8 ist am Beispiel dieser zwei Kinder dargestellt, was geschieht, wenn die Belohnungen wegfallen, die einem Verhalten bisher folgten. Der Zeitpunkt, von dem an die Belohnungen entzogen werden, ist durch die senk-

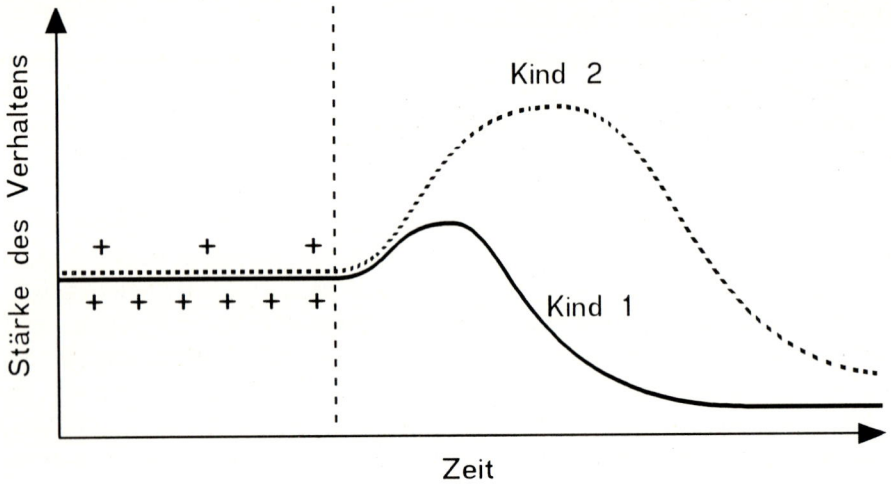

Abb. 8. Veränderung der Stärke eines Verhaltens, wenn es nicht mehr belohnt wird. Die *senkrechte gestrichelte* Linie kennzeichnet den Zeitpunkt, zu dem die Belohnungen wegfallen. Kind 1 *(durchgezogene Linie)* war vorher jedesmal für sein Verhalten belohnt worden. Kind 2 *(punktierte Linie)* war vorher nur in größeren zeitlichen Abständen für sein Verhalten belohnt worden

rechte, gestrichelte Linie wiedergegeben. Was können wir aus dieser Darstellung lernen?

— Verhalten, das nicht mehr belohnt wird, wird in der Regel nicht sofort schwächer werden. Statt dessen wird sich das Kind meist zunächst einmal noch ausdauernder und stärker als bisher in der entsprechenden Weise verhalten.
— Wird das Kind jedoch über eine ausreichend lange Zeit nicht mehr dafür belohnt, verlernt es sein Verhalten allmählich wieder.
— Entfallen die Belohnungen für ein Verhalten, so hängt es von den vorangegangenen Erfahrungen ab, in welchem Ausmaß das Kind sein Verhalten steigert und wie schnell es das Verhalten verlernt. Ist es bisher jedesmal belohnt worden, so wird das Kind das Verhalten wenig steigern und schnell verlernen. Ist das Kind nur in größeren zeitlichen Abständen belohnt worden, so wird es das Verhalten stark steigern und nur langsam verlernen.

Aus den beiden Verläufen in Abb. 8 wird deutlich: Es gibt eine Möglichkeit, Verhaltensweisen besonders stabil zu machen und besonders gut gegen Verlernen zu schützen. Dieser Weg besteht darin, zunächst jedesmal zu belohnen, bis das Kind das neue Verhalten gelernt hat. Ist das neue Verhalten einmal gelernt, wird dazu übergegangen, nicht mehr jedesmal zu belohnen. Die Belohnung wird ab und zu weggelassen. Schritt für Schritt werden so die Belohnungen allmählich immer seltener eingesetzt.

Abbildung 8 zeigt ebenfalls, daß Eltern dabei sehr vorsichtig vorgehen und ihr Kind sorgfältig beobachten müssen, sonst kann es geschehen, daß sie die Abstände zwischen den Belohnungen zu schnell vergrößern. Dies wäre immer dann der Fall, wenn das Kind erst so spät belohnt wird, daß es bereits begonnen hat, sein Verhalten wieder zu verlernen. Auf dieses genaue Beobachten soll in Kap. 6 näher eingegangen werden. Wenn das Loben so vorsichtig zurückgenommen wird, übernimmt das Kind den Teil des Lobens, den die Eltern abgeben, durch seine Selbststeuerung.

Wenn unerwünschtes Verhalten eines Kindes, beispielsweise das Verhalten, zu Beginn des Lernens einen Machtkampf anzuzetteln, sehr stabil ist, haben die Eltern dieses Verhalten — meist unbewußt — auf die entsprechende Weise aufgebaut. Das Kind war in der Regel anfangs oft und schnell mit seinem Machtkampf erfolgreich. Indem es mit seinen Eltern diskutierte, ob, wann und wie die Hausaufgaben gemacht werden, konnte es sie hinauszögern (Belohnungstyp 2). Während des „Herumdiskutierens" nahm es Zuwendung und Aufmerksamkeit durch seine Eltern wahr (Belohnungstyp 1).

Später mögen die Eltern dann dazu übergegangen sein, die Machtkämpfe nicht mehr jedesmal und sofort zu belohnen. Sie gingen dann manchmal nicht auf die Machtkämpfe ein. An anderen Tagen verhielten sie sich jedoch wie bisher, so daß das Kind mit seinem Verweigern erfolgreich war. Dadurch wurde das Verhalten des Kindes, sich zu widersetzen, ganz besonders stabil. In entsprechender Weise ist bei allen unerwünschten Verhaltensweisen zu beobachten, wie gescheiterte Versuche, dieses Verhalten nicht mehr zu beachten, dazu führen, daß das Kind genau dieses Verhalten ganz besonders hartnäckig und ausdauernd einsetzt.

Lernerfahrungen beeinflussen auch unsere Gefühle

Freude, Enttäuschung, Angst, Trauer, Wut und andere Gefühle erleben zu können, gehört zur biologischen Grundausstattung des Menschen. Bestimmte Ereignisse lösen mit hoher Sicherheit bei verschiedenen Menschen gleichartige Gefühle aus. Hier ist die Beziehung zwischen Ereignis und Gefühl biologisch vorgebahnt. Zu den Ereignissen, denen man unterstellt, daß sie über eine biologisch vorgegebene Verschaltung im Gehirn bestimmte Gefühle auslösen, gehören unter anderem Essen, Trinken, Sexualität und ähnliches. Andere Ereignisse, wie Schmerzen oder auch sehr laute Geräusche, können — biologisch vorgebahnt — Gefühle der Angst auslösen.

Verhaltensweisen anderer Menschen sind ganz wichtige Auslöser von Gefühlen. Nehmen wir bestimmte Verhaltensweisen anderer Menschen wahr, so bewirken diese über eine von Geburt an vorgegebene Verknüpfung im Gehirn, daß es uns besser oder schlechter geht. Ein Lächeln, eine warme Stimme, gestreichelt oder in den Arm genommen zu werden, sind solche Erfahrungen, die ein gutes Gefühl auslösen. Eine laute Stimme oder ein ärgerliches Gesicht lösen entsprechend unangenehme Gefühle aus. Alle diese biologisch vorgebahnten Verknüpfungen zwischen Wahrnehmung und Gefühl werden jedoch im Laufe des Lebens durch Lernerfahrungen ausgeformt.

Im Jahre 1911 veröffentlichte Pawlow die Entdeckung, daß Gefühle und körperliche Veränderungen an beliebige Auslöser beziehungsweise Ereignisse gekoppelt werden können. Pawlow ließ einen Hund immer wieder einen bestimmten Glockenton hören. Jedesmal bekam der Hund direkt nach dem Ton etwas Futter. Das Futter bewirkte über eine vorgegebene Verschaltung im Gehirn, daß der Hund mehr Speichel produzierte. Nach einigen Wiederholungen produzierte der Hund jedoch auch dann mehr Speichel, wenn er nur den Glockenton hörte und gar kein Futter mehr bekam. Die körperliche Reaktion, mehr Speichel zu produzieren, war also aufgrund von Lernerfahrungen an den Glockenton gekoppelt worden und wurde nun auch von diesem ausgelöst. Man spricht hier von einer „klassisch konditionierten" Reaktion.

Pawlow zeigte weiter, wie eine solche Kopplung auch wieder rückgängig gemacht werden kann. Der Hund bekam über längere Zeit nach dem Glockenton kein Futter mehr. Dies führte dazu, daß nach dem Glockenton immer weniger und irgendwann gar keinen Speichel mehr floß.

Pawlows Entdeckung wurde in den 60er Jahren zunächst zur Behandlung von Ängsten eingesetzt. Sie erklärt einerseits, wie es durch Lernerfahrungen dazu kommen kann, daß Situationen, die eigentlich völlig ungefährlich sind, bei einem Menschen Angst auslösen. Sie bietet gleichzeitig eine Lösung dafür an, wie diese Lernerfahrungen wieder rückgängig gemacht werden können. Dadurch konnten bis dahin unbekannte Behandlungserfolge erzielt werden. Wie ein Gefühl durch Lernen an eine bestimmte Situation gekoppelt werden kann, soll mit dem folgenden Beispiel gezeigt werden:

Beispiel: Anna ist mit ihren Eltern auf einen Kirchturm gestiegen. Die Aussicht, die sie oben hatte, gefiel ihr gut. Als Anna die Treppen wieder heruntersteigt, wird es gerade zwölf Uhr. Mit gewaltigem Lärm fangen die großen Glocken an zu läuten, während Anna gerade neben ihnen steht. Sie bekommt einen großen Schreck und weint. Seit diesem Zeitpunkt hat Anna große Angst, auf einen Turm zu steigen, und sie hat dies deshalb auch nie wieder getan.

Als Anna das erste Mal auf den Turm gestiegen war, ging es ihr noch gut. Durch die plötzlich laut läutende Glocke wurde bei ihr starke Angst ausgelöst. Dieses Gefühl der Angst hat sich an die Situation „auf einen Turm steigen" gekoppelt. Seit diesem Zeitpunkt braucht Anna nur an einen Turm zu kommen oder sich vorzustellen, auf einen Turm zu steigen, und schon entsteht bei ihr Angst. Diese Angst entsteht auch, wenn die Glocken gar nicht mehr läuten.

Oben wurde gezeigt, wie Pawlows Hund es wieder verlernte, Speichel zu produzieren, nachdem er ausreichend häufig den Ton gehört hatte, ohne anschließend Futter zu bekommen. Auf die gleiche Weise können auch gelernte Kopplungen von Gefühlen an bestimmte Situationen wieder verlernt werden. Annas Angst würde dann geringer werden und schließlich ganz verschwinden, wenn sie trotz ihrer Angst wieder einen Turm beträte. Dabei wäre die Angst zunächst sehr stark. Bliebe Anna dennoch sehr lange auf dem Turm, so verschwände die Angst allmählich. Nach längerer Zeit (dies kann Stunden dauern) könnte sie den Turm wieder völlig angstfrei erleben. Dies wäre jedoch nur dann der Fall, wenn nicht durch die Glocken erneut bei ihr Angst ausgelöst würde.

Klassisch konditionierte Gefühle spielen bei leistungsmotivierten Verhalten und bei Lernstörungen eine ganz wichtige Rolle. Rechenaufgaben zu lösen, Diktat zu üben oder Deutsch-Hausaufgaben zu machen sind Tätigkeiten, die als solche erst einmal kein bestimmtes Gefühl auslösen müssen. Es gibt beispielsweise keine biologisch vorgegebene Verknüpfung, über die das Rechnen gute oder schlechte Gefühle auslösen könnte.

Vergleichen wir die Erfahrungen zweier Kinder beim Rechnen. Dem einen Kind fallen die Rechenaufgaben leicht, es löst sie und macht dabei kaum einen Fehler. Mutter und Vater dieses Kindes sind stolz auf ihr Kind, das schon so gut rechnen kann. Diese Freude zeigen sie ihrem Kind auf verschiedenste Weise: Sie loben es. Beim Loben drückt ihr Gesicht Freude aus, ihre Stimme ist warm, sie nehmen das Kind in den Arm. Wie oben dargestellt wurde, lösen diese Verhaltensweisen über eine vorgegebene Verschaltung im Gehirn beim Kind angenehme Gefühle aus. Auf die gleiche Weise, wie sich bei Anna die Angst an den Turm koppelte, koppeln sich die angenehmen Gefühle dieses Kindes an das Erledigen von Rechenaufgaben. Das Kind wird sich dann — auch ohne jedesmal gelobt zu werden — freuen, sobald es ans Rechnen geht. Dadurch wird es immer wieder gerne mit dem Rechnen beginnen.

Das andere Kind hat Schwierigkeiten im Rechnen. Die Hausaufgaben in Rechnen sind für dieses Kind sehr schwer oder sogar zu schwer. Es muß sich sehr anstrengen, um sie zu lösen, dennoch macht es viele Fehler. Den Eltern wird es mit dem Rechnen ihres Kindes nicht so gut gehen wie den Eltern des ersten Kindes. Sie machen sich Sorgen wegen der nächsten Klassenarbeit und sind enttäuscht, weil sie denken, ihr Kind gebe sich nicht genügend Mühe.

Vielleicht machen sie sich selbst Vorwürfe, daß sie ihrem Kind nicht besser helfen können.

Die Sorgen, Enttäuschungen oder Selbstvorwürfe der Eltern führen dazu, daß sie auf die Leistungen ihres Kindes anders reagieren als die Eltern des ersten Kindes. Ihr Gesicht ist manchmal ernst und manchmal ärgerlich, ihre Stimme kühl. Auf der Ebene des sprachlichen Verhaltens kritisieren sie ihr Kind, zum Beispiel indem sie sagen: „Jetzt hast du schon wieder einen Fehler gemacht!" Diese Verhaltensweisen lösen biologisch bedingt beim Kind ein unangenehmes Gefühl aus. Auch die extrem hohe Anstrengung, die das Kind erbringen muß, und die Mißerfolge, die es wiederholt erlebt, führen zu unangenehmen Gefühlen.

Bei dem zweiten Kind koppeln sich nun die unangenehmen Gefühle an das Rechnen. Nach wiederholten derartigen Lernerfahrungen wird es sich bereits unwohl fühlen, wenn es sich an den Schreibtisch setzt, das Mäppchen öffnet, das Rechenbuch aufschlägt. Wenn es überhaupt nur daran denkt, in nächster Zeit mit dem Rechnen zu beginnen, kann es ihm schon schlecht gehen: Es muß gar kein Elternteil mehr neben dem Kind sitzen, der durch sein Verhalten unangenehme Gefühle auslöst. Die Gefühle sind fest an das Rechnen gekoppelt und entstehen unabhängig von den Eltern, sobald sich das Kind mit Rechnen beschäftigt.

Aus den Befunden Pawlows geht hervor: Es gibt einen Weg, über den ein Kind, bei dem sich unangenehme Gefühle an das Lernen gekoppelt haben, diese wieder verlernen kann. Dieses Kind muß über eine ausreichend lange Zeit während des Lernens neue, positive Erfahrungen machen. Seine Eltern, die ursprünglich ohne ihr Wissen unangenehme Gefühle bei ihm auslösten, können ihm dabei in ganz besonderer Weise helfen. Dazu müssen sie lernen, sich so zu verhalten, daß beim Kind während des Lernens positive Gefühle entstehen (siehe Kap. 6). Diese angenehmen Gefühle koppeln sich dann auch wiederum an das Lernen.

Eine stabile Heilung der Lernprobleme ist erst dann erreicht, wenn das Lernen beim Kind ein angenehmes Gefühl auslöst. Dieses Gefühl muß so fest an das Lernen gekoppelt sein, daß es dem Kind beim Lernen gut geht, auch ohne daß seine Eltern es loben. Erst dann ist die Lern- und Leistungsstörung wirklich ausgeheilt.

Auch Gedanken werden gelernt

Im Laufe seines Heranwachsens lernt das Kind nicht nur, sich in bestimmten Situationen in bestimmter Weise zu verhalten und bestimmte Gefühle zu haben. Es lernt auch, wie es sich selbst und seine Handlungen bewertet. Auch diese Bewertungen werden zu einem ganz großen Teil über das Verhalten von Eltern und anderen Bezugspersonen gelernt.

Bewertungen, mit denen ein Mensch sich selbst beurteilt, werden im folgenden als „Selbstbewertungen" bezeichnet. Sie machen einen wesentlichen Teil der Selbststeuerung aus. Nur mit Hilfe einer angemessenen Selbststeuerung wird das Kind von der Außensteuerung seiner Eltern unabhängig und damit erwachsen. Eltern entscheiden bereits sehr früh, ob sich ihre Kinder als Erwachsene einmal eher positiv oder eher negativ bewerten. Im folgenden Beispiel soll verdeutlicht werden, welche Selbstbewertungen Kinder durch das Verhalten ihrer Eltern lernen können.

Beispiel: Ein Kind schreibt mit seinem Vater ein Diktat. Es strengt sich sehr an, daher macht es in vielen Fällen die Groß- und Kleinschreibung richtig. Es erinnert sich auch bei vielen Worten an die richtige Schreibweise. Anschließend verbessert der Vater das Diktat. Mit einem Rotstift unterstreicht er alle falsch geschriebenen Worte. Dazu sagt er zum Beispiel: „Jetzt hast du ‚Fahrrad' schon wieder falsch geschrieben. Dabei haben wir das doch letzte Woche erst geübt!" oder „‚Schön' wird doch klein geschrieben, ich glaube, das wirst du nie lernen" oder „Du hast wirklich ein Gedächtnis wie ein Sieb!" Der Rotstift wandert von einem falschen Wort zum nächsten. Richtig geschriebene Worte werden übersprungen. Zum Schluß zählt der Vater die Fehler zusammen und sagt: „Acht Fehler, und dabei war das ein sehr leichtes Diktat. Jetzt üben wir schon so lange, und du machst immer noch so viele Fehler!" Dabei ist sein Gesicht ärgerlich. Er schaut nicht das Kind, sondern das Heft an. Seine Stimme ist ebenfalls ärgerlich.

Das Verhalten des Vaters in diesem Beispiel kann beim Kind die in Tabelle 1 dargestellten ungünstigen Selbstbewertungen aufbauen. Entsprechende Selbstbewertungen werden häufig als „negative" Gedanken bezeichnet. Negativ sind diese Selbstbewertungen insofern, als sie eine besonders ungünstige Bewertung der eigenen Person und der eigenen Fertigkeiten darstellen. Es ist jedoch wichtig, folgendes zu verstehen: Negative Selbstbewertungen des Kindes geben anfangs das wieder, was das Kind erlebt. Damit entsprechen die sogenannten negativen Gedanken seiner Wahrnehmung und seinen Erfahrungen.

Anfangs sind die negativen Gedanken an der Wirklichkeit ausgerichtet. Später können sie sich verfestigen: Das Kind kann auch dann noch negativ denken, wenn die Wirklichkeit inzwischen positiv ist. Je länger die negativen Gedanken bestehen, desto unabhängiger werden sie von der jeweils gegenwärtigen Wirklichkeit. Diese tiefgreifende Veränderung über die Zeit wird in Kap. 4 ausführlich dargestellt.

Tabelle 1. Elterliches Verhalten kann zu negativen Selbstbewertungen des Kindes führen

Verhalten des Vaters	*Negative Selbstbewertungen, die das Kind lernt*
Der Vater hat ein Diktat ausgewählt, das für das Kind sehr schwer ist. Daher macht es, obwohl es sich anstrengt, viele Fehler.	Ich mache viele Fehler. Auch wenn ich mich anstrenge, mache ich viele Fehler. Es ist sinnlos, daß ich mich anstrenge, weil ich trotzdem viele Fehler mache.
Beim Verbessern markiert der Vater die Fehler und übersieht die richtig geschriebenen Worte.	Ich mache viele Fehler. Es ist sinnlos, daß ich mich anstrenge, weil ich trotzdem viele Fehler mache.
„Du hast ‚Fahrrad' schon wieder falsch geschrieben, dabei haben wir das doch letzte Woche erst geübt!"	Üben macht keinen Sinn, ich vergesse die Worte doch immer wieder. Ich habe ein schlechtes Gedächtnis.
„Du hast wirklich ein Gedächtnis wie ein Sieb!"	Ich habe ein schlechtes Gedächtnis.
„Acht Fehler, und dabei war es ein ganz leichtes Diktat!"	Ich bin einfach total dumm.
„Jetzt üben wir schon so lange!"	Es ist aussichtslos, ich werde es nie lernen.
Weil der Vater wegen der vielen Fehler enttäuscht ist, straft er das Kind über sein Gesicht und seine Stimme, und indem er das Kind nicht anschaut. Dies ist für das Kind sehr schlimm.	Ich mache viele Fehler, das ist schlimm. Mein Vater mag mich nicht, weil ich so dumm bin.
Bestrafungen durch den Vater und Mißerfolge führen dazu, daß sich das Kind während des Diktatübens schlecht fühlt.	Ich schreibe nicht gern Diktate. Diktate sind doof.

Hat das Kind erst einmal entsprechende Selbstbewertungen gelernt, so stellen diese immer auch Belohnungen oder Bestrafungen dar. Das Kind in unserem Beispiel lernt also, sich zusätzlich zu den Bestrafungen durch seinen Vater auch noch selbst zu bestrafen. Dadurch werden sein Lernverhalten und seine Gefühle weiter ungünstig beeinflußt. Je mehr ein Kind erwachsen wird, desto mehr wird es also von den Belohnungen und Bestrafungen der Bezugspersonen unabhängig, weil es gelernt hat, sich selbst zu belohnen und zu bestrafen.

Nehmen wir an, ein Kind hat sich sehr viel Mühe gegeben, eine schwierige Textaufgabe zu lösen. Es hat dafür viel Zeit gebraucht, weil es zunächst mit einem falschen Lösungsansatz begonnen hatte. Nachdem es dies erkannt hat, beginnt es noch einmal von vorne. Das Kind kann seine Leistung nun auf verschiedenste Weisen bewerten. Es könnte zu sich sagen: „Mensch, super, ich habe mir viel Mühe gegeben, und ich habe doch tatsächlich diese schwere Aufgabe gelöst!" Damit würde es sich selbst belohnen und sich zu einem guten Gefühl verhelfen. Es könnte aber auch sagen: „Mensch, ich bin wirklich blöd, jetzt habe ich für diese einfache Aufgabe schon wieder ewig gebraucht. Immer mache ich Fehler!" Mit dieser Selbstbewertung würde es sich selbst bestrafen, gleichzeitig würde es durch diesen Gedanken bei sich selbst ein unangenehmes Gefühl auslösen.

Selbstbelohnungen und Selbstbestrafungen wirken also in genau der gleichen Weise wie durch Eltern gesetzte Belohnungen und Bestrafungen. Sie bauen Verhaltensweisen auf oder ab, sie führen zu guten oder zu schlechten Gefühlen.

Eine weitere tragische Auswirkung der negativen Gedanken, die das Kind im Beispiel lernt, ist folgende: Es bewertet die eigenen Fertigkeiten so negativ, daß es ihm aussichtslos erscheint, seine Schwierigkeiten zu bewältigen. Daher sagt es zu sich selbst: „Es ist sinnlos, daß ich mich anstrenge, ich mache doch immer wieder nur Fehler." Eine derartig negative Einschätzung der eigenen Fähigkeiten muß fast zwangsläufig dazu führen, daß das Kind seine Anstrengungen aufgibt. Warum sollte man sich bemühen, sich Dinge zu merken, wenn man ein Gedächtnis wie ein Sieb hat und ständig alles wieder vergißt? Warum sollte man überhaupt üben, wenn man sowieso zu dumm ist, die Rechtschreibung zu lernen?

Auch sehr leistungsstarke Kinder kommen immer wieder in Situationen, in denen sie keinen Erfolg haben. Auch sie machen zunächst Fehler, bevor sie eine bestimmte Anzahl aufgegebener Englischvokabeln sicher beherrschen. Oft suchen sie sich schwierige Aufgaben sogar selbst aus, zum Beispiel besonders schwere Rechenaufgaben, über deren Lösung sie längere Zeit nachdenken müssen.

Diese Kinder haben jedoch gedankliche Steuerungen gelernt wie zum Beispiel: „Wenn etwas schwierig ist, dann strenge ich mich besonders an. Wenn ich mich besonders stark bemühe und lange genug nachdenke, dann werde ich auch besonders schwierige Aufgaben lösen. Ich werde ganz besonders stolz auf mich sein können, wenn ich eine so schwierige Aufgabe gelöst habe. Meine Eltern und mein Lehrer werden dann ebenfalls besonders stolz auf mich sein." Mit einer solchen Sichtweise wird man nicht aufgeben, wenn es einmal schwierig wird, sondern sich dann im Gegenteil sogar besonders anstrengen. Kinder, die zu sich selbst sagen: „Ich bin wirklich sehr dumm. Selbst einfache Dinge bekomme ich nicht hin", werden hingegen bereits bei sehr geringen Schwierigkeiten sehr schnell aufgeben.

Ob sich ein Kind besonders bemüht, wenn es schwierig wird, oder ob es bereits bei kleinsten Schwierigkeiten aufgibt, hängt also in starkem Maße von seiner gedanklichen Steuerung ab. Diese können Eltern durch ihr Verhalten beeinflussen. In Tabelle 2 ist dargestellt, wie sich der Vater in unserem Beispiel verhalten könnte, damit sein Kind günstigere Selbstbewertungen erlernt.

Gedankliche Selbstbewertungen spiegeln also, solange sie sich noch nicht verfestigt haben, die Wirklichkeit wider, die das Kind erlebt. Solange sich diese Wirklichkeit nicht verändert, kann sich auch die Selbstbewertung des Kindes nicht verändern. Eltern versuchen häufig, gegen entsprechende negative Selbstbewertungen des Kindes anzugehen, indem sie ihrem Kind zum

Tabelle 2. Wie sich Eltern verhalten können, damit ihr Kind lernt, sich selbst positiv zu bewerten

Verhalten des Vaters	Positive Selbstbewertungen, die das Kind lernt
Der Vater wählt ein Diktat aus, das für das Kind so einfach ist, daß es, wenn es sich anstrengt, kaum einen Fehler macht.	Wenn ich mich anstrenge, mache ich fast alles richtig.
Beim Verbessern macht der Vater hinter jedes richtig geschriebene Wort ein Häkchen. Er verweilt an jedem richtig geschriebenen Wort einige Zeit.	Ich habe ganz viele Worte richtig geschrieben.
Wörter, die für das Kind schwieriger waren und die es dennoch richtig geschrieben hat, hebt er durch ein besonderes Lob hervor, zum Beispiel: „Das finde ich ja ganz toll, daß du dir gemerkt hast, daß ‚zappeln‘ mit zwei ‚p‘ schreibt!" oder „Prima, du hast dran gedacht, daß ‚Hund‘ ein Namenwort ist und hast es groß geschrieben!"	Toll, ich habe schwierige Dinge richtig gemacht. Ich kann mir die Rechtschreibung von Worten gut merken. Ich habe ein gutes Gedächtnis. Wenn ich gründlich nachdenke, mache ich die Groß- und Kleinschreibung meist richtig.
Als er mit dem Verbessern fertig ist, sagt der Vater: „Nur 2 Fehler hast du gemacht! Und was ich ganz besonders toll finde, ist, daß du von den Wörtern, die wir letzte Woche geübt haben, alle richtig geschrieben hast!"	Ich habe das gut gemacht. Ich habe ein gutes Gedächtnis, das ist toll!
Gesicht und Stimme des Vaters sind sehr positiv. Er nimmt das Kind in den Arm.	Mein Vater ist stolz auf mich. Ich bekomme besonders viel Zuwendung, wenn ich mich anstrenge.
Dem Kind geht es beim Diktatschreiben gut.	Ich schreibe gerne Diktat.

Beispiel vor einer Klassenarbeit sagen: „Mensch, das kannst du doch!" oder „Komm, so schlimm ist das doch gar nicht!" oder „Jetzt sag doch einfach zu dir: Ich kann das!" *Diese Versuche können kaum zu einer Veränderung der Selbstbewertung des Kindes führen.* Solange Eltern ihrem Kind während des Lernens immer wieder andersartige Erfahrungen vermitteln, bleiben diese sprachlichen „Ermunterungen" aufgesetzt.

Kapitel 3: Übungen zu den Lerngesetzen

In Kap. 2 wurde gezeigt, wie Eltern ihre Kinder bewußt oder unbewußt durch ihr eigenes Verhalten steuern. Sie beeinflussen dadurch das Verhalten, die Gefühle und die Gedanken ihrer Kinder. Auf den nächsten Seiten soll dem Leser die Möglichkeit gegeben werden, das bisher Dargestellte anzuwenden. Drei Situationen werden in Wort und Bild dargestellt. Der Leser kann dann üben wahrzunehmen, in welcher Weise die Bezugsperson das Verhalten des Kindes steuert und festigt. Anschließend wird jeweils eine Lösung angeboten.

Beispiel 1

Abbildung 9 zeigt einen häufig zu beobachtenden Verlauf des gemeinsamen Lernens. Drei verschiedene Zeitpunkte — zu Beginn, in der Mitte und gegen Ende der gemeinsamen Hausaufgaben — wurden ausgewählt. Gerade bei sehr warmen und bemühten Eltern läuft das Lernen oft in ähnlicher Weise ab.
Oberes Bild: Der Anfang der gemeinsamen Hausaufgaben. Wie immer beginnt die Tochter mit der Mutter noch vor dem eigentlichen Lernen einen Machtkampf. Sie verhandelt mit der Mutter darüber, ob sie die Hausaufgaben nicht erst später machen kann, und diskutiert über den Lerninhalt. Wie *immer* redet die Mutter warm und geduldig mit ihre Tochter. Sie versucht, diese über Einsicht und Verständnis zur Mitarbeit zu bewegen.
Mittleres Bild: Die gemeinsamen Hausaufgaben dauern nun schon eine Weile. Die Tochter kämpft noch immer mit der Mutter, läßt sich aber zwischendurch immer wieder für einige Augenblicke auf das Lernen ein. Die Mutter ist bereits deutlich gereizt und versucht, dies so gut es geht zu verbergen. Die Gereiztheit der Mutter führt dazu, daß sie die Versuche ihrer Tochter zu lernen übersieht.
Unteres Bild: Gegen Ende der gemeinsamen Hausaufgaben ist die Mutter völlig entnervt. Die Tochter hat den Machtkampf nicht völlig aufgegeben. Sie arbeitet jedoch zeitweilig auch gut mit, so wie es auf diesem Bild zu sehen ist.

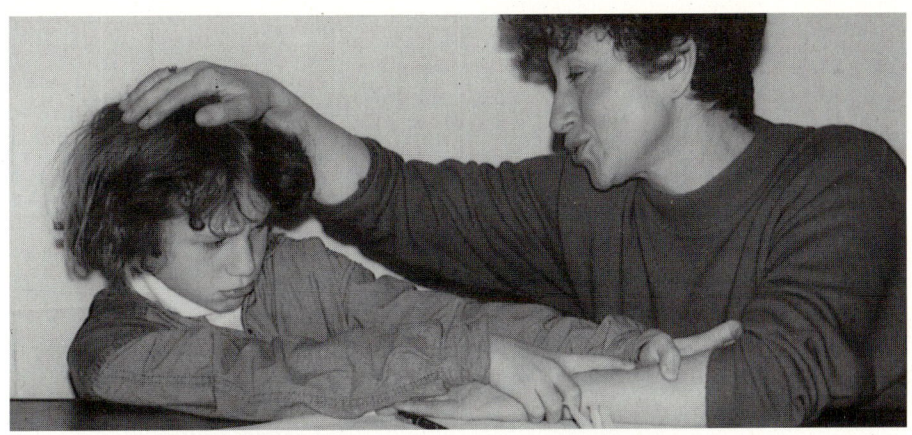

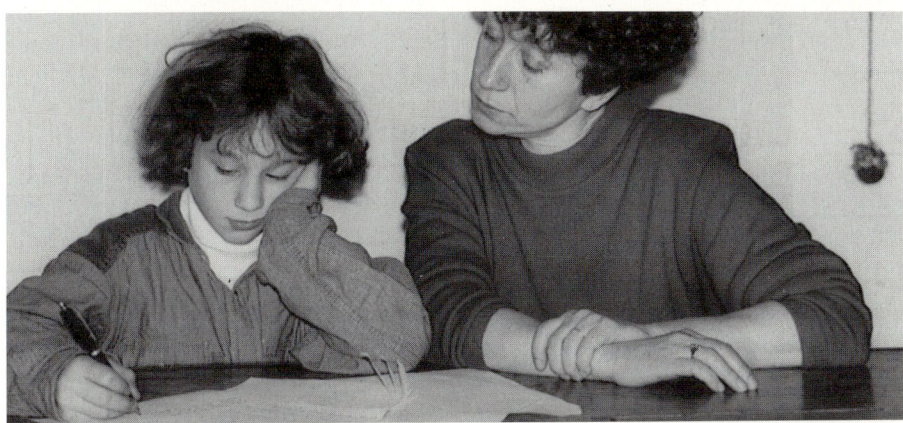

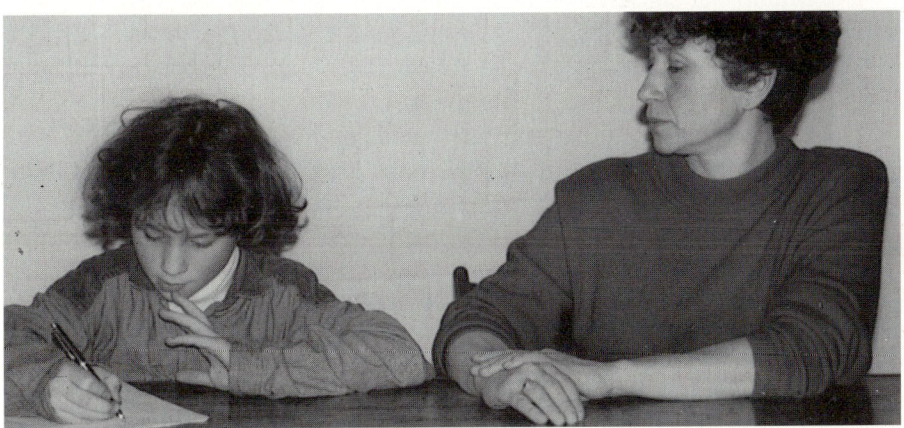

Abb. 9. Gemeinsames Lernen von Mutter und Tochter, aufgenommen zu drei verschiedenen Zeitpunkten: Der Anfang des Lernens (*oben*), einige Zeit später (*Mitte*) und gegen Ende (*unten*)

Während des gemeinsamen Lernens zeigt die Tochter zwei wichtige Verhaltensweisen. Zum einen kämpft sie beständig mit ihrer Mutter um die Macht, und zum anderen läßt sie sich einige Male auf das Lernen ein. Versuchen Sie herauszufinden, wie die Mutter diese zwei Verhaltensweisen beeinflußt. Welche Belohnungs- und Bestrafungstypen benutzt die Mutter?

Lösung

Verhaltensweisen der Tochter: — *Machtkämpfe führen,*
  — *sich auf das Lernen einlassen.*

Während des gemeinsamen Lernens führt die Tochter von Anfang an immer wieder Machtkämpfe mit ihrer Mutter (Abb. 9 oben). Die Mutter versucht dann immer wieder, sie durch freundliches und geduldiges Reden zur Mitarbeit zu bringen. Wenn die Mutter immer wieder in dieser Weise auf die Machtkämpfe reagiert und die Tochter dennoch immer wieder damit beginnt, dann nimmt die Tochter das, was die Mutter inhaltlich sagt, nicht an. Sie versteht die Erklärungen anders, als ihre Mutter es möchte. Sie versteht nicht: „Für meine Mutter und für mich selbst ist es wichtig, daß ich mich auf das Lernen einlasse." Statt dessen nimmt sie wahr: „Ich beginne einen Machtkampf und werde dafür belohnt." In diesem Fall kann sie unter anderem folgende Gewinne für ihr Verhalten, um die Macht zu kämpfen, wahrnehmen:

— Die Mutter hat ein sehr warmes, liebes Gesicht.
— Die Mutter hat sich ihrer Tochter mit dem Oberkörper zugewandt. Sie geht mit dem Kopf leicht vor und kommt ihrer Tochter dabei noch näher.
— Die Mutter streichelt ihre Tochter.
— Die Stimme der Mutter ist sehr warm und geduldig.
— Sie nimmt sich viel Zeit für das Reden mit ihrer Tochter und schenkt ihrer Tochter ihre ganze Aufmerksamkeit für den Machtkampf.
— Die Tochter erlebt an vielen Stellen: „Ich bin stärker als meine Mutter. Ich kann ihr meinen Willen aufzwingen." Sie gewinnt so an vielen Stellen den Machtkampf.

Zuwendung und Gewinn des Machtkampfes sind Belohnungen vom Typ 1 (etwas Angenehmes tritt ein). Die Tochter wird zusätzlich über Belohnungstyp 2 belohnt (etwas Unangenehmes kann vermieden werden):

— Durch den Machtkampf kann die Tochter den Beginn des eigentlichen Arbeitens herauszögern. Auch nachdem sie das Lernen bereits begonnen

hat, kann sie es an beliebigen Stellen abbrechen, indem sie einen Machtkampf beginnt. Dies ist nur deshalb ein Gewinn, weil das Lernen aufgrund
des Verhaltens der Mutter während des eigentlichen Lernens unangenehm
geworden ist (siehe unten).

Alle diese Belohnungen für ihr Verhalten, um die Macht zu kämpfen, werden
dazu führen, daß die Tochter dieses Verhalten in Zukunft noch häufiger und
noch ausdauernder zeigt. *Ohne es zu wissen, fördert die Mutter so das ständige Verweigern ihrer Tochter.*
Die beständigen Machtkämpfe ihrer Tochter bewirken, daß es der Mutter
beim Lernen bald nicht mehr gut geht. Sie wird durch das ärgerliche Gesicht
und die quengelige Stimme ihrer Tochter bestraft. Sie erlebt wieder einmal
den Mißerfolg ihres Bemühens, mit ihrer Tochter zu einem positiven gemeinsamen Lernen zu kommen. Sie selbst nimmt sich viel Zeit und gibt sich viel
Mühe, um ihrer Tochter beim Arbeiten und bei ihren schulischen Problemen
zu helfen. Heute muß sie schon wieder erleben, daß dies ihrer Tochter nicht
wichtig ist. All dies sind ebenfalls Bestrafungen für die Mutter. Sie wird
dadurch ärgerlich und enttäuscht (Abb. 9 Mitte). Weil sie eine gute Mutter ist
und annimmt, daß sie geduldig sein muß, versucht sie, sich zu beherrschen.
Doch durch ihre innere Spannung wird ihr Gesicht hart und drückt keine
Wärme mehr aus. Der Wegfall der Wärme stellt für die Tochter eine Strafe
des Typs 2 dar (etwas Angenehmes fällt weg).
Gegen Ende des Lernens sind Ärger und Enttäuschung der Mutter noch
weiter angewachsen. Sie versucht nun nicht mehr, sich zu beherrschen,
sondern zeigt Ärger und Enttäuschung offen (Abb. 9 unten).
Tatsächlich gibt die Tochter auch einige Male ihren Widerstand auf und
lernt. Der Ärger der Mutter ist jedoch bereits so stark, daß sie sich über die
Momente, in denen sich ihre Tochter auf das Arbeiten einläßt, nicht mehr
freuen kann. Im unteren Bild ist ein solcher Augenblick dargestellt, in dem die
Tochter sehr gut mitarbeitet. Sie wird dafür in verschiedenster Weise bestraft:

Bestrafungstyp 1 (etwas Unangenehmes tritt ein):

— Das Gesicht der Mutter ist ärgerlich.
— Die Stimme der Mutter ist ärgerlich.
— Die Mutter hat sich zurückgelehnt. Sie schaut ihre Tochter nicht an.

Bestrafungstyp 2 (etwas Angenehmes fällt weg):

— All die Belohnungen wie Zuwendung und Anerkennung, die die Tochter
  bekam, als sie um die Macht kämpfte, fallen nun weg.
— Immer dann, wenn die Tochter sich auf das Lernen einläßt, verliert sie die
  Macht, die sie vorher über ihre Mutter gehabt hatte.

45

Die Versuche der Tochter, sich auf das Lernen einzulassen, werden also in verschiedenster Weise bestraft. *Dadurch wird die Tochter in Zukunft noch seltener wirklich mitarbeiten.*

In der Mitte und gegen Ende des Lernens wird die Tochter auch für ihre Machtkämpfe bestraft. In dieser Zeit bestraft die Mutter das Mitarbeiten und den Machtkampf in gleicher Weise durch den Entzug von Wärme und offenen Ärger. Diese Bestrafungen können aber nicht dazu führen, daß die Tochter den Machtkampf aufgibt, da sie weder bewußt noch unbewußt einen Zusammenhang zwischen dem Machtkampf und den Bestrafungen herstellen kann. Dies liegt daran, daß die Bestrafungen zeitlich erst spät eintreten. Die ersten Reaktionen der Mutter bestanden darin, den Machtkampf zu belohnen. So erlebt die Tochter immer wieder neu: Für Machtkämpfe erhält sie einmal mehr Belohnungen, einmal weniger. Im Vergleich dazu erreicht sie mit Anstrengung kaum etwas.

Dieses Mädchen befindet sich also in einer ausweglosen Situation. Weil es beim Lernen immer wieder Machtkämpfe veranstaltet, verschlechtert sich die Beziehung zu seiner Mutter immer wieder aufs neue. Dadurch erlebt das Mädchen jedesmal viele Bestrafungen durch die Mutter. Diese Bestrafungen führen jedoch nicht zu einer Verhaltensänderung, da die Tochter keinen Zusammenhang zwischen dem von der Mutter unerwünschten Verhalten und den Bestrafungen erkennen kann. *Sie muß die Strafen einstecken, aber sie kann nicht daraus lernen, was die Mutter eigentlich von ihr möchte.*

Die Lage der Tochter wird dadurch noch aussichtsloser, daß sie so gut wie nie für ihre Mitarbeit belohnt wird. Im Gegenteil: Ihren Versuchen, sich auf das Lernen einzulassen, folgen durchgängig Strafen. So wird das Mädchen in Zukunft ebenso häufig oder noch häufiger Machtkämpfe beginnen, statt zu lernen. Sie bezahlt dafür nicht nur den Preis, immer wieder eine schlechte Beziehung zu ihrer Mutter zu erleben: Ihr Verhalten wird langfristig viele weitere negative Folgen für sie haben.

Beispiel 2

In Abb. 10 macht ein Mädchen zusammen mit seiner Mutter ein Puzzle. Dieses Mädchen hat leichte Schwierigkeiten in der Feinmotorik (damit ist vor allem die feine Beweglichkeit der Finger gemeint) und in der genauen Wahrnehmung. Der Mutter ist es daher besonders wichtig, mit ihrer Tochter Puzzles und ähnliche Dinge zu spielen. Sie verspricht sich davon, daß Feinmotorik und Wahrnehmungsfähigkeit ihrer Tochter weiter geübt werden.
Oberes Bild: Das Mädchen ist seit ein paar Minuten mit dem Puzzle beschäftigt. Gerade hat es herausgefunden, wo ein Teil hingehört. Es ist ein ein-

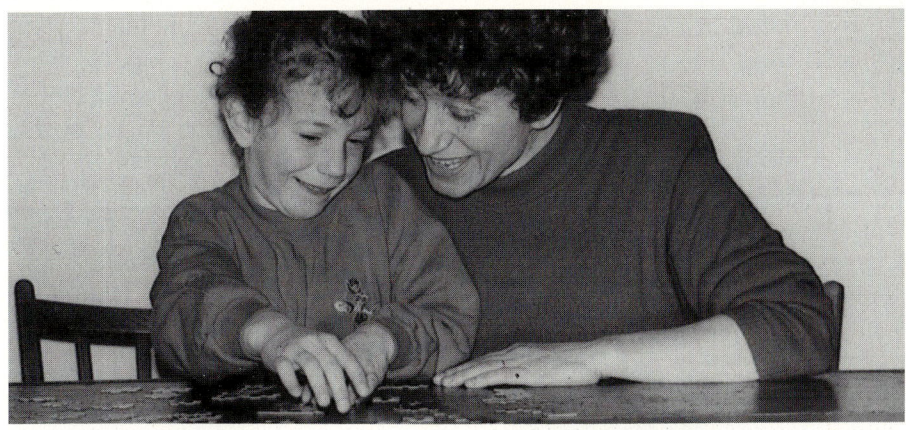

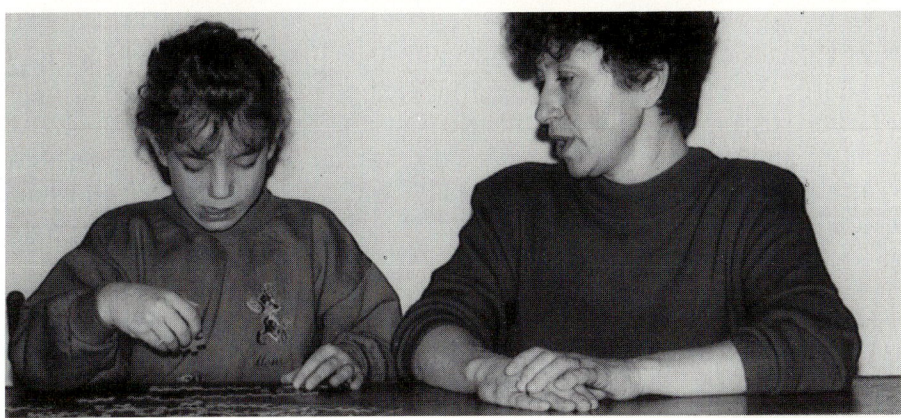

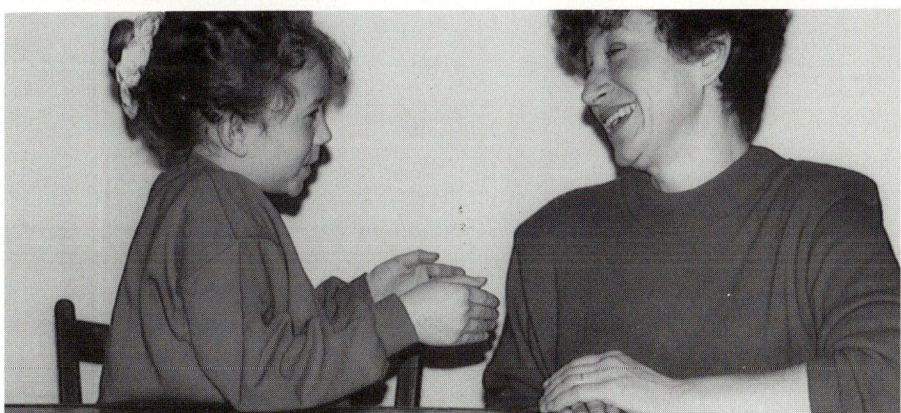

Abb. 10. Das Mädchen macht mit seiner Mutter ein Puzzle. *Oben* hat es erfolgreich herausgefunden, wo ein Teil hingehört. In der *Mitte* sieht man, wie ihm ein anderes Teil große Schwierigkeiten bereitet. Kurze Zeit später hat das Mädchen das Puzzle aufgegeben und erzählt von dem Hasen ihres Freundes (*unten*)

facheres Teil vom Rand des Puzzles. Die Mutter freut sich und sagt: „Gut gemacht!"

Mittleres Bild: Das Mädchen hat ein sehr kleines Teil in der Hand und bemüht sich sehr, herauszufinden, wo es hingehört. Obwohl es schon länger sucht, findet es die richtige Stelle nicht und es probiert es schon seit einiger Zeit immer wieder an der falschen Stelle. Die Mutter sagt streng: „Das stimmt aber nicht, was du da machst! Jetzt schau halt mal genauer hin!"

Unteres Bild: Kurze Zeit später hat das Mädchen die Arbeit am Puzzle aufgegeben. Statt dessen erzählt es der Mutter, wie groß und wie toll der Hase ihres Freundes Markus ist.

Aufgabenstellung für den Leser

Das Mädchen zeigt auf den drei Bildern in Abb. 10 unterschiedliche Verhaltensweisen. Oben und in der Mitte läßt sie sich auf das Puzzle ein. Sie bemüht sich sehr konzentriert, mit dem Puzzle weiterzukommen. Unten hat sie das Arbeiten am Puzzle aufgegeben. Wie reagiert die Mutter jeweils? Welches Arbeitsverhalten lernt ihre Tochter daraus? Welche Belohnungs- und Bestrafungstypen werden wirksam?

Lösung

Verhaltensweisen des Mädchens: — *sich mit dem Puzzle beschäftigen,*
                                           — *sich an einer schwierigen Stelle besonders bemühen,*
                                           — *an einer schwierigen Stelle aufgeben.*

Auf dem oberen Bild läßt sich das Mädchen auf das Arbeiten am Puzzle ein. Es treten keine besonderen Schwierigkeiten auf. Das Mädchen wird auf verschiedenste Weise über den Belohnungstyp 1 belohnt. Unter anderem bauen auf dem oberen Bild die folgenden Belohnungen das Verhalten des Mädchens, sich mit dem Puzzle zu beschäftigen, auf:

— Es hat Erfolg: Es findet heraus, wohin das Teil gehört.
— Seine Mutter lobt es. Sie sagt: „Gut gemacht".
— Die Mutter lächelt, ihr Gesicht ist warm.
— Die Mutter nimmt engen Körperkontakt zu ihrer Tochter auf. Mit ihrer Schulter und mit ihrem Kopf berührt sie sie und gibt ihr dadurch in starker Weise Wärme und Nähe.

Auf dem mittleren Bild hat sich die Situation für die Tochter geändert. Die Aufgabe ist für sie viel schwieriger geworden. Gleichzeitig erlebt sie jetzt eine Vielzahl von Bestrafungen, zum Beispiel die folgenden:

Bestrafungstyp 1 (etwas Unangenehmes tritt ein):

— Die Mutter sagt streng: „Das stimmt nicht, was du da machst! Jetzt schau halt mal genauer hin!"

Bestrafungstyp 2 (etwas Angenehmes fällt weg):

— Obwohl das Mädchen sich über längere Zeit bemüht, findet es nicht heraus, wo das Teil hingehört. Dadurch entfällt über längere Zeit der Erfolg.
— Die Mutter lobt nicht mehr.
— Die Wärme und das Lächeln im Gesicht der Mutter sind weggefallen.
— Der enge Körperkontakt mit der Mutter ist weggefallen. Dadurch entzieht die Mutter ihrer Tochter Nähe.

Die Bestrafungen durch die Mutter führen dazu, daß es dem Mädchen beim Puzzle-Spiel nicht mehr so gut geht. Auf dem oberen Bild ist zu sehen, wie die Tochter sich sichtbar über den Erfolg und über das Lob ihrer Mutter freut. Auf dem mittleren Bild ist das Gesicht des Mädchens ernst und ein wenig betrübt geworden. Es kann sich beim Arbeiten nicht mehr freuen. Die Bestrafungen durch ihre Mutter bewirken weiter, daß das Verhalten der Tochter, sich an schwierigen Stellen besonders anzustrengen, abgebaut wird. *Verhält sich die Mutter häufig in entsprechender Weise, so wird sich die Tochter in Zukunft immer seltener und immer kürzer anstrengen.*

Die Mutter verhält sich so, weil sie nicht genau hinsieht, wie es ihrer Tochter geht und wie diese sich Mühe gibt. Daher denkt sie etwa: „Das Puzzle ist nicht schwierig. Andere Kinder in ihrem Alter können entsprechende Puzzles auch lösen. Wenn sie sich mehr Mühe gäbe, könnte sie das!" Beobachtete die Mutter ihre Tochter genau, so würde sie feststellen: „Für meine Tochter ist das jetzt sehr schwierig. Toll, daß sie trotzdem nicht aufgibt. Ich bin froh, daß sie so ausdauernd sein kann. Dadurch wird sie schnell lernen." Würde sie das Verhalten ihrer Tochter in dieser Weise wahrnehmen, so könnte sie die besondere Anstrengung ihrer Tochter durch ihre Freude darüber belohnen. Sie könnte gleichzeitig ihrer Tochter ein wenig helfen, damit diese schneller zum Erfolg kommt.

Da es dem Mädchen aufgrund der Mißerfolge und anderer Bestrafungen beim Puzzle-Spielen nicht mehr gut geht, gibt es kurze Zeit später auf und beginnt statt dessen, seiner Mutter etwas zu erzählen (unteres Bild). Die Mutter hört ihrer Tochter aufmerksam zu und freut sich über ihre Erzählung.

Die Tochter wird für das Verhalten, an einer schwierigen Stelle aufzugeben, auf verschiedenste Weise belohnt:

Belohnungstyp 1 (etwas Angenehmes tritt ein):

— Die Mutter verhält sich äußerst positiv. Sie hört aufmerksam zu und ihr Gesicht drückt Freude über die Erzählung aus. Sie schaut ihre Tochter an und hat sich mit dem Oberkörper leicht zu ihr hingedreht.

Belohnungstyp 2 (etwas Unangenehmes fällt weg):

— Die Kritik, die die Mutter auf dem mittleren Bild übte, entfällt.
— Das unangenehme Gefühl, das die Tochter auf dem mittleren Bild erlebte, fällt weg. Ihr geht es nun wieder gut.

Fassen wir diese Beobachtungen zusammen. Das Mädchen erlebt: „Wenn es schwierig wird und ich mich anstrenge, dann werde ich bestraft. Gebe ich aber auf, so werde ich belohnt." Wenn die Mutter sich häufig in dieser Weise verhält, so wird ihre Tochter folgendes Arbeitsverhalten lernen: *Sie wird, wenn sie die Lösung nicht gleich findet, in Zukunft immer häufiger und immer früher aufgeben, sich zu bemühen.* Sie wird lernen, daß sie, wenn sie zum Beispiel erzählt, statt sich anzustrengen, mehr Wärme und Nähe von ihrer Mutter bekommen kann. Dadurch wird sie entsprechende Fertigkeiten, in unserem Beispiel genaues Wahrnehmen und feinmotorische Geschicklichkeit, schlechter lernen.

Solange die Aufgaben noch nicht zu schwierig waren (oberes Bild), hat die Mutter das Einlassen auf das Arbeiten jedoch belohnt und damit gefördert. Es ist daher zu erwarten, daß das Mädchen sich immer auf das Arbeiten einlassen wird, solange es einfach ist. Seine Bereitschaft, sich einzulassen, wird aber in dem Moment gefährdet sein, wenn es Dinge tun muß, die ihm schwerer fallen.

Beispiel 3

In Abb. 11 sitzt ein Vater mit seinem Sohn und seiner Tochter beim gemeinsamen Frühstück. Es handelt sich um einen ganz typischen Ablauf, den man täglich während aller Mahlzeiten immer wieder beobachten kann.
Oberes Bild: Die Tochter spricht mit ihrem Vater. Der Sohn verhält sich ruhig. Er ißt und hört zu.
Mittleres Bild: Nach einiger Zeit hört der Sohn auf zu essen. Er beginnt, die Banane in seiner Hand zu zerdrücken. Den Vater stört dieses Verhalten sehr.

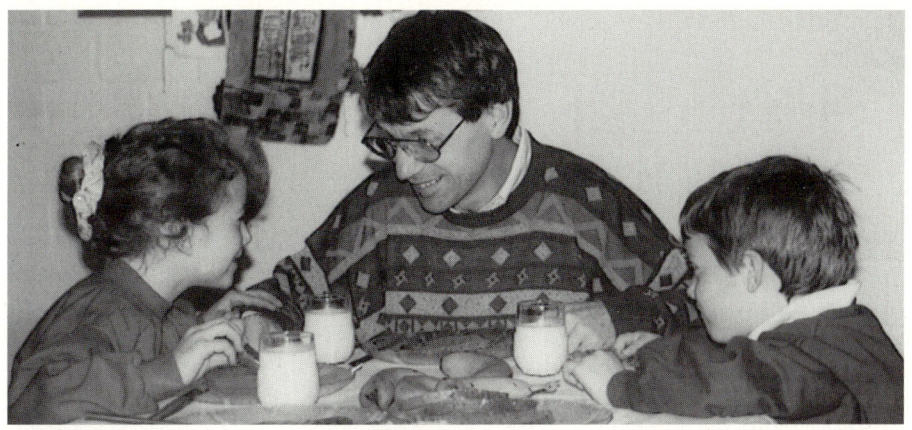

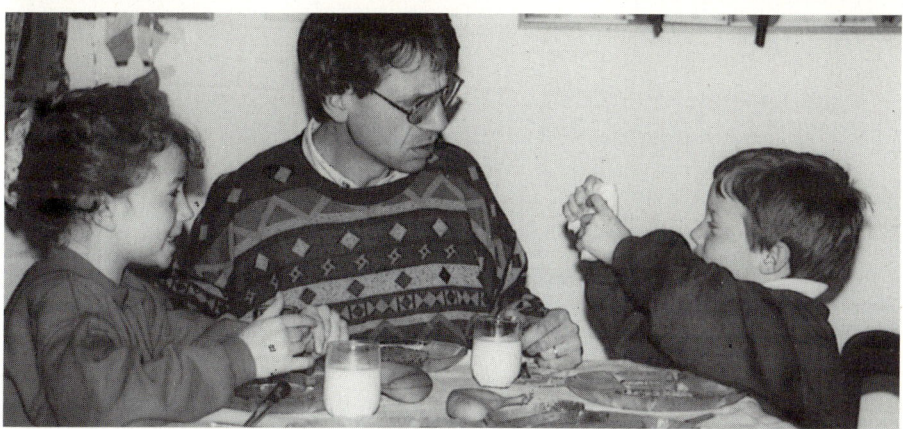

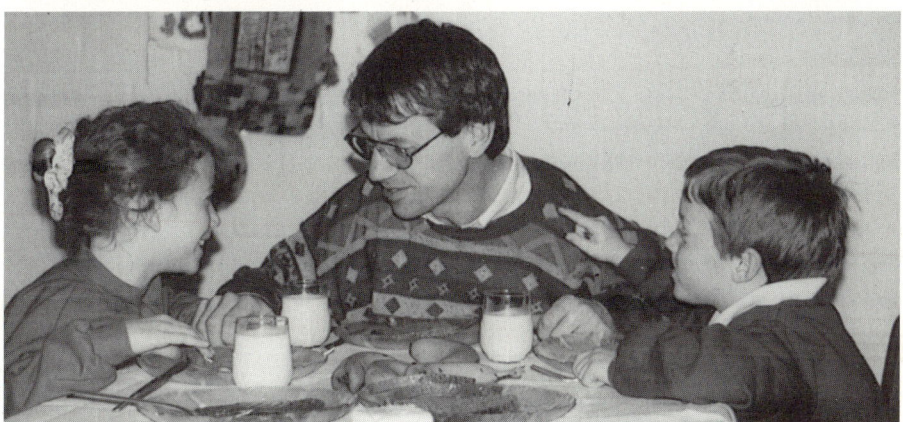

Abb. 11. Ein Vater mit seinen beiden Kindern beim Essen. *Oben* und *unten* ist der Sohn ruhig und ißt. Die Tochter erzählt dem Vater etwas. In der *Mitte* kaspert der Sohn herum und zermanscht seine Banane

Sein Sohn kaspert und „manscht" häufig beim Essen oder verhält sich auf andere Weise störend. Der Vater denkt, daß sein Sohn dies ganz bewußt tut, um ihn zu ärgern. Er fordert ihn mit ärgerlicher Stimme auf, mit dem Blödsinn aufzuhören und wieder vernünftig zu essen. Der Sohn hört nicht sofort auf. Er manscht und kaspert noch längere Zeit weiter. Währenddessen versucht sein Vater, ihn auf verschiedensten Wegen zum Aufhören zu bringen. Er droht: „Wenn du nicht aufhörst, nehme ich dir dein Essen weg. Dann hast du später halt Hunger!" Dann redet der Vater seinem Sohn wieder eine Zeitlang etwas freundlicher zu, doch bitte aufzuhören. Als sein Sohn darauf immer noch nicht reagiert, sagt er, mittlerweile sehr ärgerlich: „Jetzt kommst du bald in die Schule, da mußt du doch allmählich lernen, vernünftig zu essen!" Er fühlt sich enttäuscht, wütend und hilflos zugleich.

Unteres Bild: Irgendwann hat der Sohn doch aufgehört. Er verhält sich nun wieder ruhig und friedlich.

Aufgabenstellung für den Leser

Wie verhalten sich der Sohn und der Vater? Wie werden ihre Verhaltensweisen jeweils beeinflußt (welche Belohnungs- und Bestrafungstypen?)

Lösung

Verhaltensweisen des Sohns: — *ruhig sein und essen,*
  — *kaspern, manschen, stören.*

Auf dem oberen und auf dem unteren Bild in Abb. 11 verhält sich der Junge ruhig und unauffällig. Er ißt so, wie der Vater es sich wünscht. Trotzdem schenkt ihm sein Vater keine Beachtung. Damit bekommt der Sohn von seinem Vater für das Verhalten „ruhig sein und essen" keine Zuwendung. Der Vater spricht nicht mit dem Sohn, sondern mit der Tochter, er hat sich mit dem Oberkörper vom Sohn abgewandt. Er blickt nicht mehr zu ihm, sondern lächelt seine Tochter an.

Im mittleren Bild hingegen bekommt der Sohn für sein störendes Verhalten sowohl vom Vater als auch von der Schwester viel Zuwendung. Dies wird weiter unten noch ausgeführt. Aus diesem typischen Verhalten von Vater und Schwester ergibt sich für den Sohn folgendes: Wenn er stört, bekommt er starke Zuwendung und Aufmerksamkeit. Wenn er sich positiv verhält, fallen Zuwendung und Aufmerksamkeit weg. Damit werden das ruhige Essen und das Zuhören des Sohnes über Bestrafungstyp 2 bestraft.

Auf dem mittleren Bild macht der Junge Blödsinn und manscht mit dem Essen. Für dieses Verhalten wird er von Vater und Schwester belohnt:

Belohnungstyp 1 (etwas Angenehmes tritt ein):

— Der Vater schaut seinen Sohn an und schenkt ihm seine volle Aufmerksamkeit.
— Der Vater hat sich mit dem Oberkörper leicht zu ihm hingewandt.
— Die Schwester schaut den Jungen an. Sie freut sich über das, was er tut.

Belohnungstyp 2 (etwas Unangenehmes fällt weg):

— Auf dem oberen und mittleren Bild sehen wir, wie der Junge alleine und ausgegrenzt ist. Wenn sich dies häufig am Tag wiederholt, geht es ihm dabei schlecht. In dem Moment, in dem er zu stören beginnt, fällt dieses Alleinsein weg. Dadurch geht es dem Jungen weniger schlecht.

Da der Junge immer wieder störendes Verhalten zeigt, ist für ihn das Stören insgesamt belohnend. Trotzdem gerät er dadurch in eine schwierige Lage. Sein störendes Verhalten führt nicht nur zu Belohnungen, sondern gleichzeitig auch zu Bestrafungen. Die Belohnungen überwiegen nur. Auf dem mittleren Bild ist zu sehen, wie der Vater seinen Sohn für dessen Stören bestraft. Er verwendet dabei überwiegend den Bestrafungstyp 1:

— Gesicht und Stimme des Vaters sind ärgerlich.
— Er schimpft mit dem Jungen.

Wenn einem Kind in einer Situation verschiedene Verhaltensweisen zur Verfügung stehen, so ist entscheidend, für welches Verhalten die Belohnungen insgesamt am höchsten sind. In unserem Beispiel bekommt der Junge für das störende Verhalten mehr Gewinne angeboten als für ruhiges Essen und Zuhören. Wenn der Sohn ruhig ißt, kümmern sich Vater und Schwester gar nicht um ihn. In dem Moment, wo er sich auffällig verhält, steht er ganz im Mittelpunkt. Er bekommt dann von beiden die volle Aufmerksamkeit und Zuwendung. Er wird zwar bestraft, aber auch belohnt. Als er dagegen ruhig war, wurde er gar nicht belohnt. Verhält sich der Vater häufig in entsprechender Weise, so wird sich sein Sohn in Zukunft gleichbleibend häufig oder immer häufiger über störendes Verhalten Zuwendung und Aufmerksamkeit verschaffen. Er wird sich dann immer seltener ruhig und friedlich verhalten.

Verhaltensweisen des Vaters: *— sich der Tochter zuwenden,*
      — sich dem Sohn zuwenden.

Auf dem oberen und dem unteren Bild ist zu sehen, wie der Vater von seiner Tochter auf verschiedenste Weise dafür belohnt wird, daß er sich ihr zuwendet: Die Tochter schaut ihn an und lächelt. Sie hat sich mit ihrem Oberkörper zu ihm gedreht, sie beugt sich zu ihm vor und legt die Hand auf seinen Arm. Dabei erzählt sie ihm etwas. Der Vater sieht, daß sich seine Tochter beim Essen so verhält, wie es seinen Zielvorstellungen entspricht. Aus dem gesamten Verhalten seiner Tochter kann er erkennen: „Meiner Tochter ist die gute Beziehung zu mir wichtig, sie bemüht sich darum." Daher geht es dem Vater gut, wenn er sich mit seiner Tochter unterhält. Dieses gute Gefühl des Vaters ist auf dem oberen und dem unteren Bild gut zu sehen: Sein Gesicht ist entspannt, und er lächelt. Durch das Verhalten seiner Tochter wird der Vater also belohnt, wenn er sich ihr zuwendet. Daher wird er sich in Zukunft weiter häufig oder sogar noch häufiger seiner Tochter zuwenden.

Auf diese Weise belohnt der Vater wiederum das positive Verhalten seiner Tochter. Diese kann erleben: „Wenn ich warm und freundlich auf andere Menschen zugehe, bekomme ich selbst Wärme, Nähe und Anerkennung." Dadurch wird ihr positives Verhalten immer weiter gefördert. Sie wird so unterstützt, sich zu einer Persönlichkeit zu entwickeln, die offen, warm und positiv Beziehungen zu anderen Menschen aufnehmen kann.

Auf dem mittleren Bild wendet sich der Vater seinem Sohn zu. Gleichzeitig wird er durch dessen Verhalten bestraft: Der Sohn manscht, er macht Blödsinn beim Essen, kurz, er verhält sich genau so, wie es der Vater nicht möchte. Es ist ebenfalls eine Bestrafung für den Vater, daß der Sohn auf seine Versuche, ihn zum Aufhören zu bringen, in keiner Weise reagiert. Der Vater nimmt wahr: „Mein Sohn verhält sich absichtlich in jeder Weise so, daß er mich ärgert. Es scheint ihm nicht wichtig zu sein, eine gute Beziehung zu mir aufzunehmen. Wenn ich ihn um etwas bitte, ist ihm das völlig gleichgültig." Aufgrund der Bestrafungen durch seinen Sohn geht es dem Vater nicht gut, er wird ärgerlich und enttäuscht. Sein Gesicht auf dem mittleren Bild drückt diese Gefühle aus.

Die Bestrafungen, die er durch seinen Sohn erlebt, und die damit verbundenen negativen Gefühle führen dazu, daß sich der Vater seinem Sohn zukünftig weiterhin selten oder sogar noch seltener als bisher zuwendet. Wenn er sich also im oberen und unteren Bild so ausschließlich um seine Tochter kümmert, so wird dieses Zuwenden zur Tochter nicht nur durch deren positives Verhalten belohnt (Belohnungstyp 1): Indem er sich von seinem Sohn abwendet, kann er den Ärger vermeiden, den dieser durch sein Verhalten immer wieder bei ihm auslöst. Dies ist eine Belohnung des Typs 2.

Fassen wir die Beziehung zwischen Vater und Sohn zusammen. Der Sohn verhält sich sehr oft in einer Weise, die für den Vater sehr unangenehm ist. Dadurch zwingt er seinen Vater immer wieder, ihm Aufmerksamkeit zu schenken. *Kurzfristig* wird der Sohn für sein Verhalten dadurch belohnt, daß sich der Vater und auch die Schwester ihm zuwenden. Gleichzeitig wird er durch den Ärger seines Vaters bestraft. Dennoch ist dies für ihn belohnender, als wenn sich der Vater gar nicht um ihn kümmern würde. *Langfristig* erlebt der Sohn eine große Menge an Bestrafungen für sein Verhalten. Da er seinen Vater immer wieder verärgert, hat dieser insgesamt immer weniger Lust, sich mit ihm zu beschäftigen, und beachtet ihn immer häufiger nicht. Der Sohn erlebt so nur selten eine wirklich gute Beziehung zu seinem Vater.

In Kap. 2 wurde gezeigt, daß Menschen kurzfristige Folgen ihres Verhaltens weitaus besser erfassen können als langfristige Folgen. Dies gilt in besonderem Maße für Kinder. Auch an diesem Beispiel wird deutlich, wie sehr der Sohn damit überfordert wäre, sein Verhalten an langfristigen Folgen auszurichten. Der Sohn müßte sich sagen können: „Ich werde mich von jetzt an nicht mehr so verhalten, daß es meinen Vater ärgert. Ich werde dafür längere Zeit, vielleicht sogar für Tage, in Kauf nehmen müssen, daß dieser mich nicht mehr beachtet. Irgendwann wird es meinem Vater dann besser mit mir gehen. Dann wird er sich um mich kümmern können, auch ohne daß ich ihn ärgere." Einen solchen Zusammenhang zu verstehen und das Verhalten danach auszurichten, fällt selbst Erwachsenen schwer — noch weniger wird ein Kind dazu in der Lage sein.

Eine Beziehung, wie sie in diesem Beispiel zwischen Sohn und Vater besteht, kann sich auf die Persönlichkeitsentwicklung eines Kindes sehr ungünstig auswirken. Einerseits lernt es: „Wenn ich mich so verhalte, daß ich andere störe und nicht auf ihre Bedürfnisse eingehe, stehe ich im Mittelpunkt und bekomme Zuwendung. Andernfalls werde ich nicht beachtet." Je häufiger ein Kind entsprechende Erfahrungen macht und je weniger es auch andersartige Beziehungen erlebt, desto stärker können sich entsprechende Verhaltensweisen und Sichtweisen verfestigen.

Erlebt ein Kind eine solche Beziehung zu einem oder sogar zu beiden Elternteilen, so nimmt es jedoch auch immer wieder wahr: „Meine Mutter oder mein Vater ärgert sich über mich. Meine Mutter oder mein Vater möchte nichts mit mir zu tun haben und wendet sich von mir ab." Diese Verschlechterung der Beziehung ist eine eher langfristige Folge des Verhaltens des Kindes. Das Kind kann sie daher — wie oben gezeigt — schlecht mit seinem Verhalten in Verbindung bringen. Daher deuten Kinder ein entsprechendes ablehnendes Verhalten ihrer Eltern meist, indem sie sagen: „Meine Mutter mag mich nicht" oder „Mein Vater mag mich nicht". Häufige Erfahrungen, von den Eltern als wichtigsten Bezugspersonen abgelehnt zu werden, können das Selbstbild und die Selbstbewertungen des Kindes ungünstig beeinflussen.

Macht dieses häufig solche Erfahrungen, kann es lernen, zu sich zu sagen: „Keiner mag mich" oder „Ich bin nichts wert." Es wird deutlich, in welch starkem Maße das Verhalten der Eltern die Persönlichkeitsentwicklung ihres Kindes ungünstig beeinflussen kann.

Abschließend ist noch folgendes wichtig. Manche Eltern werden aus diesem Beispiel den Schluß ziehen: „Solange sich mein Kind positiv verhält, muß ich mich ihm immer und in jedem Fall zuwenden." Selbstverständlich ist es gar nicht möglich, ein Kind, das sich positiv verhält, ständig zu belohnen. Dies wäre für das Kind sogar äußerst schädlich. Es muß Zeiten geben, in denen ein Kind erzählt und das andere etwas zurücksteht. Es muß Zeiten geben, in denen keines der Kinder Zuwendung bekommt, weil die Eltern miteinander über etwas reden, das nur sie selbst betrifft. Es muß auch Zeiten geben, in denen die Eltern etwas für sich tun wollen und sich ihren Kindern nicht zuwenden möchten. In allen diesen Momenten bekommt das Kind die Zuwendung seiner Eltern nicht, obwohl dies eigentlich sehr schön für es wäre.

Selbst wenn die Eltern bereit wären, sich bis zur Selbstaufgabe für ihre Kinder aufzuopfern, wäre das nicht zu vermeiden. Es wäre für das Kind auch nicht gut, wenn es nicht lernen würde, auch immer wieder auf Dinge, die eigentlich angenehm sind, verzichten zu müssen. Man bekommt immer wieder im Leben Dinge nicht, die eigentlich im Moment angenehm wären. Ein Kind, das dies nicht lernt, wird als Erwachsener einmal sehr unglücklich werden.

Ungünstig ist es jedoch, wenn immer wieder der folgende Zusammenhang besteht: Regelmäßig wird ein ungünstiges Verhalten belohnt und ein günstiges Verhalten bestraft. Wenn ein Kind sehr häufig erlebt: „Wenn ich mich ruhig verhalte, werde ich nicht belohnt, und wenn ich störe, bekomme ich Zuwendung", so sind Bedingungen gegeben, unter denen das Kind das ungünstige Verhalten lernt. Besonders schädlich für das Selbstwertgefühl des Kindes und seine gefühlsmäßige Befindlichkeit ist dabei die langfristige Verschlechterung der Beziehung, die durch sein ungünstiges Verhalten immer wieder bewirkt wird.

Kapitel 4: Wie es zu Lern- und Schulproblemen kommt

Wenn Eltern wegen der Lern- und Schulschwierigkeiten ihres Kindes Hilfe suchen, so tun sie dies meist erst zu einem Zeitpunkt, zu dem die Lernstörung schon weit fortgeschritten ist. Die eigentliche Störung hat oft zu einem viel früheren Zeitpunkt begonnen. Viele Kinder haben bereits im Kindergartenalter eine Lernstörung. Selbst bei Säuglingen und Kleinkindern kann man bereits Blockierungen des Lernens beobachten. Ein Kind lernt von Anfang an, bei allem, was es tut: Es lernt, wenn es sich bewegt, wenn es sieht, hört oder Laute hervorbringt. Es lernt beim Spielen, beim Malen, wenn es erzählt oder auf andere Weise Beziehungen zu anderen Menschen aufnimmt. Die Liste der Tätigkeiten, bei denen das Kind lernt, ließe sich beliebig weiter fortsetzen. In allen diesen Bereichen kann es immer auch zu einer Störung des Lernens kommen.

Beispiel: Die vierjährige Anke spielt gerne draußen im Freien. Sie liebt alle Spiele, bei denen sie herumrennen kann. Sie klettert gerne, fährt gerne Dreirad und Roller und geht gerne auf den Spielplatz. Ist Anke jedoch in der Wohnung, kann sie sich sehr schlecht alleine beschäftigen. Sie sucht dann meist die Nähe ihrer Mutter oder ihres Vaters, um mit diesen zu sprechen. Mit ihren Bausteinen, Legos oder Puzzles beschäftigt sie sich nur sehr selten, und wenn sie es tut, dann immer nur für kurze Zeit und ohne große Lust. Auch wenn ihre Eltern gemeinsam mit Anke Bausteine, Lego, Puzzles oder ähnliches spielen, hat Anke keinen besonderen Spaß daran. Die Eltern müssen sie dazu meist regelrecht überreden. Anke ist dann ziemlich unkonzentriert bei der Sache und gibt bei Schwierigkeiten sehr schnell auf. Beim Puzzle-Spielen kommt es häufig vor, daß sie nicht genau schaut, wo ein Teil hinkommt, sondern versucht, es gewaltsam mit der Faust an irgendeiner Stelle einzufügen. Dabei ist sie ziemlich lustlos und macht die Spiele häufig nicht ganz fertig.

Wenn Kinder spielen, so tun sie dies nicht nur zum Zeitvertreib, sondern sie erlernen dabei Fertigkeiten, die für ihr weiteres Leben sehr wichtig sind.

Beim Spielen mit Bausteinen, Legosteinen, Puzzles oder ähnlichem lernen sie unter anderem, gut wahrzunehmen und zu planen. Sie lernen dabei auch, ihre Finger immer besser und zielgenauer zu benutzen. Diese Fertigkeiten brauchen sie später unter anderem für schulische Tätigkeiten, zum Beispiel um beim Schreiben den Stift gut halten und führen zu können.

Im Gegensatz zu den meisten anderen Kindern macht Anke nur ungern Spiele, die ihre Fingerfertigkeit und ihre Wahrnehmungsfähigkeit üben. Sie erlebt solche Spiele als unangenehm. Daher beschäftigt sie sich damit viel seltener und weniger ausdauernd als andere Kinder. Wie es dazu gekommen sein kann, soll in diesem Kapitel gezeigt werden. Es wird deutlich, daß eine solche Lernblockierung die Entwicklung des Kindes in den betroffenen Bereichen stark beeinträchtigen kann.

Die Entwicklung einer Lernstörung kann also bereits in einem sehr jungen Alter des Kindes beginnen, selbstverständlich kann sie aber auch erst während der Schulzeit entstehen. In der Praxis erleben wir es jedoch fast immer, daß Eltern und andere Bezugspersonen eines Kindes eine Lernstörung erst lange nach dem eigentlichen Beginn bemerken. Eine Heilung ist dann aber bereits schwieriger als zum Zeitpunkt ihres Beginns. Allgemein gilt: *Je länger eine Lernstörung bereits besteht, desto schwieriger ist sie zu heilen und desto länger dauert ihre therapeutische Beeinflussung.*

Der Beginn einer Lern- und Leistungsstörung

Die fünf häufigsten Ursachen dafür, daß Kinder eine Lernblockierung entwickeln, sind folgende: zu hohe Aufgabenschwierigkeiten, zu viele Bestrafungen beim Lernen, zu wenig Lob und Anerkennung beim Lernen, zu viele Machtkämpfe, zu geringe Anforderungen beim Lernen. Für eine Lernstörung können mehrere Ursachen gemeinsam verantwortlich sein. Allerdings kann im Einzelfall eine Ursache alleine bereits ausreichen, eine Lernblockierung auszulösen. Die möglichen Ursachen sollen im folgenden näher dargestellt werden.

Das Kind wird zu häufig überfordert

Eltern entscheiden in vielen Lernsituationen über den Schwierigkeitsgrad der Lerninhalte. Ist das Kind mit einem bestimmten Lerninhalt überfordert, so erlebt es Mißerfolge. Erfolg und Mißerfolg haben auch auf das Gefühl des Kindes in einer Lernsituation einen großen Einfluß. Zu viele Mißerfolge bewirken, daß das Kind sich beim Lernen nicht gut fühlt. Es wird daher versuchen, das unangenehme Lernen zu vermeiden. Das unangenehme Gefühl, das entsteht, wenn wir zu viele Mißerfolge haben, ist sicher jedem Leser dieses Buches bekannt. Mißerfolge sind unangenehm und damit für das Kind eine Bestrafung. Wie bereits ausführlich dargestellt, bewirken Bestrafungen, daß das vorangegangene Verhalten abgebaut wird. Nehmen wir an, ein Kind macht häufig die Erfahrung, daß es sich anstrengt und trotzdem Mißerfolge erlebt. Die Bestrafung durch die Mißerfolge wird dann dazu führen, daß das Kind sich in Zukunft seltener anstrengen wird. Zu viele Mißerfolge bauen also die Bereitschaft des Kindes ab, sich auf das Lernen einzulassen.

Auch die Selbstbewertungen des Kindes werden ungünstig beeinflußt, wenn es zu viele Mißerfolge erlebt. Ein Kind, das sehr häufig Mißerfolg hat, wird mit hoher Wahrscheinlichkeit seine Leistungen negativ bewerten. In Kap. 2 wurde gezeigt, wie das Kind durch seine Erfahrungen lernt, sich selbst zu bewerten. Je nachdem, wo das Kind viele Mißerfolge erlebt, wird es etwa zu sich sagen: „Ich kann nicht malen“ oder „Ich kann keine Aufsätze schreiben“ oder „Ich bin dumm.“ Derartige Selbstbewertungen beeinflussen das Selbstbild und die Selbstsicherheit des Kindes unmittelbar.

Mit den folgenden zwei Beispielen soll gezeigt werden, wie zu viele Mißerfolge sich ungünstig auf Verhalten, Gefühle und Selbstbewertungen beim Lernen auswirken können.

Beispiel 1: Michael geht seit sechs Wochen in die Schule. Er hat noch Schwierigkeiten, den Stift richtig zu halten und sicher zu führen. Oft ist seine Hand beim Schreiben noch sehr verkrampft. Daher passiert es ihm häufig, daß er die Buchstaben nicht sauber in die Linien schreibt.

Heute hat Michael unter anderem die Hausaufgabe, mehrmals das Wort „Maus“ zu schreiben. Sein Vater sitzt neben ihm. Obwohl Michael sehr bemüht ist, es richtig zu machen und langsam und konzentriert arbeitet, wird das erste „M“ viel zu groß. Nachdem Michael es ausradiert hat, wird es beim nächsten Versuch immer noch zu groß und gelingt erst beim dritten Versuch. Das „a“ schreibt Michael zu tief. Sein Vater weist ihn darauf hin. Das „u“ gelingt recht gut. Beim „s“ hat Michael wieder große Schwierigkeiten. Er schreibt es zunächst spiegelverkehrt und braucht drei Versuche, bis es gelingt. Währenddessen muß der Vater Michael wiederholt ermahnen, weil dieser den Stift nicht richtig hält.

Als Michael das Wort „Maus“ zum zweiten Mal schreibt, macht er erneut Fehler. Er verliert zunehmend die Lust am Schreiben. Da es ihm dabei nicht mehr gut geht, versucht er, schnell mit dem Schreiben fertig zu werden, und schreibt daher schneller. Dadurch entstehen noch mehr Fehler, irgendwann verzweifelt Michael und beginnt zu weinen.

Beispiel 2: Die Mutter läßt die vierjährige Sabine Knöpfe abzählen. Sie legt ihr zunächst drei Knöpfe hin. Sabine ist mit Spaß beim Üben und sitzt aufrecht am Tisch. Sie zählt richtig. Nun legt die Mutter ihr vier Knöpfe vor. Sabine zählt die ersten drei Knöpfe wieder richtig ab, dann kommt sie nicht mehr weiter. Ihre Mutter sagt: „Komm, das kannst du doch!". Obwohl Sabine sich bemüht und lange nachdenkt, fällt ihr die Zahl „vier" nicht mehr ein. Erst nachdem sie sehr lange überlegt hat, gibt ihr die Mutter die Lösung vor. Anschließend läßt die Mutter sie nacheinander fünf, sechs und schließlich sieben Knöpfe abzählen. Sabine zählt jedesmal höchstens bis drei richtig, dann macht sie Fehler.

Während die Aufgaben immer schwieriger werden, wird Sabine immer lustloser. Sie liegt jetzt mit dem Oberkörper auf dem Tisch. Sie denkt nicht mehr richtig mit und zählt deshalb sogar jeweils die ersten 3 Knöpfe nicht mehr richtig. Irgendwann rutscht sie vom Stuhl und weigert sich, weiter mitzumachen.

Ein solcher Ablauf des Übens ist häufig zu beobachten: Beide Kinder wollen noch gerne lernen, sie geben sich zu Beginn des Lernens viel Mühe. Aufgrund einer zu schwierigen Aufgabenstellung erleben sie jedoch zu viele Mißerfolge. Dadurch werden sie für ihr Sicheinlassen auf das Lernen bestraft. Durch zu viele Mißerfolge wird das Lernen immer unangenehmer für sie. Deshalb versuchen beide Kinder, das Lernen zu beenden: Michael, indem er schneller wird, und Sabine, indem sie innerlich abschaltet und irgendwann vom Stuhl rutscht.

Wenn es Michael gelingt, das Lernen schneller zu beenden, indem er schneller schreibt, wird das schnelle Schreiben über Belohnungstyp 2 belohnt: Indem Michael schnell schreibt, kann er das unangenehme Schreiben früher beenden. Entsprechendes gilt für Sabines Abschalten und Vom-Stuhl-Rutschen.

Wenn die beiden Kinder die Erfahrungen, die sie beim Lernen machen, in ihren Selbstbewertungen erfassen, so wird Michael zu sich sagen: „Ich kann nicht gut schreiben" oder „Schreiben macht keinen Spaß." Sabine sagt sich beispielsweise: „Ich mag nicht zählen" oder „Ich übe nicht gerne mit Mutti."

Lange anhaltende oder immer wiederkehrende Mißerfolge können in jedem Bereich des Lernens auftreten. Für das Kind können sie den Beginn eines Teufelskreises bedeuten. Aufgrund der vielen Mißerfolge läßt sich das Kind immer schlechter auf das Lernen ein. Es versucht immer mehr, das Lernen zu vermeiden. Dieses Vermeidungsverhalten kann offen erkennbar sein. Kinder können jedoch auch durch ein innerliches Abschalten die unangenehmen Gefühle beim Lernen vermindern (siehe Kap. 5). Wenn Kinder das Lernen vermeiden, beschäftigen sie sich weniger mit den entsprechenden Lerninhalten als andere Kinder. Dies führt sehr schnell zu Rückständen im Lernen, und dadurch nimmt die Überforderung für das Kind weiter zu.

Eine bestimmte Gruppe von Kindern hat ein besonders hohes Risiko, zu häufig überfordert zu werden. Dies sind die Kinder, die sich in einem bestimmten Bereich oder in mehreren Bereichen nicht so schnell entwickeln wie andere Kinder. In der Regel ist dies hirnorganisch bedingt. Unterschiedliche Quellen sprechen dafür, daß dies 10 — 12 % aller Kinder sind. Jede Fähigkeit eines Kindes kann von hirnorganisch bedingten Beeinträchtigungen betroffen sein. Dazu gehören Schwierigkeiten beim Benutzen von Armen, Beinen oder Fingern, beim Sprechenlernen oder bei der Wahrnehmungs-, Konzentrations- und Erinnerungsfähigkeit.

In den von der Verzögerung betroffenen Bereichen erleben diese Kinder bereits lange vor Schulbeginn besonders viele Mißerfolge. Ein Kind, das sich normal oder sogar überdurchschnittlich gut entwickelt, wird zumindest vor Beginn der Schule die meisten Aufgaben als mittelschwer oder leicht erleben und daher oft erfolgreich sein. Für ein Kind, das in dem entsprechenden Lernbereich noch nicht so weit ist, werden dieselben Aufgaben sehr schwer oder zu schwer sein. Sie werden ihm daher oft nicht gelingen.

Wird beispielsweise im Kindergarten gebastelt oder gemalt, so hat ein normal entwickeltes Kind viel häufiger Erfolge. Einem Kind, das hingegen vergleichsweise größere Schwierigkeiten hat, die Schere oder den Stift richtig zu halten und ausreichend sicher zu bewegen, werden die gleichen Dinge viel schlechter gelingen. Es wird erleben, daß es die aufgezeichneten Figuren nicht oder nur sehr unsauber ausschneiden kann, daß es noch nicht gut malen kann usw. Auch die Eltern werden dieses Kind viel häufiger überfordern, weil sie erwarten: „Das muß es doch eigentlich jetzt schon können!"

Kinder mit Entwicklungsverzögerungen erleben also besonders häufig Mißerfolge. Bei diesen Kinder ist deshalb das Risiko besonders hoch, daß sie in den von der Verzögerung betroffenen Bereichen die Lust am Lernen verlieren und beginnen, das Lernen zu vermeiden. Daher entwickeln sie häufig schon sehr früh — lange vor Schulbeginn — eine Lernstörung. Aufgrund dieser Lernstörung üben sie jetzt weniger als andere Kinder. Die Lücken werden größer, und die Kinder geraten in einen Teufelskreis.

Dies ist in zweierlei Hinsicht besonders tragisch: Kinder, die bestimmte Dinge weniger gut können als andere Kinder, müssen gerade diese Fertigkeiten besonders häufig üben und einsetzen. Nur so können sie ihre Schwierigkeiten so gut wie möglich ausgleichen. Ein Kind, das beispielsweise Schwierigkeiten mit den feinen Bewegungen der Finger hat, müßte besonders viel malen, schneiden, basteln, Puzzles machen usw. Wenn Eltern unvorsichtig sind und ihr Kind in diesen Bereichen überfordern, wird dieses zu viele Mißerfolge erleben. Obwohl es für das weitere Leben des Kindes gut wäre, wenn es bestimmte Tätigkeiten üben würde, übt es dann weniger als andere Kinder.

Hirnorganisch beeinträchtigte Kinder erfahren häufig schon lange vor der Schule, daß „Lernen keinen Spaß macht". Sie üben deshalb schon weit vor

Schulbeginn Verhaltensweisen, mit denen sie das Lernen vermeiden können. Mit bereits erlernten negativen Erwartungen und ungünstigen Verhaltensweisen beginnen sie dann ihre Schullaufbahn. Da sie es aufgrund ihrer hirnorganisch bedingten Schwierigkeiten ohnehin schon schwerer haben, vermindert sich so weiter ihre Aussicht, mit Spaß und Erfolg lernen zu können, und zwar völlig unnötigerweise. Oft wären diese Kinder gut in der Lage, ihre Schwierigkeiten auszugleichen, wenn sie nur ein klein wenig mehr üben würden als andere Kinder.

Es wird deutlich, daß angemessene Aufgabenstellungen entscheidend sind, wenn es darum geht, Lern- und Schulschwierigkeiten zu verhindern beziehungsweise zu heilen. Eltern können lernen, Aufgaben so zu stellen, daß sie ihr Kind einerseits vor Überforderungen schützen und ihm andererseits helfen, seine Lücken so rasch wie möglich zu schließen. Aufgrund der Wichtigkeit angemessener Aufgabenstellungen beschäftigen sich damit Kap. 7 bis 11 dieses Buches. Es sei hier nochmals betont, daß auch hochintelligente Kinder überfordert werden können. Jeder Mensch kann überfordert werden. Aus diesem Grund ziehen auch die sehr intelligenten Kinder Nutzen aus den Hilfestellungen, die in den späteren Kapiteln vorgestellt werden.

Die Eltern bestrafen zu häufig und loben zu wenig

Ist es Eltern wichtig, daß sich das Kind einen bestimmten Lerninhalt aneignet, so bedeutet es für sie einen Mißerfolg, wenn es immer wieder nicht klappt. Mißerfolge des Kindes sind damit oft auch Mißerfolge für seine Eltern.

Mißerfolge können bei Eltern ganz verschiedene Gefühle auslösen, etwa Ärger, Enttäuschung oder auch Sorge um die Zukunft ihres Kindes. Gefühle drücken wir ganz unbewußt über unser Gesicht, unsere Stimme, unsere Körperhaltung und viele andere Verhaltensweisen aus (siehe Kap. 2 und 3). Ungute Gefühle der Eltern werden immer dazu führen, daß sich Eltern ihrem Kind gegenüber weniger positiv verhalten. Dies tun sie zum überwiegenden Teil unbewußt. In den folgenden beiden Beispielen soll dies gezeigt werden:

Beispiel 1: Die dreijährige Andrea kann für ihr Alter schon ausgezeichnet sprechen. Ihre Eltern sind immer wieder überrascht, was für schwierige Sätze sie bereits bildet und wie gut sie sich bereits ausdrücken kann. Sie sind sehr stolz, daß ihre kleine Tochter schon so gut sprechen kann. Ihr Stolz und ihre Freude bewirken, daß sie meist ein glückliches Gesicht machen, wenn Andrea spricht. Häufig nehmen sie sie dann in den Arm, loben sie oder geben ihr in anderer Form Zuwendung.

Beispiel 2: Martina ist auch schon 3 Jahre alt, in ihrer Sprachentwicklung jedoch noch deutlich zurück. Sie spricht noch sehr undeutlich und verwendet meist nur Zweiwortsätze. Ihre Eltern machen sich deswegen große Sorgen. Aufgrund dieser Sorgen ist ihr Gesichtsausdruck oft ernst, wenn Martina spricht. Immer wieder verbessern sie sie, weil sie möchten, daß sie Fortschritte macht. Dabei ist ihre Stimme meist kühl oder kühler als sonst.

Wenn die beiden Mädchen sprechen, geht es ihren Eltern also unterschiedlich gut: Andreas Eltern freuen sich. Sie drücken ihre Freude aus, indem sie Andrea viel Zuwendung geben. Dadurch wird Andrea für das Sprechen belohnt. Martinas Eltern dagegen machen sich Sorgen. Daher ist ihr Gesicht ernst, ihre Stimme kühl, und sie verbessern Martina häufig. So kommt es, daß Martina beim Sprechen beständig bestraft wird.

In Kap. 2 und 3 wurde gezeigt, wie Belohnungen und Bestrafungen Verhalten, Gefühle und Gedanken eines Kindes beeinflussen. Da Andrea belohnt wird, wenn sie spricht, wird sie in Zukunft häufiger sprechen. Sie wird sich dabei gut fühlen und sie macht beim Reden immer wieder neu die Erfahrung, angenommen zu werden. Dadurch werden ihre Persönlichkeit und ihre Selbstbewertung positiv beeinflußt. Sie kann bespielsweise zu sich sagen: „Ich werde angenommen, wenn ich etwas sage."

Martina, die für ihr Sprechen bestraft wird, wird hingegen in Zukunft eher seltener sprechen. Das ernste Gesicht, die kühle Stimme und die Kritik ihrer Eltern lösen bei ihr ein schlechtes Gefühl aus, wenn sie spricht. Sie wird sich daher beim Sprechen nicht gut fühlen. Aufgrund der Erfahrungen, die sie beim Sprechen macht, wird sie Selbstbewertungen lernen wie: „Es ist schlimm, wenn ich Fehler beim Sprechen mache" oder „Ich werde nicht angenommen, wenn ich etwas falsch sage." Obwohl die Eltern ihrem Kind diese Botschaft nicht vermitteln wollen, kann dieses aufgrund ihres unbewußten Verhaltens zu einem solchen Schluß kommen.

Sorge, Ärger oder Enttäuschung sind jedoch nicht die einzigen Gründe, warum Eltern ihre Kinder bestrafen. So kann es sein, daß die Eltern selbst nicht gelernt haben, Lob auszusprechen und Anerkennung zu geben. Die Art und Weise, in der wiederum die eigenen Eltern mit ihnen umgegangen sind, können dazu geführt haben, daß sie wenig Freude über Anstrengung und Erfolg empfinden und zeigen.

Es ist auch möglich, daß die Eltern aus Gründen, die zunächst gar nichts mit dem Kind zu tun haben, unter Spannung stehen, ärgerlich oder enttäuscht sind und sich daher so verhalten, daß das Kind beim Lernen zu viel bestraft wird. Beispielsweise fällt es Müttern oder Vätern oft schwer, beim Lernen freundlich mit ihrem Kind umzugehen und es zu loben, wenn sie vorher Streit mit ihrem Ehepartner hatten. Auch Ärger eines Elternteils am Arbeitsplatz,

Überforderung durch die täglichen Anforderungen usw. können dazu führen, daß ein Kind beim Lernen negative Reaktionen erfährt.

Erlebt das Kind zu viele Bestrafungen und Mißerfolge beim Lernen und vermeidet es deswegen, sich auf das Lernen einzulassen, so müssen Eltern umlernen. Sie müssen lernen, mehr Wert darauf zu legen, sich positiver zu verhalten. Auch müssen sie mehr Augenmerk auf die Aufgabenstellungen und die Aufgabenschwierigkeiten legen.

Ein Teil der Kinder wird sich jedoch *ausschließlich* aufgrund dieser beiden wichtigsten Verhaltensänderungen der Eltern nicht oder nur in sehr unbefriedigender Weise auf das Lernen einlassen. Hier spielen weitere Ursachen eine entscheidende Rolle.

Ständige Machtkämpfe als Ursache von Lernschwierigkeiten

Neben Überforderungen und Bestrafungen beim Lernen können weitere Ursachen eine Rolle bei der Entstehung von Lern- und Schulschwierigkeiten spielen. So kann ein Kind bereits lange vor der Schule gelernt haben, ständig Machtkämpfe mit seinen Eltern zu beginnen. Auch ein solches Kind hat ein erhöhtes Risiko, später Lern- und Schulschwierigkeiten zu bekommen.

> *Beispiel:* Jens war schon immer schwierig. Meist hat er schon beim Aufstehen die ersten Auseinandersetzungen mit seiner Mutter, weil er sich weigert aufzustehen. Wenn er endlich aufgestanden ist, protestiert er dagegen, sich anzuziehen. Beim Frühstück geht es genauso weiter: Erst beklagt er sich, daß es keinen Kakao gibt, als seine Mutter ihm welchen zubereitet, will er ihn nicht trinken und verlangt statt dessen Orangensaft. Wenn Jens in Geschäften nicht bekommt, was er will, kriegt er einen Wutanfall und wirft sich auf den Boden.

Wenn Kinder einmal gelernt haben, ständig unnötige Machtkämpfe auszutragen, so werden sie dies mit hoher Wahrscheinlichkeit auch dann tun, wenn im schulischen Bereich Anforderungen an sie gestellt werden. Ein Kind wie Jens kann beispielsweise eine freundliche Aufforderung oder eine gut gemeinte Hilfestellung anders als beabsichtigt verstehen. Es kann wahrnehmen „Hier will jemand etwas von mir, das lasse ich mir nicht gefallen" und einen Machtkampf beginnen.

Auch ein solches Verhalten kann zu Lern- und Schulschwierigkeiten führen. Wenn ein Kind häufig Widerstand gegen das Lernen leistet, so verkürzt sich die Zeit, in der es mitarbeitet. Auch kann ihm meist schlechter durch Erklärungen geholfen werden, da es diese nicht hören will. Das kann Lernlücken zur Folge haben, und wegen dieser Lernlücken kann das Kind trotz guter Fähigkeiten irgendwann überfordert sein.

Ständige Machtkämpfe führen fast immer auch dazu, daß ein Kind beim Lernen viel bestraft wird. Das erste Beispiel im vorangegangenen Kapitel beschrieb ein Mädchen, das häufig Machtkämpfe beginnt, statt mitzuarbeiten (siehe S. 42). Den Eltern, die einen Machtkampf durchstehen müssen, geht es meist ähnlich wie der Mutter dieses Mädchens. Sie werden gereizt, ärgerlich oder enttäuscht sein. Es wird ihnen daher ähnlich schwerfallen, positiv zu reagieren, wenn sich das Kind in einigen Momenten doch auf das Lernen einläßt. Das Kind erlebt so beim Lernen unnötig viele Bestrafungen. Dadurch kann sich das Lernverhalten immer weiter verschlechtern.

Ein Sonderfall liegt bei ständigen Machtkämpfen vor, wenn Eltern ihr Kind beim Lernen grundlos bestrafen und häufig überfordern. Unter solchen Bedingungen kann das Kind versuchen, dem als unangenehm empfundenen Lernen durch Machtkämpfe zu entfliehen. Im Einzelfall ergibt sich für die Eltern die Schwierigkeit, zwischen diesen beiden Formen von Machtkämpfen zu unterscheiden. Je nachdem, welche Form von Machtkampf vorliegt, müssen sie entweder positiver oder durchsetzungsstärker und strenger reagieren. Entscheidungshilfen werden dazu in den späteren Kapiteln gegeben.

Das Kind hat nicht gelernt, sich anzustrengen

Oben wurde gezeigt, daß eine der häufigsten Ursachen von Lern- und Schulschwierigkeiten zu viele Mißerfolge beim Lernen sind. Dies bedeutet jedoch nicht, daß ein Kind leistungsstark werden kann, wenn es vor jeder Schwierigkeit, jedem Mißerfolg und jeder unangenehmen Erfahrung geschützt wird. Manche Eltern sind *zu sehr* darum bemüht, ihrem Kind Belastungen zu ersparen. Sobald eine Aufgabe auch nur ein wenig schwierig wird, helfen sie ihm. Auch dieses Verhalten von Eltern kann zu Lernschwierigkeiten führen.

Nehmen wir an, ein Kind macht ein Puzzle. Das Puzzle ist für das Kind ziemlich schwer. Einige Teile wird es leicht finden können, einige Teile nur, wenn es sich besonders Mühe gibt, und einige Teile findet es nicht allein, auch wenn es sich anstrengt. Seine Mutter kann sich nun auf drei Arten verhalten:

1. Sie kann ihrem Kind gar nicht helfen.
2. Sie kann ihrem Kind immer und sofort helfen, wenn es nicht weiß, wo ein Teil hingehört.
3. Sie kann genau hinschauen und ihrem Kind eine gewisse Anstrengung zumuten, ohne es zu überfordern. Sie hilft dann nur bei einigen Teilen.

Mit der *ersten* Verhaltensweise kann das Kind beim Puzzle-Spielen viele Mißerfolge erleben. Diese können dazu führen, daß es die Lust verliert und aufgibt. Entsprechende Situationen wurden zu Beginn dieses Kapitels ausführlich dargestellt.

Verhalten sich die Eltern auf die *zweite* Weise und helfen, wenn es schwierig wird, sofort und immer, dann nehmen sie ihrem Kind ganz entscheidende Erfahrungen. Statt zu lernen: „Wenn es schwierig wird, dann muß ich mich besonders anstrengen, um erfolgreich zu sein", lernt es: „Wenn es schwierig wird, dann höre ich auf und schaue meine Mutter oder meinen Vater an, die werden mir dann schon helfen."

Eltern, die sich immer gleich positiv verhalten, unabhängig davon, ob sich das Kind anstrengt oder nicht, werden ebenfalls nicht erreichen, daß ihr Kind sich Mühe gibt. Aus einem solchen Verhalten ihrer Eltern lernen Kinder: „Ob ich mich anstrenge oder nicht, ich bekomme immer gleich viel Zuwendung." Es gibt daher für diese Kinder kaum einen Grund, sich besonders für etwas einzusetzen.

Auch wenn ein Kind gelernt hat, bei schwierigen oder bloß mühsamen Dingen einfach aufzuhören, kann dies zu Lern- und Schulschwierigkeiten führen. Diese Kinder hören bei einer Aufgabenstellung, die etwas Ausdauer erfordert oder etwas schwieriger ist, einfach auf zu arbeiten. Sie schauen in die Luft, spielen mit dem Bleistift oder beschäftigen sich auf andere Weise. Sie warten darauf, bis die Lehrerin oder der Lehrer oder ein Elternteil kommt und ihnen weiterhilft.

Im Gegensatz zu Kindern, die aufgrund zu vieler Überforderungen aufgeben, geht es diesen Kinder jedoch erst einmal nicht schlecht beim Lernen: Es geht ihnen mehr oder weniger gleich gut, ob sie nun mitmachen oder nicht. Sie entscheiden sich daher für das Lernen, solange sie dazu Lust haben und es nicht zu anstrengend wird. Sie hören damit auf, wenn es aus irgendeinem Grund etwas mühsam wird oder sie sich vielleicht gerade lieber mit etwas anderem beschäftigen wollen. Das glückliche Gefühl und der Stolz, durch besondere Anstrengung etwas besonders gut gemacht zu haben, lernen sie mit diesem Verhalten für viele Lerninhalte jedoch nicht kennen.

Ein Kind, das die Arbeit aufgibt, wenn es mühsam wird, beschäftigt sich weniger mit tatsächlichem Lernen als andere Kinder. Es wird auch beispielsweise Erklärungen weniger lange folgen, besonders dann, wenn sie etwas schwieriger werden. Dies kann wiederum zu Lernlücken und damit in Zukunft zu einer Überforderung des Kindes führen. Auf diese Weise beginnen viele Lernstörungen.

Das entscheidende Merkmal eines *leistungsstarken* Verhaltens ist die Grundeinstellung: „Wenn es schwierig wird, gebe ich nicht gleich auf, im Gegenteil, ich bemühe mich besonders." Dies ist nicht nur für die erfolgreiche Bewältigung der Schulzeit entscheidend. Das Kind wird praktisch alle Bereiche seines Lebens besser meistern können, wenn es nicht gleich aufgibt, falls einmal irgendetwas schwieriger ist. Wie können Eltern dies erreichen?

Kehren wir zu unserem Beispiel eines Kindes zurück, das ein recht schwieriges Puzzle löst. Wir sind auf die *dritte* Verhaltensmöglichkeit bis jetzt noch nicht eingegangen. Sie besteht darin, daß Eltern die Anforderungen genau den Fertigkeiten ihres Kindes anpassen. Dies wird ihnen nur gelingen, wenn sie ihr Kind in jedem Moment sehr genau beobachten. Dazu brauchen sie Zeit und müssen sich ganz auf ihr Kind einlassen.

Während das Kind das Puzzle löst, gibt es Momente, in denen es sehr schnell erfolgreich ist. In diesen Abschnitten werden die Eltern ihr Kind weitgehend selbständig arbeiten lassen und es nur gelegentlich loben. Dann kann es auch vorkommen, daß sich das Kind an einer Stelle besonders anstrengen muß, jedoch erfolgreich ist. An diesen Stellen werden die Eltern zunächst nicht helfen. Sie werden ihr Kind jedoch in diesen Augenblicken ganz besonders belohnen. Damit fördern sie sein Verhalten, sich an schwierigen Stellen besonders zu bemühen. Gelegentlich werden die Eltern auch feststellen, daß ein Teil so schwer zu finden ist, daß dies dem Kind trotz seiner Anstrengung nicht gelingt. Oder sie werden feststellen, daß sich das Kind über eine so lange Zeit stark anstrengen mußte, daß es beginnt, die Lust zu verlieren. An diesen Stellen werden sie ihm liebevoll helfen und ihm so einen Mißerfolg ersparen.

Ein Kind erlebt von Anfang an jeden Tag eine große Anzahl von Lern- und Leistungssituationen. Beispiele dafür wären Dreiradfahren, alleine ein Brot schmieren, sich alleine anziehen, alleine die Schuhe zumachen, etwas alleine einkaufen usw. In allen diesen Situationen können Eltern den ersten Weg wählen, ihr Kind zu überfordern. Sie können den zweiten Weg wählen und ihm alle größeren Schwierigkeiten abnehmen, zum Beispiel ihm das Brot immer schmieren, die Schuhe immer zubinden, es immer anziehen usw. Sie können sich jedoch auch in der dritten Weise verhalten und damit das Verhalten ihres Kindes fördern, sich anzustrengen.

Blockierungen, auf körperliche Nähe einzugehen, als Ursache
von Lernschwierigkeiten

In Einzelfällen kommt es vor, daß das Kind, die Mutter oder der Vater Schwierigkeiten hat, körperliche Nähe zu ertragen und körperliche Wärme zu geben oder anzunehmen. Diese Schwierigkeiten können entweder seit der Geburt bestehen oder gelernt sein. In extremer Form tritt eine solche Schwierigkeit beim kindlichen Autismus auf.

Besteht eine solche Schwierigkeit, körperliche Nähe einzugehen, so wird das Lernen des Kindes dadurch oft stark beeinträchtigt. Dies liegt daran, daß die Eltern dann weniger Möglichkeiten haben, durch ihr Verhalten beim Lernen positive Gefühle bei ihrem Kind auszulösen: Lob geben und Anerkennung zeigen kann nicht mehr über den Körper geschehen. Streicheln und in den Arm nehmen entfallen beispielsweise. Oft schaut das Kind auch seine Eltern weniger an und kann dadurch viele positive Signale seiner Eltern nicht wahrnehmen. Auch sonst sind die positiven Anteile in der Beziehung meist stark beeinträchtigt.

Vor allem, wenn diese Schwierigkeit beim Kind liegt, spüren Eltern oft deutlich die Schwierigkeit, Körperkontakt aufzunehmen. Am klarsten wird es ihnen meist, wenn ein zweites Kind der Eltern diese Schwierigkeiten nicht hat. Wenn Eltern sich über diesen Punkt unsicher sind, sollten sie einige Zeit bewußter darauf achten.

Sofern diese Schwierigkeit, körperliche Nähe einzugehen, nicht dem autistischen Bereich zuzurechnen ist, läßt sie sich heute gut behandeln. Dazu sind jedoch in jedem Fall professionelle Helfer mit besonderen Kenntnissen auf diesem Gebiet notwendig. Aus diesem Grund wird diese Störungsursache hier nicht weiter ausgeführt. Dies gilt ebenfalls für den Autismus, für den sich die Behandlungsmöglichkeiten in den letzten Jahren verbessert haben, wenn eine Therapie so früh wie möglich eingeleitet wird. Hier zählt jedes Halbjahr.

Wie sich Lernstörungen über die Zeit immer mehr verfestigen

Wie kommt es zu einer Verfestigung?

Wenn wir in einer bestimmten Situation vorwiegend gleichartig denken und uns in immer gleicher Weise verhalten, so werden sich die entsprechenden Verhaltensweisen und Gedanken zunehmend verfestigen. Hilfreiche und ungünstige Verhaltensweisen, positive und negative Gedanken können sich gleichermaßen stabilisieren.

Schneider und Shiffrin (Schneider u. Shiffrin 1977, Shiffrin u. Schneider 1977) haben in einer Reihe wichtiger Experimente die Gesetzmäßigkeiten erarbeitet, unter denen es zu Verfestigungen kommt. Auf diese Arbeiten soll in Kap. 8 noch einmal vertiefend eingegangen werden. Dort wird auch gezeigt, wie derartige Stabilisierungen positiv genutzt werden können, um dem Kind das Lernen entscheidend zu vereinfachen.

Damit eine Verhaltensweise oder ein Gedanke sich verfestigt, müssen nach Schneider und Shiffrin zwei Voraussetzungen gegeben sein: Die Verhaltensweise oder der Gedanke muß viele hundert Male wiederholt werden, und es muß in einer bestimmten Situation so gut wie immer die gleiche Verhaltensweise oder der gleiche Gedanke verwendet werden. Dies soll im folgenden näher dargestellt und auf den Bereich der Lernstörungen angewendet werden.

68

Je länger eine Lernstörung besteht, desto häufiger wiederholt ein Kind ungünstige Verhaltensweisen und ungünstige Gedanken. In der Regel wendet es bestimmtes ungünstiges Verhalten oder bestimmte ungünstige Gedanken während eines einzigen Tages beim Lernen schon viele Male an. Es kommt so sehr rasch auf Hunderte von Wiederholungen.

Wir gehen davon aus, daß Verhaltensweisen und Gedanken unter bestimmten Bedingungen bereits nach wenigen Monaten beginnen können, sich zu verfestigen. Oft dauert dies jedoch auch Jahre. Insgesamt gilt: Je länger stets gleichbleibende Lernbedingungen für ein Kind bestehen, desto stärker sind die Verfestigungen. Dabei können verschiedene Verhaltensweisen und Gedanken zu jedem gegebenen Zeitpunkt unterschiedlich stark stabilisiert sein.

Verhaltensweisen oder Gedanken, die oft wiederholt werden, müssen sich jedoch nicht in jedem Fall festsetzen. Dies wird nur dann geschehen, wenn über die vielen hundert Wiederholungen hinweg in einer bestimmten Situation immer die gleichen Verhaltensweisen und immer die gleichen Gedanken abgerufen werden. *Verhält sich ein Mensch in einer bestimmten Situation einmal in der einen, einmal in der anderen Weise, so kommt es nicht zu einer Verfestigung des Verhaltens.* Dies kann im Einzelfall positiv oder negativ sein. Die folgenden Beispielen sollen dabei helfen, dies zu verstehen:

Beispiel 1: Klaus ist ein guter Schüler, der gerne lernt. In der Regel macht er wenig Fehler im Rechnen. Wenn er jedoch einen Fehler macht, ist die Mutter jedesmal enttäuscht. Aufgrund ihrer Enttäuschung entzieht die Mutter Klaus ihre Wärme, indem sie Stimme, Gesichtsausdruck und Körperhaltung verändert. Sie straft Klaus damit über Straftyp 2. Wenn Klaus diese Erfahrungen in seinen Gedanken erfaßt, wird er etwa zu sich sagen: „Es ist schlimm, wenn ich beim Rechnen Fehler mache" oder „Ich darf im Rechnen keine Fehler machen."

Wenn Klaus im Rechnen einen Fehler macht, verhält sich seine Mutter also immer gleich. Dadurch erfährt Klaus regelmäßig eine ähnliche Wirklichkeit. Diese wird er immer wieder in gleichen gedanklichen Bewertungen erfassen, etwa: „Es ist schlimm, wenn ich beim Rechnen Fehler mache" und „Ich darf im Rechnen keinen Fehler machen." Klaus verwendet also immer wieder die gleichen negativen Selbstbewertungen, wenn er einen Fehler macht. Damit ist eine wichtige Voraussetzung für ihre Verfestigung gegeben.

Beispiel 2: Markus ist ebenfalls ein guter Schüler und lernt ebenfalls gut. Seine Mutter straft ihn gelegentlich auch, wenn er im Rechnen einen Fehler macht. So wird er über die Jahre hinweg auch viele hundert Male für Fehler im Rechnen bestraft. Genauso häufig, wie die Mutter Markus für einen

Fehler bestraft, kann sie jedoch auch Fehler wohlwollend hinnehmen. In diesen Fällen ist sie dann liebevoll und hilft freundlich.

Für Markus sieht die Wirklichkeit im Augenblick des Fehlers immer wieder unterschiedlich aus. Dadurch wird er manchmal zu sich sagen: „Ich darf keine Fehler machen." Ebensooft wird er jedoch auch denken: „Es ist überhaupt nicht schlimm, wenn ich Fehler mache." Da Markus in der gleichen Situation immer wieder unterschiedliche Bewertungen benutzt, wird sich bei ihm weder die negative noch die positive Bewertung verfestigen können.

Eine gedankliche Steuerung oder eine Verhaltensweise kann sich also nur „festsetzen", wenn sie sich immer wieder in mehr oder weniger gleicher Form wiederholt. Dies geschieht nur unter mehr oder weniger gleichbleibenden äußeren Bedingungen. Diese gleichbleibenden Bedingungen sind jedoch dann erfüllt, wenn die Eltern selbst mit ihren eigenen verfestigten Verhaltensweisen auf das Verhalten ihres Kindes reagieren. Ohne es zu wissen, stellen sie damit die günstigsten Bedingungen für eine Verfestigung von Verhaltensweisen und gedanklichen Steuerungen des Kindes her. In Abhängigkeit davon, welche Verhaltensweisen und welche gedanklichen Steuerungen sich beim Kind stabilisieren, kann dies günstig oder ungünstig sein.

Was verändert sich durch die Verfestigung?

Durch die Verfestigung verändern sich einige wesentliche Eigenschaften von Verhaltensweisen und Gedanken. Je mehr sich Verhaltensweisen oder Gedanken verfestigen, desto mehr werden sie von entsprechenden Situationen ganz automatisch ausgelöst, ohne daß dies unbedingt gewollt sein muß. Die Abläufe werden immer weniger bewußt und entziehen sich immer mehr der willentlichen Steuerung.

Eine weitere wichtige Eigenschaft verfestigter Verhaltensweisen und Gedanken ist die folgende: Je stärker eine Verfestigung ausgeprägt ist, desto schwerer wird es, das entsprechende Verhalten oder den entsprechenden Gedanken zu verlernen oder umzulernen. Schneider und Shiffrin ließen Versuchspersonen ein bestimmtes Verhalten 1500mal wiederholen, bis es automatisch abgerufen werden konnte. Anschließend baten sie die Versuchspersonen, sich in der gleichen Situation nun anders zu verhalten. Dies war den Versuchspersonen anfangs nur mit größter Mühe möglich. Dabei waren sie sehr langsam und machten viele Fehler.

Auch das neue Verhalten wurde nun wieder so oft wiederholt, bis es zu einer Verfestigung kam. Dabei zeigte sich, daß dieses Umlernen erheblich länger dauerte als das ursprüngliche Erlernen der ersten Verhaltensweise. Erst nach 2400 Wiederholungen beherrschten die Versuchspersonen das neue Ver-

70

halten so sicher wie das erste Verhalten nach 1500 Wiederholungen. Daran zeigt sich, welche ungeheuren Schwierigkeiten Menschen das Umlernen von verfestigten Verhaltensweisen bereitet.

Ein weiteres wichtiges Ergebnis dieser Experimente war folgendes: Verfestigte Verhaltensweisen oder Gedanken laufen völlig mühelos ab. Ihre Ausführung erfordert kaum Konzentration und Aufmerksamkeit. Es kostet uns hingegen in ganz besonderem Maße Aufmerksamkeit und Konzentration, verfestigte Verhaltensweisen oder Gedanken zu verhindern und uns statt dessen in einer anderen Weise zu verhalten oder zu denken. Daraus wird ersichtlich, wie schwer es Kinder haben, zu verlernen oder umzulernen, wenn bestimmte Verhaltensweisen oder Gedanken sich bereits verfestigt haben.

Verfestigte Verhaltensweisen und Gedanken können die Ursache größter Verzweiflung und Ratlosigkeit bei den Eltern sein. Durch die Verfestigung kann nämlich der Bezug des Kindes zu seiner Wirklichkeit verändert werden.

Vor einer Verfestigung ist eine Verhaltensweise oder ein Gedanke des Kindes eine eher unmittelbare Antwort auf die vom Kind erlebte Wirklichkeit. Nehmen wir wieder das Beispiel eines Kindes, das beim Lernen häufig überfordert und bestraft wird. Die Überforderungen und Bestrafungen werden dazu führen, daß das Kind sich beim Lernen schlecht fühlt. Es wird daher denken: „Ich lerne nicht gern." Vermutlich wird es auch irgendeine Verhaltensweise wählen, mit der es das Lernen beenden kann. Dazu kann es zum Beispiel einen Machtkampf mit Mutter oder Vater beginnen. In jedem Fall reagiert es noch unmittelbar auf die gegebene Wirklichkeit, denn diese Art von Lernen ist in der Tat unangenehm.

Dieser unmittelbare Zusammenhang zwischen Wirklichkeit und Verhaltensweisen oder Gedanken geht mit zunehmender Verfestigung verloren. Verhalten wie Gedanken werden dann immer stärker ganz automatisch ausgelöst. Wenn das Lernen beginnt, sagt das Kind beispielsweise automatisch: „Ich lerne nicht gern." Und ebenso automatisch beginnt es einen Machtkampf. Das Kind prüft nicht mehr, ob die Lernbedingungen wirklich noch so unangenehm sind. Automatisch wird es selbst dann so denken und sich so verhalten, wenn die Eltern ihr Verhalten völlig verändert haben und es nicht mehr bestrafen oder überfordern. *Das Kind verhält sich also so, als bestünden die Bedingungen, unter denen es die Verhaltensweisen oder Gedanken gelernt hat, weiter, auch wenn dies gar nicht mehr der Fall ist: Es prüft nicht mehr unvoreingenommen.*

Positives Verhalten der Eltern und lösbare Aufgaben führen also oft nicht mehr zu einer erwünschten Veränderung beim Kind, wenn ungünstige Verhaltensweisen und Gedanken einmal verfestigt sind. Dieser verlorene Bezug zur Wirklichkeit ist eine der größten Schwierigkeiten bei der Behandlung von bereits länger bestehenden Lernstörungen. Darauf soll auf den nächsten Seiten ausführlich eingegangen werden.

Es soll hier noch einmal ausführlich der Unterschied dargestellt werden zwischen einer Lernstörung, die eben beginnt, und einer Lernstörung, bei der das Kind schon über sehr lange Zeit regelmäßig unangenehme Lernbedingungen erleben mußte. Dies soll aus folgenden Gründen so ausführlich geschehen:

— Eltern müssen verstehen, wie es dazu kommen kann, daß ihr positives Verhalten nicht zu den erwünschten Änderungen bei ihrem Kind führt. Dies erspart immer wiederkehrende Enttäuschungen, wenn die Eltern sich ändern und sich positiver verhalten.
— Es soll Verständnis dafür geschaffen werden, warum bei verfestigten Lernstörungen zusätzliche Maßnahmen nötig sein können. Diese werden beispielsweise in Kap. 12 und 13 ausführlich dargestellt.

Auf den vorigen Seiten wurde gezeigt, wie es zu wesentlichen Veränderungen kommen kann. Verhaltensweisen und Gedanken werden ohne Prüfung automatisch von der entsprechenden Lernsituation ausgelöst. Kommen wir auf das Beispiel von Klaus zurück. Wenn er beim Rechnen einen Fehler macht, so werden bei ihm automatisch entsprechende Gedanken ablaufen wie „Oje, ich habe einen Fehler gemacht, das ist schlimm." Dadurch braucht Klaus gar nicht mehr von seiner Mutter für den Fehler bestraft zu werden: Er bestraft sich selbst durch den automatisch ablaufenden negativen Gedanken. In entsprechender Weise können sich alle negativen gedanklichen Bewertungen automatisieren, wie „Ich habe ein schlechtes Gedächtnis", „Lernen ist doof", „Rechnen mache ich nicht gerne" usw. Selbstverständlich verfestigen sich auch positive Selbstbewertungen, wenn entsprechende Lernbedingungen gegeben sind. Durch eine Verfestigung negativer oder positiver Selbstbewertungen wird das Kind vom gegenwärtigen Verhalten der Eltern unabhängig: Es bestraft oder belohnt sich ganz automatisch selbst.

Auch das schlechte Gefühl eines Kindes mit Lernstörungen hängt immer weniger vom Verhalten der Eltern ab, je länger die ungünstigen Lernbedingungen bestehen. In Kap. 2 wurde gezeigt, daß sich Gefühle, die wiederholt in einer bestimmten Situation auftreten, fest an diese Situation koppeln. Diese Gesetzmäßigkeit wurde dort auch bereits auf das Lernen übertragen: Erlebt das Kind häufig unangenehme Gefühle beim Lernen, so werden diese nach einiger Zeit bereits durch die Lernsituation allein ausgelöst. Das Kind setzt sich an den Schreibtisch, holt sein Buch heraus, und schon kann es ihm schlecht gehen. Das schlechte Gefühl beim Lernen wird also immer mehr vom Verhalten der Eltern unabhängig. Die Selbstbestrafungen des Kindes lösen zusätzlich schlechte Gefühle aus. Wenn ein Kind wie Klaus bei einem Fehler zu sich sagt: „Oje, ich habe einen Fehler gemacht, das ist schlimm", so wird es ihm in diesem Augenblick weniger gut gehen. Eine weitere nachteilige

Auswirkung anhaltender ungünstiger Lernbedingungen ist die folgende: Das Kind erniedrigt beim Lernen seinen Blutdruck. Diese Blutdruckabsenkung koppelt sich fest an die Lernsituation. Dieser ganz wichtige Mechanismus, der in bisher ungeahnter Weise zu einer Verfestigung von Lernstörungen beiträgt, soll in Kap. 5 dargestellt werden.

Verfestigte Verhaltensweisen, Gedanken und Gefühle sowie physiologische Reaktionen können folgendes bewirken: Die Eltern geben sich große Mühe, sich positiv zu verhalten, und es gelingt ihnen bereits sehr gut. Dennoch ändert sich am Lernverhalten ihres Kindes wenig oder nichts. Nicht selten können sogar Verschlechterungen des Verhaltens eintreten. Das Kind verhält sich so, als hätte sich an der Lernsituation nichts verändert. Dies soll im folgenden noch einmal dargestellt werden. Hier werden zwei Kinder gegenübergestellt, die beide Lernschwierigkeiten haben. Thorsten erlebt erst seit kurzem ungünstige Lernbedingungen, Hannes hingegen macht schon seit Jahren ganz regelmäßig die Erfahrung, daß Lernen nur unangenehm und er selbst meist erfolglos ist. Selbstverständlich handelt es sich um eine Gegenüberstellung von zwei Extremen. Zwischen der beginnenden Lernstörung bei Thorsten und der äußerst verfestigten Lernstörung bei Hannes gibt es beliebig viele Zwischenstufen.

Thorsten erlebt erst seit kurzem ungünstige Lernbedingungen

Hannes erlebt schon lange regelmäßig ungünstige Lernbedingungen

Ausgangssituation

Der sechsjährige Thorsten geht seit drei Monaten in die Schule. Ihm fällt das Lernen schwer. Daher erlebt er viele Mißerfolge und wird dabei häufig von seinen Eltern bestraft. Dies führt dazu, daß Thorsten nicht gerne lernt. Deswegen versucht er das Lernen zu vermeiden, wo es möglich ist.

Von Beginn der ersten Klasse an fiel dem neunjährigen Hannes das Lernen schwer. Seit dieser Zeit erlebt er beim Lernen regelmäßig viele Mißerfolge und wird häufig bestraft. Auch Hannes lernt nicht gerne und versucht, wo es möglich ist, das Lernen zu vermeiden.

Verhalten beim Lernen mit anderen Personen, die sich sehr positiv verhalten

Thorsten läßt sich bereits nach kurzer Zeit auf das Lernen ein und macht gut mit. Er freut sich spontan über das Lob, das er erhält, und verkündet: „Heute hat mir das aber Spaß gemacht!"

Hannes läßt sich kaum auf das Lernen ein. Auch wenn er stark gelobt wird, reagiert er darauf nicht, sondern sein Gesicht bleibt ernst. Wenn er einen Fehler macht, sagt er: „Mensch, bin ich blöd." Trotz des positiven Verhaltens der Person, die mit ihm arbeitet, macht ihm das Lernen keinen Spaß. Er versucht immer wieder, das Lernen abzubrechen, und ist froh, als es endlich vorbei ist.

Als die Eltern von Thorsten begonnen haben, sich beim Lernen positiver zu verhalten und günstigere Hilfestellungen zu geben, läßt sich Thorsten schon bald gut auf das Lernen ein. Es geht ihm beim Lernen gut. Er ist stolz auf seine Erfolge und verkündet zum Beispiel: „Ich kann schon gut lesen!"

Hannes reagiert wenig auf das positive Verhalten und die günstigeren Hilfestellungen durch seine Eltern. Trotz des Lobes, das er beim Lernen erfährt, fühlt er sich weiterhin schlecht. Auch ein starkes Loben bringt ihn nicht zum Lächeln. Er sagt weiter zu sich: „Ich bin sowieso zu blöd" und versucht weiterhin, das Lernen zu vermeiden.

Wir hoffen, daß aus der Gegenüberstellung dieser beiden Kinder deutlich wird, was eine Verfestigung bei Lernstörungen bedeuten kann. Wir hoffen, damit und mit diesem Buch im allgemeinen möglichst vielen Eltern Mut zu machen, so früh wie möglich etwas gegen eine beginnende Lernstörung zu tun. Treten beispielsweise in den ersten Lebensmonaten eines Kindes Beziehungsschwierigkeiten auf, so sollten nicht Jahre vergehen, bis etwas gegen diese Schwierigkeiten unternommen wird.

Werden im Rahmen einer frühen Förderung entwicklungsverzögerter oder behinderter Kinder von den Eltern zuhause Übungen durchgeführt, so sollte spätestens bei den ersten ungünstigen Anzeichen die Beziehung zwischen dem Kind und der Eltern während des Übens überprüft werden. Auch sollten die Übungen selbst genau daraufhin geprüft werden, ob diese im Einzelfall für das Kind zu schwierig sind. Besser wäre es, eine solche Überprüfung bereits beim ersten Üben mit dem Kind vorsorglich vorzunehmen.

Entsprechendes gilt für schulische Lernstörungen. Die beste Zeit, schulische Lernstörungen zu beeinflussen, liegt nach unserer Vorstellung in dem Jahr vor Schulbeginn. Hier kann der größte Teil aller Lernstörungen bereits gut festgestellt werden. Besonders wichtig ist dieser Punkt bei hirnorganisch beeinträchtigten Kindern.

Allerdings kann eine Lernstörung, auch wenn sie schon so verfestigt ist wie bei Hannes, über die Eltern meist noch positiv beeinflußt werden. Dazu ist in alle Regel jedoch die Hilfe eines professionellen Helfers nötig. Auch dann wird es jedoch eine weitaus größere Anstrengung der Eltern erfordern und weitaus länger dauern, bis das Kind sich besser auf das Lernen einlassen kann. Wenn das Kind sich darauf einläßt und zu einer Mitarbeit in der Lage ist, kann die Arbeit mit dem Kind unter solchen Bedingungen selbst einen wesentlichen Veränderungsbeitrag erbringen. Dies kann bei einigen Kindern mit etwa neun Jahren der Fall sein. Die Regel ist dies allerdings nicht. Die meisten lerngestörten Kinder wollen zwar beispielsweise bessere Noten, ihr Einsatz diese zu erreichen, ist jedoch begrenzt.

Der Einfluß über die Eltern kann in der Regel bis zum Alter von zwölf Jahren genutzt werden. Danach liegt der Schwerpunkt der Veränderungsarbeit bei dem Kind oder dann dem Jugendlichen selbst. Dies setzt aber wirkliches Wollen und ausreichende Problemeinsicht voraus. Sind diese tatsächlich gegeben, fällt die Altersgrenze. Eine Lern- und Leistungsstörung kann grundsätzlich auch noch mit 50 Jahren behoben werden. Nur erfordert das harte Arbeit, und die wenigsten Lernblockierten wollen sich dem aussetzen. Das gehört zum Wesen dieser Störung.

Weitere Beispiele für die Verfestigung ungünstiger Verhaltensweisen

Mit den folgenden Beispielen soll weiter verdeutlicht werden, was es bedeuten kann, wenn ungünstige Verhaltensweisen sich verfestigen. Es werden zwei Kinder dargestellt, die jeweils einen ungünstige Lern- oder Lösungsweg so häufig benutzt haben, daß dieser automatisiert ist.

Beispiel 1: Gerd ist im Rechnen deutlich dem Stand seiner Klasse hinterher. Im Zahlenraum bis 20 kann er recht sicher rechnen, er muß dafür gelegentlich noch seine Finger zu Hilfe nehmen. Im Schulunterricht wird jedoch bereits bis 100 gerechnet. Mit diesen Rechnungen ist Gerd weit überfordert. Aus diesem Grund ist er nur selten in der Lage, seine Hausaufgaben im Rechnen allein zu lösen. Seine Mutter weiß dies und hilft ihm dabei.

Beim gemeinsamen Erledigen der Hausaufgaben in Rechnen ist Gerd ebenfalls meist überfordert. Weil er bei vielen Aufgaben die Lösung ohne die Hilfe seiner Mutter nicht finden kann, hat er sich einige ungünstige Verhaltensweisen angeeignet: Sobald eine Schwierigkeit auftritt, hört er auf nachzudenken. Er schaut dann seine Mutter an und wartet, daß diese ihm hilft.

Wenn seine Mutter daraufhin sagt: „Nun überleg doch mal, was mußt du jetzt machen?", beginnt er, die Lösung zu erraten. Dabei schaut er seine Mutter aufmerksam an, um aus ihren Reaktionen zu erschließen, ob die Lösung richtig ist oder nicht. In dieser Weise verhält Gerd sich jedoch auch dann, wenn die Schwierigkeit so gering ist, daß er sie eigentlich mit etwas Nachdenken auch allein lösen könnte. Wenn er aufhört zu arbeiten oder einen Fehler macht, straft die Mutter Gerd in keiner Weise. Im Gegenteil, sie hilft ihm an diesen Stellen regelmäßig auf liebevolle Weise.

Von einem bestimmten Zeitpunkt an lernt die Mutter, sich anders als bisher zu verhalten. Sie nimmt nun wahr, wann Gerd überfordert ist. Sie lernt, Aufgaben so zu stellen, daß sie für Gerd in jedem Fall sicher lösbar sind (siehe Kap. 7 bis 11). Da sie sich Gerd gegenüber immer schon liebevoll verhielt, braucht sie sich in diesem Punkt nicht umzustellen. Obwohl Gerd nun nur noch lösbare Aufgaben erhält, ändert sich sein Lernverhalten jedoch nicht. Er hört weiterhin während des Arbeitens an vielen Stellen einfach auf und schaut seine Mutter an, um von ihr Hilfestellungen und Lösungen zu bekommen. Auch rät er weiterhin lieber, als sich um eine Lösung zu bemühen.

Beispiel 2: Michaela hat hirnorganisch bedingt größere Schwierigkeiten als andere Kinder, sich die Benennung von Buchstaben zu merken. In ihrer ersten Klasse wird mit dem Lesen begonnen, indem die Kinder von Anfang an ganze Worte lesen. Aufgrund der vielen Buchstaben, die auf diese Weise nahezu gleichzeitig beim Lesen eingeführt werden, und infolge ihrer hirnorganischen Schwierigkeiten ist Michaela überfordert. Sie ist nicht mehr in der Lage, einen Zusammenhang zwischen den einzelnen Buchstaben und ihrer Benennung zu erkennen und zu speichern. Nach zwei Monaten Schule kann sie erst drei Buchstaben sicher benennen, „M", „I" und „A" aus ihrem Namen.

Michaela hat also nicht gelernt, wie die einzelnen Buchstaben heißen. Sie ist daher erst recht nicht in der Lage, die einzelnen Buchstaben zu Worten zusammenzusetzen. Wenn sie aufgefordert wird zu lesen, greift sie daher auf verschiedene andere Lösungswege zurück:

— Sie lernt den Text auswendig und gibt ihn auswendig wieder.
— Sie erschließt den Text anhand der Bilder in ihrem Lesebuch.
— Sie rät einfach irgendein Wort, von dem sie meint, daß es da stehen könnte. Dabei schaut sie ihre Mutter an. Wenn die Mutter daraufhin ihren Kopf schüttelt, rät Michaela weiter, meist ohne erneut in den Lesetext zu schauen.

Kommt es aufgrund ungünstiger Lernwege zu Überforderungen, können Kinder versuchen, die für sie schwierige Lage zu entschärfen, indem sie ungünstige Lösungswege benutzen. In einem solchen Fall kommt es darauf an, ob die bereits bekannten Bedingungen für eine Verfestigung gegeben sind. Also: Wie oft und wie lange wendet ein Kind ungünstige Lösungswege an, und wie oft greift das Kind in dieser Zeit immer wieder noch auf günstige Lern- und Lösungswege zurück.

Wenn beispielsweise der ungünstige Lösungsweg zu raten bereits automatisiert ist, ergibt sich oft folgendes: Auch wenn aufgrund langen Übens ein Kind gelernt hat, sicher Buchstaben zu benennen und diese gut zu Worten zusammenzusetzen, rät es dennoch unnötiger Weise immer wieder. Hat das Kind in einem Fach erst einmal das „Raten" gelernt, kann es diesen Lösungsweg grundsätzlich auf einen anderen Lernbereich übertragen. Zu betonen ist hier allerdings das „kann": Das Kind kann übertragen, muß aber nicht.

Entsprechendes gilt für günstige Lösungswege. Hier sind Verfestigungen allerdings erwünscht, damit ein Kind Aufgabenstellungen besser oder überhaupt ausführen kann. Wenn man solche Verfestigungen günstiger Lösungswege geschickt ausnutzt, kann man dem Kind dadurch die meisten Aufgaben entscheidend vereinfachen. Darauf wird in Kap. 8 ausführlich eingegangen.

Oben wurden die Ergebnisse eines Experiments zur Verfestigung von Verhaltensweisen dargestellt. Es wurde gezeigt, wieviel Mühe und Aufmerksamkeit es die Versuchspersonen kostete, ein automatisch ablaufendes Verhalten zu unterdrücken und sich statt dessen anders zu verhalten. Auch wurde folgendes gezeigt: Ist eine Verhaltensweise erst einmal verfestigt, so dauert das Umlernen erheblich länger als das erste Lernen.

Dadurch stellt das Umlernen verfestigter ungünstiger Lern- und Lösungswege Eltern und Kind vor enorme Probleme. Das Umlernen dauert sehr lange, und das Kind müßte sich sehr stark anstrengen, um das verfestigte ungünstige Verhalten zu unterdrücken. Ihm steht daher nur noch ein geringerer Teil seiner Aufmerksamkeit für das eigentliche Lösen der Aufgaben zur Verfügung. Deshalb müssen Eltern in solchen Augenblicken die Aufgaben besonders leicht gestalten.

Wie kommt es nun dazu, daß nicht alle Kinder eine Lernstörung entwickeln, wenn ihnen Erwachsene ungünstige Lernwege anbieten? Viele Kinder „lesen" zu Beginn des Lesenlernens zunächst einmal auf ähnliche Weise wie Michaela. Ehrgeizige und gleichzeitig kluge Kinder haben eine Möglichkeit, der Lernstörung zu entgehen. Die Betonung liegt hier auf „und": Nur ehrgeizige oder nur kluge Kinder haben bei ungünstigen Lernwegen gleichermaßen schlechte Karten. Wenn jedoch Kinder sowohl ehrgeizig als auch klug sind, gleichen sie die Schwächen von Lernwegen selbständig aus: Sie werden sich die Benennungen der einzelnen Buchstaben erarbeiten und merken. Dies wird ihnen selbst dann gelingen, wenn gleich zu Beginn des Lesenlernens eine größere Anzahl verschiedener Buchstaben eingeführt werden. Sie werden dann bald die Erfahrung machen, daß sie Texte sicherer lesen können, wenn sie die Worte anhand der einzelnen Buchstaben zusammensetzen. Daher werden sie diesen Lösungsweg auch bald bevorzugt verwenden.

Kinder die bezogen auf schulische Inhalte ehrgeizig sind und außerdem schnell begreifen, lernen auch erfolgreich, wenn die von den Erwachsenen angebotenen Lernwege ungünstiger sind. Unter erfolgreich verstehen wir hier, daß das Kind sowohl den eigentlichen Lernstoff erlernt als auch sich die zugehörigen günstigen Lösungswege erarbeitet. Dazu gehört zum Beispiel, daß es genau hinsieht, anstatt zu raten.

Die Gruppe der Kinder, die in diesem Sinne erfolgreich ist, wird von uns als klein eingeschätzt. Wir gehen im Augenblick von etwa 20% aus. Diese Schätzung muß als Erfahrungswert angesehen werden. Genauere Untersuchungen dazu stehen noch aus. Entscheidend ist jedoch, daß nicht alle Kinder, die am Ende lesen lernen, in vollem Umfang als erfolgreich angesehen werden können. Entscheidend dafür ist immer, ob sie sich beim Erlernen des Lesens dauerhaft günstige oder ungünstige Lösungswege erarbeitet haben.

Im umfassenden Sinne erfolgreiche Kinder erarbeiten sich für die meisten Lernbereiche beispielsweise folgende Verhaltensweisen: Langsames und gleichzeitig zügiges Arbeiten, an schwierigen Stellen automatisch langsameres Arbeiten, Ausdauer an schweren Stellen, angemessenes Einholen von Fremdhilfen, angemessenes Durchführen von Pausen, angemessenes Aufteilen von Lernstoffen, selbständiges Durchführen von Kontrollen, selbständiges und ausreichendes Wiederholen, angemessene Selbstbewertungen in Form von Selbstbelohnung und Selbstkritik.

Durch diese Aufzählung wird deutlich, daß Lernstörungen sich nicht nur an Wissenslücken allein festmachen können, sondern auch an übergeordneten Verhaltensweisen. Mit diesen übergeordneten Verhaltensweisen geht ein Kind in sein zukünftiges Leben. Es kann in diesem Sinne gut oder weniger gut vorbereitet sein. Diese Seite der Lernstörung wird häufig übersehen. Wenn besonders kluge Kinder in der Grundschule die Lernanforderungen „mit links" bewältigen, sind Eltern bei einem „plötzlichen" Versagen etwa auf dem Gymnasium überrascht. Bei genauem Hinschauen zeigt sich jedoch meistens, daß diese scheinbar plötzlich auftretende Lernblockierung bereits früh angelegt war, sie fiel nur nicht auf. Das Kind hatte erfolgreiche Lösungswege im Sinne der obigen Aufzählung nicht ausreichend gelernt. Es hat trotzdem die Grundschule gut geschafft, weil es klug genug war, niedrige Anforderungen auch ohne besonders gute Arbeitsweisen zu bewältigen. In dem Augenblick, in dem die Anforderungen stiegen, versagte es dann.

Veränderung der wichtigsten Ziele bei Kindern mit Lernstörungen

Wir haben bereits an vielen Stellen gezeigt, wie Belohnungen und Bestrafungen Verhaltensweisen beeinflussen. Ob wir eine bestimmte Folge unseres Verhaltens nun als belohnend oder bestrafend wahrnehmen, hängt in starkem Maße von den Zielen ab, die wir in einer bestimmten Situation haben. Meist können uns in einer Situation verschiedene Ziele unterschiedlich wichtig sein. Wir wollen im folgenden das wichtigste Ziel in einer bestimmten Situation als das „Oberziel" bezeichnen. Das Verhalten eines Menschen wird über seine Ziele gesteuert (Grawe 1980). Wie muß man sich nun den Einfluß von Zielen auf das Verhalten vorstellen? Stellen wir uns zwei Jungen vor, die auf unterschiedlichen Gebieten erfolgreich sind: Der eine spielt als Geiger in einem hervorragenden Jugendorchester mit dem Ziel, das Geigen später als Beruf zu ergreifen. Der andere ist erfolgreicher Judokämpfer, auch er hat das Ziel, noch besser zu werden.

Während des Schulsports achtet der Geiger ständig darauf, daß seine Finger keiner ungewöhnlichen Belastung ausgesetzt werden. Für den Judokämpfer dagegen können gar nicht genug Belastungen auftreten. Stellen wir uns nun vor, daß während des Schulsports bei beiden ein gewisser Schmerz in der Hand auftritt. Der Geiger hat das Ziel, seine Finger zu schonen. Für ihn ist der Schmerz daher eine sehr bedeutsame negative Folge des Verhaltens, Sport zu treiben. Er wird deshalb den Schmerz sehr stark wahrnehmen und seinen sportlichen Einsatz sofort zurücknehmen. Der Judokämpfer dagegen sieht sein Ziel, ein noch besserer Judokämpfer zu werden, durch die Schmerzen nicht bedroht. Daher schenkt er dem Schmerz keine weitere Beachtung. Sein Einsatz im Sport wird deshalb durch den aufgetretenen Schmerz nicht beeinträchtigt. Aufgrund ihrer unterschiedlichen Oberziele werden also die gleichen Folgen ihres Verhaltens von den beiden Jungen ganz unterschiedlich wahrgenommen und bewertet.

Auch in Lern- und Leistungssituationen können Kinder unterschiedliche Oberziele haben. Die wichtigsten wären:

— sich auf das Lernen einlassen, um einen Lernstoff erfolgreich zu bewältigen,
— sich vor Mißerfolgen und Bestrafungen schützen,
— einen Machtkampf gegen Mutter oder Vater gewinnen.

In Abhängigkeit von ihrem jeweiligen Oberziel während des Lernens können Kinder das Verhalten ihrer Eltern unterschiedlich wahrnehmen. Auch positives Verhalten der Eltern, wie Nähe und Zuwendung, können sie in verschiedener Weise verstehen. Hat ein Kind das Oberziel zu lernen, so kann es das positive Verhalten als eine angenehme Bedingung für das Lernen ansehen. Hat es das Oberziel, einen Machtkampf zu gewinnen, so kann es in der Zuwendung seiner Eltern einen Gewinn für seinen Machtkampf wahrnehmen.

Nehmen wir folgendes an: Die Mütter zweier Mädchen, Ines und Martina, haben sich beide bisher so verhalten, daß für die Mädchen das Lernen unangenehm war. Das eine Mädchen hat noch das Oberziel zu lernen, das andere hat dieses Oberziel jedoch aufgegeben. Ihr ist es jetzt wichtiger, das Lernen zu vermeiden und Machtkämpfe zu gewinnen. Nun verändern beide Mütter ihr Verhalten und werden positiver. Da ihre Töchter unterschiedliche Oberziele haben, ändert sich ihr Verhalten dadurch in unterschiedlicher Weise. Dies soll an den folgenden beiden Beispielen gezeigt werden.

Beispiel 1: Ines hat beim Lernen grundsätzlich noch das Oberziel, sich auf das Lernen einzulassen und Lerninhalte erfolgreich zu bewältigen. Vor Beginn der Therapie besteht folgende Ausgangssituation: Ines wird von ihrer Mutter häufig bestraft, auch wenn sie sich gut auf das Lernen einläßt.

Die Aufgabenstellungen sind für Ines oft zu schwer, und die Mutter weiß nicht, wie sie ihr angemessen helfen kann. Dadurch ist Ines häufig überfordert und erlebt unnötige Mißerfolge. Diese sind für sie ebenfalls Bestrafungen. Die Bestrafungen durch die Mutter und durch die Mißerfolge bewirken, daß sich Ines oft beim Lernen schlecht fühlt. Sie versucht daher häufig, das Lernen zu vermeiden.

Ines möchte eigentlich noch lernen. Die Folgen ihres Verhaltens sind in Tabelle 3 dargestellt. Zwar wird Ines von ihrer Mutter gelobt, das Lob kommt jedoch sehr spät, und es wird nur über den sprachlichen Inhalt vermittelt. Dadurch kann Ines das Lob schlecht erfassen. Über das nichtsprachliche Verhalten der Mutter, ihr Gesicht, ihre Stimme und ihre gesamte Körperhaltung wird Ines bestraft. Diese Bestrafungen folgen sehr kurzfristig auf das Verhalten von Ines. Dadurch kann sie die Bestrafungen gut mit ihrem Verhalten in Verbindung bringen. Es ist verständlich, warum sich Ines trotz ihres Oberziels zu lernen, oft nicht mehr auf das Lernen einläßt: Es geht ihr beim Lernen oft nicht gut. Durch ihr Vermeiden versucht sie, das unangenehme Gefühl beim Lernen zu beenden.

Daß Ines von ihrer Mutter häufig bestraft und überfordert wird, hat verschiedene Gründe. Erstens bestraft die Mutter Ines ganz unbewußt. Sie weiß nicht, daß und wann sie Ines bestraft. Zweitens ist die Mutter mit ihrer Aufmerksamkeit und Wahrnehmung nicht immer bei Ines, sondern häufig auch bei negativen Erwartungen hinsichtlich der Leistungen von Ines. Drittens nimmt sich die Mutter im allgemeinen wenig Zeit für das gemeinsame Lernen

Tabelle 3. Übersicht über belohnende und bestrafende Folgen für das Mitarbeiten von Ines, *bevor* die Mutter begonnen hat, sich in Ines einzufühlen und sich positiver zu verhalten

Situation	Ines sitzt mit ihrer Mutter an den Hausaufgaben.
Verhalten des Kindes	Nach deutlichem Zögern bemüht sich Ines und beginnt zu lernen.
Belohnende Folgen des Verhaltens	Nach einer Verzögerung von 20 Sekunden sagt die Mutter „gut". Dieses Lob wird nur über den sprachlichen Inhalt vermittelt.
Bestrafende Folgen des Verhaltens	Das Gesicht der Mutter ist ärgerlich. Die Stimme der Mutter ist kühl. Die Mutter schaut Ines während der ganzen Zeit nicht an. Die Mutter sitzt zurückgelehnt. Sie entzieht Ines damit ihre Nähe. Ines erlebt, daß sie die Aufgaben nicht lösen kann.

Tabelle 4. Übersicht über belohnende und bestrafende Folgen für das Mitarbeiten von Ines, *nachdem* die Mutter begonnen hat, sich in Ines einzufühlen und sich positiv zu verhalten

Situation	Ines sitzt mit ihrer Mutter an den Hausaufgaben.
Verhalten des Kindes	Nach deutlichem Zögern bemüht sich Ines und beginnt zu lernen.
Belohnende Folgen des Verhaltens	Die Mutter nimmt das Zögern wohlwollend wahr. Die Mutter deutet das Zögern nicht als Böswilligkeit, sondern als Ausdruck einer Schwierigkeit ihrer Tochter, sich auf die Arbeit einzulassen. Sie gibt daher während des Zögerns ihre positive Beziehung zu Ines nicht auf. Als die Mutter wahrnimmt, daß Ines es geschafft hat, sich auf die Arbeit einzulassen, freut sie sich. Dies drückt sich in ihrem ganzen Verhalten aus. Ihre Stimme ist warm. Sie lächelt. Sie beugt sich zu Ines vor und streichelt sie. Ines hat Erfolg.
Bestrafende Folgen des Verhaltens	*Keine.*

und ist dadurch häufig ungeduldig. Viertens hat sie wenig Erfahrungen, wie sie günstige Hilfestellungen geben kann. Dies erhöht die Zahl der Mißerfolge ihrer Tochter.

Nun lernt die Mutter, sich positiver zu verhalten. Sie lernt, die Erwartungen und Nöte ihres Kindes wahrzunehmen. Sie lernt ebenfalls, positives Lernverhalten ihrer Tochter zu bemerken. Es ist ihr nun wichtig, eine positive Beziehung zu Ines aufzunehmen, und sie achtet darauf. Außerdem hat sie gelernt, Hilfestellungen so zu geben, daß Ines nicht mehr überfordert wird, sondern erfolgreich ist.

Die Mutter hat also ihr Verhalten verändert. Sie nimmt wahr, daß Ines sich auf das Arbeiten einläßt und freut sich darüber. Diese Freude zeigt sie offen. Wie sich für Ines dadurch die Folgen ihres Verhaltens verändern, zeigt Tabelle 4. Da Ines noch das Oberziel hat zu lernen, versteht sie das positive Verhalten ihrer Mutter als Belohnung für ihr Lernen. Sie genießt Wärme und Zuwendung ihrer Mutter als eine angenehme Bedingung für das Lernen. Dadurch wird ihr Einlassen auf das Lernen gefördert. Ihr Lernverhalten wird sich rasch verbessern. Stellen wir Ines nun ein anderes Kind gegenüber:

Beispiel 2: Martina hat beim Lernen grundsätzlich das Oberziel, Macht über ihre Mutter zu gewinnen. Bevor ihre Mutter begann, sich beim Lernen positiver zu verhalten, bestand für Martina folgende Situation: Während der gesamten Zeit des gemeinsamen Lernens bemühte sich Martina nur noch

81

äußerst selten, tatsächlich zu lernen. Wenn sie sich auf das Lernen für kurze Augenblicke einließ, so tat sie dies nur oberflächlich. Statt dessen versuchte sie von Beginn des Lernens an, ein Einlassen auf das Lernen zu vermeiden und begann sofort einen Machtkampf mit der Mutter.

In Tabelle 5 sind die Folgen von Martinas Verhalten dargestellt. Auch zwischen Martina und ihrer Mutter besteht während des gemeinsamen Lernens keine gute Beziehung. Martina wird in ähnlicher Weise wie Ines über das Gesicht, die Stimme und die gesamte Körperhaltung ihrer Mutter bestraft. Auch sie wird in den Momenten, wo sie sich auf das Lernen einläßt, durch zu schwierige Aufgaben und ungünstige Hilfestellungen ihrer Mutter überfordert.

Indem Martina einen Machtkampf beginnt, erlebt sie jedoch gleichzeitig eine Reihe von Gewinnen. Da ihr ein erfolgreiches Lernen gar nicht mehr wichtig ist, sind für sie die Mißerfolge weniger schlimm. Dies bedeutet eine Belohnung vom Typ 2. Auch durch die Angebote und Zugeständnisse, die ihre Mutter ihr macht, wird Martina belohnt. Ein ganz besonders wichtiger Gewinn ist für Martina jedoch, daß sie ihr Oberziel erreicht: Sie erfährt in jedem Moment, stärker als ihre Mutter zu sein, und gewinnt so ihren Machtkampf.

Tabelle 5: Übersicht über belohnende und bestrafende Folgen für Martinas Machtkämpfe, *bevor* die Mutter begonnen hat, sich positiv zu verhalten

Situation	Martina sitzt mit ihrer Mutter an den Hausaufgaben.
Verhalten des Kindes	Martina versucht sofort, ein Einlassen auf die Lernsituation zu vermeiden, und beginnt einen Machtkampf.
Belohnende Folgen des Verhaltens	Die Mutter macht Martina Angebote bezüglich der Auswahl des Stoffes. Sie verspricht Martina für ihre Mitarbeit etwas Positives. Martina kann die Mißerfolge aufgrund der zu schweren Aufgaben kurzfristig vermeiden. Indem sie sich nicht bemüht, erfolgreich zu sein, nimmt sie auch keine Mißerfolge wahr (Belohnungstyp 2). *Martina gewinnt Macht über ihre Mutter.*
Bestrafende Folgen des Verhaltens	Das Gesicht der Mutter ist ärgerlich. Die Stimme der Mutter ist kühl. Die Mutter schaut Martina während der gesamten Zeit nicht an. Die Mutter sitzt zurückgelehnt. Sie entzieht Martina damit ihre Nähe.

Das Verhalten von Ines und Martina ist in großen Teilen vergleichbar. Beide Mädchen lassen sich schlecht auf das Lernen ein. Beide haben gute Gründe für ihr Verhalten. Ines hat einen Grund, die Lernsituation zu vermeiden: Die Mutter verhält sich negativ. Martina hat sogar zwei Gründe: Die Mutter verhält sich negativ, und Martina hat das Oberziel, einen Machtkampf gegen die Mutter zu gewinnen.

Nehmen wir an, Martinas Mutter verändert ihr Verhalten in genau der gleichen Weise wie die Mutter von Ines und lernt, ihre Tochter zu verstehen. Dadurch beginnt sie, sich beim Lernen positiver zu verhalten. Sie lernt ebenfalls, Aufgabenstellungen einfacher zu machen. Dadurch verändern sich auch für Martina die Folgen ihres Verhaltens.

In Tabelle 6 ist dargestellt, welche Folgen Martina jetzt für ihren Machtkampf erlebt: Die Bestrafungen, die bisher auf ihre Machtkämpfe folgten, treten nun nicht mehr ein. Die Belohnungen haben jedoch im Vergleich zu vorher deutlich zugenommen. Die Mutter reagiert wohlwollend. Ihr Gesicht und ihre Stimme sind warm, sie streichelt Martina.

Bisher konnte Martina den Machtkampf zwar gewinnen, wurde aber gleichzeitig über den Entzug von Wärme bestraft. Jetzt kann sie den Machtkampf gewinnen und bekommt obendrein noch Wärme und Nähe von ihrer Mutter. Es gibt nun also für sie überhaupt keinen Grund mehr, auf ihre Machtkämpfe zu verzichten. Sie wird sich daher zukünftig noch häufiger in dieser Weise verhalten.

Tabelle 6: Übersicht über die Folgen für das Verhalten von Martina, die Lernsituation zu vermeiden und einen Machtkampf zu beginnen, *nachdem* die Mutter sich positiver verhält

Situation	Martina sitzt mit ihrer Mutter an den Hausaufgaben.
Verhalten des Kindes	Martina versucht sofort, ein Einlassen auf die Lernsituation zu vermeiden, und beginnt einen Machtkampf.
Belohnende Folgen des Verhaltens	Die Mutter macht Martina Angebote bezüglich der Auswahl des Stoffes. Sie verspricht Martina für ihre Mitarbeit etwas Positives. Die Mutter versteht Martinas Verhalten und reagiert wohlwollend. Die Mutter schaut Martina an und lächelt. Ihre Stimme ist warm. Die Mutter beugt sich zu Martina vor und streichelt sie. *Martina gewinnt Macht über ihre Mutter.*
Bestrafende Folgen des Verhaltens	*Keine.*

Es wird deutlich, daß positives Verhalten der Eltern allein nicht immer dazu führen muß, daß das Kind besser lernt. Im Gegenteil, es kann dadurch sogar zu einer weiteren Verschlechterung des Mitmachens kommen. Dies wird immer dann der Fall sein, wenn das Kind nicht mehr das Oberziel hat zu lernen. Es begreift dann das positive Verhalten seiner Eltern nicht als eine hervorragende Möglichkeit, unter angenehmen Bedingungen lernen zu können, sondern als Belohnung für sein Problemverhalten.

Dadurch sind Eltern und Kind in einer sehr schwierigen Lage. Verhalten sich die Eltern weiter wie bisher, so wird das Kind weiterhin viele Bestrafungen beim Lernen erleben. Daher wird es sich in Zukunft noch weniger auf das gemeinsame Lernen einlassen. Bemühen sich die Eltern, sich dem Kind gegenüber sehr positiv zu verhalten, so belohnen sie damit den Machtkampf des Kindes. Auch dies wird dazu führen, daß das Kind zukünftig noch schlechter lernt.

Für diese schwierige Lage kann es nur eine Lösung geben, und diese setzt sehr genaues Hinschauen voraus: Eltern können, sobald das Kind für einen Augenblick mitarbeitet, ganz besonders positiv mit ihm umgehen. Sie können gleichzeitig konsequent auf sein Vermeiden und seine Machtkämpfe reagieren. Wie dies möglich ist, wird in Kap. 12 bis 14 dargestellt.

Kapitel 5: Blutdruckabsenkungen bei Kindern während des Lernens

Vielfach wird angenommen, daß Kinder mit Lernstörungen in Lern- und Leistungssituationen häufig nervös sind. Entsprechend dieser Vorstellung tritt die Nervosität dann auf, wenn die Kinder durch zu hohe Anforderungen unter Druck geraten. Am offensichtlichsten scheint die Nervosität dann zu sein, wenn das Kind am Vortag noch vieles konnte, was dann am nächsten Tag in der Klassenarbeit mißlingt. Auch Flüchtigkeitsfehler werden häufig auf eine zu hohe innere Erregung zurückgeführt. Heute wissen wir, daß vor allem leistungsstarke Kinder zu aufgeregt sein können: Wenn sehr ehrgeizige und leistungsmotivierte Kinder in einer Lernsituation versagen oder dies befürchten, werden sie leicht nervös. Dadurch nimmt ihr Leistungsvermögen ab, und die Fehler werden häufiger.

Auch das Kind mit einer Lernstörung kann in Einzelfällen nervös werden und dadurch versagen. Doch wird bei diesen Kindern das Nachlassen der Lern- und Leistungsfähigkeit in der Schule und während der Hausarbeiten nicht durch Nervosität im üblichen Sinne ausgelöst. Üblicherweise stellt man sich unter Nervosität vor, daß die innere Erregung hoch ist. In einem solchen Zustand werden die Bewegungen unkontrolliert und fahrig, die Muskeln verspannen sich, das Herz schlägt schneller, und der Blutdruck steigt.

Die Mehrheit der Kinder mit Lernstörungen zeichnet sich durch das Gegenteil von Nervosität aus. Vor allem in Problemfächern sinkt ihre Erregung. Sie schalten ab, werden müde, und ihr Blutdruck sinkt. In Augenblicken, in denen der Blutdruck bei diesen Kindern absinkt und sie müde werden, greifen sie auf eine Verhaltensmöglichkeit zurück, die die meisten von uns kennen. Fast jeder kann sich an Augenblicke erinnern, in denen er etwas Unangenehmes erledigen sollte, doch bevor es in Angriff genommen wurde, befällt ihn eine große Müdigkeit und Unlust. Die unangenehme Tätigkeit wird dann auf morgen verschoben.

Eine große Gruppe der Kinder mit Lernstörungen nutzt diese Abwehrmöglichkeit so häufig und so stark, daß sie ein wesentliches Merkmal ihrer Lernstörung ist. Sobald Kinder regelmäßig bei bestimmten Lernfächern oder Lerninhalten müde werden und den Blutdruck absenken, kann dieses Absinken ihrer inneren Erregung selbst zum Problem werden. Darauf soll unten eingegangen werden.

Computerunterstützte Messungen des Blutdrucks sind eine Möglichkeit, dieses Abwehrverhalten zu erfassen. Dabei wird gemessen, wie stark der Blutdruck eines Kindes beim Lernen absinkt. Dies ist eine Möglichkeit, die Schwere der Lernblockierungen zu erkennen, und gibt Hinweise auf die durchzuführenden Therapieschritte. In besonderen Einzelfällen ist ein Therapieerfolg ohne genaue Kenntnis des Blutdruckverhaltens unwahrscheinlich.

Verhält sich das Kind beim Lernen aggressiv, so wird dadurch nach unseren gegenwärtigen Vorstellungen ein Absinken des Blutdrucks verhindert. Hyperaktive Kinder mit Lernproblemen sind in gewisser Hinsicht eine Ausnahme: Durch ihren ständigen Bewegungsdrang machen sie eher den Eindruck, übererregt zu sein. Man nimmt heute an, daß ihre Aufmerksamkeitsfähigkeit aufgrund gestörter Stoffwechselvorgänge in bestimmten Gehirnbereichen beeinträchtigt ist. Dadurch werden sie zum Teil in massiver Weise behindert, bei der Sache zu bleiben. Eltern sei dazu das leicht lesbare und inhaltlich hervorragende Buch von Eichelseder (1992) empfohlen. Obwohl es schwierig ist, bei hyperaktiven Kindern den Blutdruck zu messen, konnten wir bei einigen ebenfalls ein Absinken des Blutdrucks beim Lernen beobachten. Wir gehen davon aus, daß bei diesen Kindern die Blutdruckabsenkung während des Lernens eine Folge ihrer Hyperaktivität sein kann.

Ergebnisse von Blutdruckmessungen

Wenn der Arzt den Blutdruck kontrolliert, ermittelt er einen oberen und einen unteren Wert, also beispielsweise 120 zu 80. Der obere Wert wird „systolischer", der untere „diastolischer" Blutdruck genannt. Bei der Mehrheit der Kinder mit Lernstörungen sinkt beim Lernen vor allem der diastolische Blutdruck ab. Er hat sich für die praktische Arbeit als wichtigster Anzeiger erwiesen.

Ein Arzt ist bei einer normalen Blutdruckkontrolle weniger an feinen Unterschieden interessiert. Es interessiert ihn meist nicht, ob der Blutdruck 120 zu 80 oder 124 zu 85 ist. Für ihn ist wichtig, ob der Blutdruck beispielsweise 120 zu 80 oder 140 zu 90 beträgt. Bei Lernstörungen dagegen sind bereits kleinere Veränderungen in die eine oder andere Richtung bedeutsam. Eine derartig hohe Genauigkeit kann mit einer normalen Blutdruckmessung nicht erreicht werden. Aus diesem Grund wurde eine eigene Untersuchungsform entwickelt (Jansen 1990; Jansen, Streit u. Streit 1990a, 1990b). Die folgenden Ergebnisse und Zeichnungen stammen aus diesen Arbeiten.

Mit Hilfe eines sehr genauen, computergesteuerten Blutdruckgerätes werden während einer rund einstündigen Untersuchungssitzung die Blutdruckwerte eines Kindes ermittelt. Während der Untersuchung wechselt das Kind

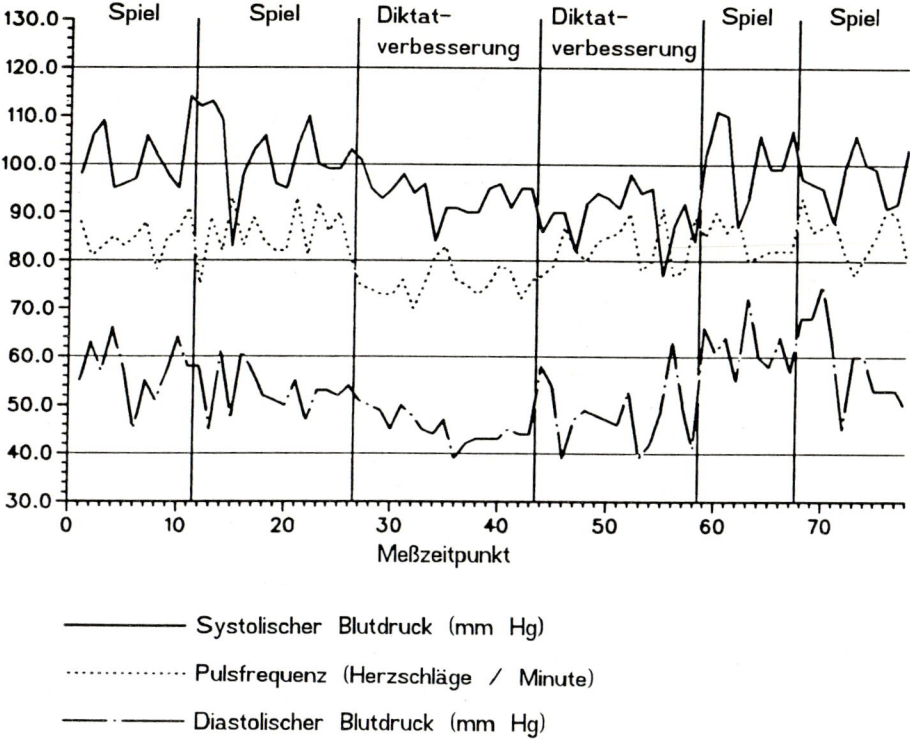

Abb. 12. Blutdruck und Pulsfrequenz eines neunjährigen Jungen beim Spielen und beim Lernen (Verbesserung eines Diktates) in der ersten Untersuchungssitzung. Es wird deutlich, daß der Blutdruck beim Lernen niedriger ist als beim Spielen. Die senkrechten Linien bedeuten jeweils eine fünfminütige Pause

nach einer festen Regel zwischen Spielen und Lernen ab. Die Meßwerte beim Lernen werden mit denen während des Spielens verglichen. Mittels aufwendiger statistischer Auswertungen wurde für jedes einzelne Kind überprüft, ob der Unterschied der Erregung zwischen Lernen und Spielen bedeutsam ist oder allein durch Zufall zustandegekommen ist.[1] Abbildung 12 zeigt das Ergebnis einer solchen Untersuchungssitzung bei einem neunjährigen Jungen.

---

[1] Für den interessierten Leser: Die Daten wurden für jede einzelne Meßreihe — jeweils eine Untersuchungssitzung eines Kindes — zeitreihenanalytisch ausgewertet (univariate ARIMA-Modelle, vgl. Box u. Jenkins 1977; Revenstorf 1979). Zunächst wurden in einer gemeinsamen Least-squares-Schätzung Trends, Parameter der seriellen Abhängigkeit und die Niveauveränderungen zwischen Lern- und Spielphasen geschätzt. Anschließend wurde der Unterschied zwischen Lernen und Spielen auf Signifikanz getestet.

Während der einstündigen Untersuchung wird nicht ständig gemessen, sondern in Blöcken von fünf Minuten. In diesen fünf Minuten versucht das Blutdruckgerät, alle 15 Sekunden zu messen. Kommt es dabei zu Fehlmessungen, erkennt es diese automatisch und läßt den fehlerhaften Wert aus. Danach beginnt es sofort mit der nächsten Messung. Nach jeweils fünf Minuten des Messens wird eine fünfminütige Pause eingelegt. Diese Pausen sind in Abb. 12—14 durch die senkrechten Trennstriche gekennzeichnet.

Wiederholungen der ersten Untersuchungssitzung an einem anderen Tag geben Auskunft darüber, wie stabil die Veränderungen des Blutdruckes während des Lernens sind. In Abb. 13 sind die Ergebnisse einer zweiten Untersuchung desselben Jungen wie in Abb. 12 dargestellt. Sie zeigen erneut eine starke Blutdruckabsenkung während der Verbesserung des Diktats. Das Diktat selbst war vorher zu Hause durchgeführt worden.

Die in Abb. 12 und 13 dargestellten Blutdruckabsenkungen sind besonders aufschlußreich, wenn man sie mit den Untersuchungsergebnissen eines 13jährigen Jugendlichen vergleicht (Abb. 14), der sehr unter seinem Stottern

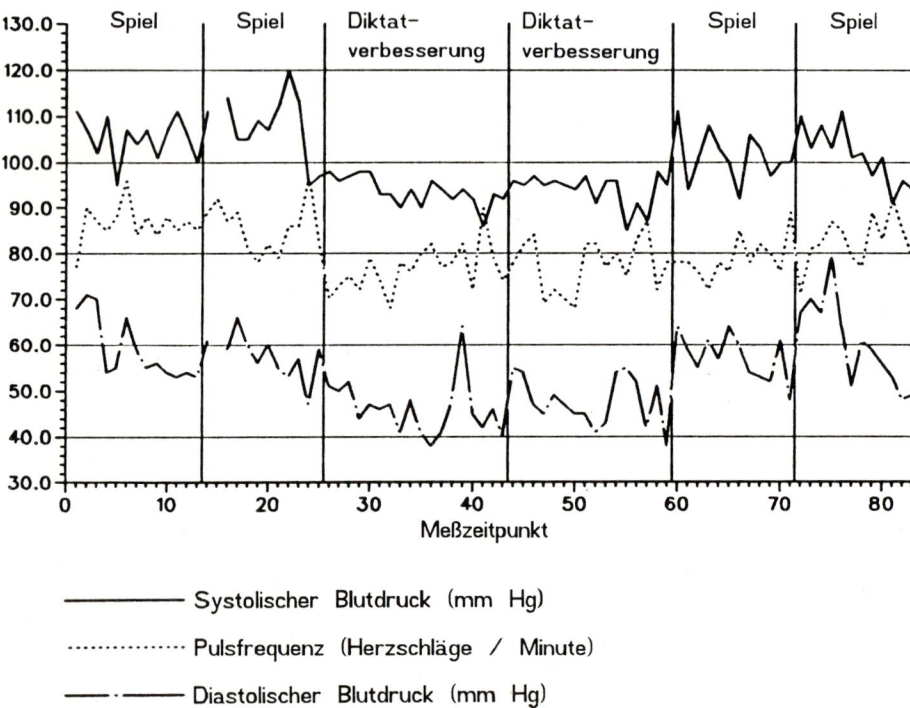

Abb. 13. Wiederholungsmessung des stark reagierenden Jungen aus Abb. 12 unter gleichen Untersuchungsbedingungen

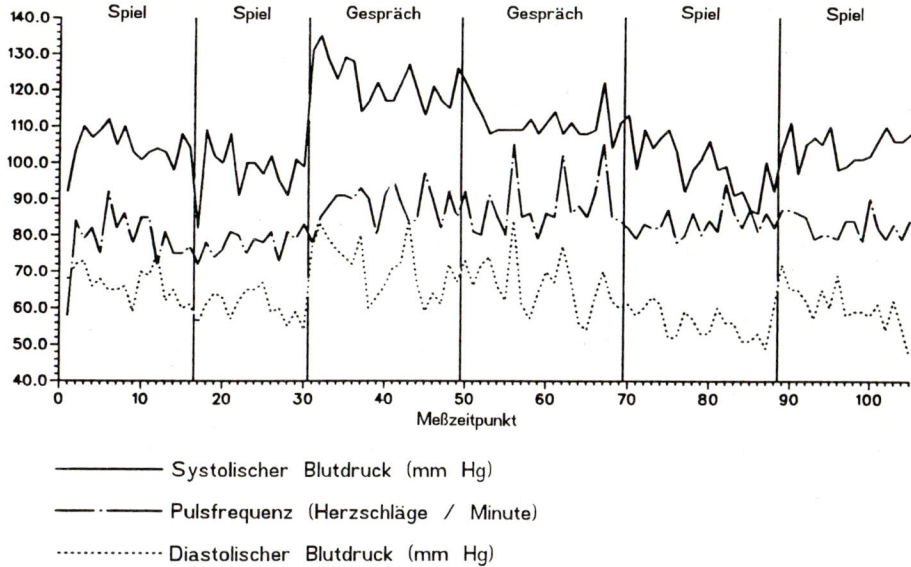

Abb. 14. Untersuchung eines 13jährigen Jugendlichen mit der Schwierigkeit „Stottern". Am Anfang und am Ende spielt der Jugendliche mit seiner Mutter. Dazwischen spricht er mit dem Therapeuten über sein Problem „Stottern"

litt. Dieser Jugendliche setzte alles daran, nicht zu stottern. Er vermied es, über seine Schwierigkeit zu sprechen und sich bewußt mit ihr auseinanderzusetzen.

Die besprochene Untersuchungsform wurde hier leicht abgeändert. Anstatt mit seiner Mutter gemeinsam zu lernen, führte der Junge mit einem Therapeuten ein Gespräch über sein Stottern. Sonst wurde die Untersuchung wie oben beschrieben durchgeführt. Sie erbrachte Erkenntnisse über den günstigsten Behandlungsweg.

Der Verlauf der Meßergebnisse ist aufschlußreich. Beginnt dieser Jugendliche über seine Schwierigkeiten zu sprechen, erhöht sich sein Blutdruck schlagartig. Auf der gleichzeitig angefertigten Videoaufzeichung ist zu erkennen, daß sein Gesichtsausdruck Verspannung und Angst ausdrückt. Das Stottern nimmt dramatisch zu.

Der Jugendliche setzt sich in diesem Gespräch unmittelbar mit seinem Problem auseinander. Während dieser Auseinandersetzung macht er eine unerwartet positive Erfahrung. Obwohl er im Gespräch bei seinen Schwierigkeiten bleibt, läßt seine innere Spannung allmählich nach. Er beginnt sein Stottern und seine Erregung unter Kontrolle zu bringen. Aus der Untersuchung kann geschlossen werden, daß die Auseinandersetzung mit seinem

Problem für diesen Jungen langfristig der hilfreichere Weg ist. (Dies kann allerdings bei anderen Stotterern anders sein.)

Ergebnisse der Blutdruckuntersuchung von 20 Kindern mit Lernstörungen

Nicht alle Kinder senken während des Lernens ihren Blutdruck ab. Einige halten ihn vollkommen stabil, andere erhöhen ihn. Einen Überblick darüber, wieviele Kinder ihren Blutdruck in die eine oder andere Richtung verändern, geben Abb. 15, 16 und 17. Es sind die Daten der ersten 20 Kinder, die mit der oben dargestellten Methode untersucht wurden und die gleichzeitig im Fach Deutsch Schwierigkeiten hatten. Der größte Teil dieser Kinder hatte Probleme mit der Rechtschreibung. Also wurden Diktat und Verbesserung eines Diktates als Lernsituation gewählt. Einige wenige waren jünger und taten sich

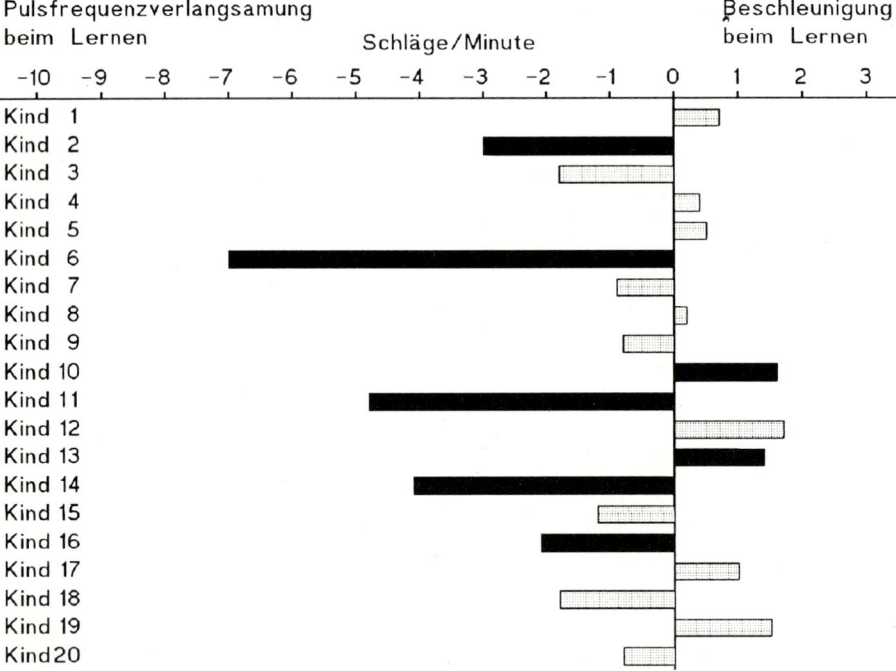

Abb. 15. *Pulsfrequenz* (Herzschläge pro Minute). Nach *links* gehende Balken zeigen eine Erniedrigung während des Lernens an, nach *rechts* weisende Balken stehen für eine Erhöhung. Absenkung und Erhöhung beziehen sich immer auf die Meßergebnisse während des Spielens. *Schwarze* Balken zeigen statistisch bedeutsame Veränderungen an. Die *hellen* Balken können auf zufällige Schwankungen zurückgeführt werden

schwer, Buchstaben zu lernen oder Wörter zu lesen. Hier wurde ein entsprechender Lernstoff ausgesucht. Als Spiel wurde in der Regel Memory verwendet. Kinder, die nicht gerne Memory spielten, konnten sich ein anderes Spiel aussuchen.

In Abb. 15, 16 und 17 werden drei verschiedene Kreislaufmaße dargestellt, nämlich Pulsfrequenz (Herzschläge pro Minute) sowie systolischer und diastolischer Blutdruck. Die Minus- und Pluswerte der 20 Kinder kommen dabei auf folgende Weise zustande: Für jedes Kreislaufmaß und jedes Kind wurde von vier Untersuchungssitzungen der Durchschnittswert für Spielen und für Lernen berechnet. Danach wurde für jedes Kind der Unterschied zwischen diesen beiden Werten bestimmt, indem der Spielwert vom Lernwert abgezogen wurde. War also die Erregung beim Lernen niedriger als beim Spielen, so ergab sich ein Minuswert. Minuswerte werden durch Balken wiedergegeben, die nach links zeigen. Für jedes Kreislaufmaß gilt also: *Ein Balken nach links bedeutet, daß das Kind beim Lernen einen niedrigeren Herzschlag oder einen niedrigeren Blutdruck hatte als beim Spielen. Ein Balken nach rechts bedeutet ein Ansteigen der Erregung beim Lernen.*

Kreislaufwerte weisen immer eine natürliche Schwankung auf. Es gilt deshalb für jedes Kind zu prüfen, ob die Unterschiede zwischen Lernen und Spielen zufällig oder bedeutsam sind. Dies erfolgte mit statistischen Verfahren. In Abb. 15, 16 und 17 ist das Ergebnis dieser Prüfung dargestellt: Wenn ein Balken schwarz ist, handelt es sich um eine bedeutsame Veränderung, helle Balken zeigen zufällige (unbedeutsame) Veränderungen an.

Aus Abb. 15 wird deutlich, daß fünf Kinder ihre Pulsfrequenz während des Lernens absenkten und nur zwei sie erhöhten. Bei allen übrigen kann nicht entschieden werden, ob die Veränderungen zufällig oder bedeutsam waren. Abbildung 16 zeigt die Veränderungen des systolischen Blutdruckes. Es sind dieselben Kinder wie in Abb. 15. Alle Berechnungen und Darstellungen erfolgten wie bei der Pulsfrequenz.

Wesentlich häufiger als die Pulsfrequenz erniedrigte sich der systolische Blutdruck beim Lernen. Insgesamt acht Kinder zeigten eine bedeutsame Erniedrigung, während sie mit ihrer Mutter oder ihrem Vater lernten. Nur ein Kind erhöhte seinen systolischen Blutdruck bedeutsam.

Am deutlichsten reagierten die Kinder jedoch mit ihrem diastolischen Blutdruck. Während sie mit ihren Eltern lernten, senkten 13 der 20 Kindern ihren diastolischen Blutdruck bedeutsam ab. Kein Kind erhöhte ihn wesentlich. Abbildung 17 gibt einen Überblick. Die Darstellungsweise der Ergebnisse entspricht Abb. 15 und 16.

Die Abbildungen 15 bis 17 machen folgendes deutlich: Entgegen den allgemeinen Vorstellungen werden die meisten lern- und leistungsgestörten Kinder nicht nervös oder lassen sich im herkömmlichen Sinne „unter Druck setzen". Bei den beschriebenen Blutdruckerniedrigungen handelt es sich um

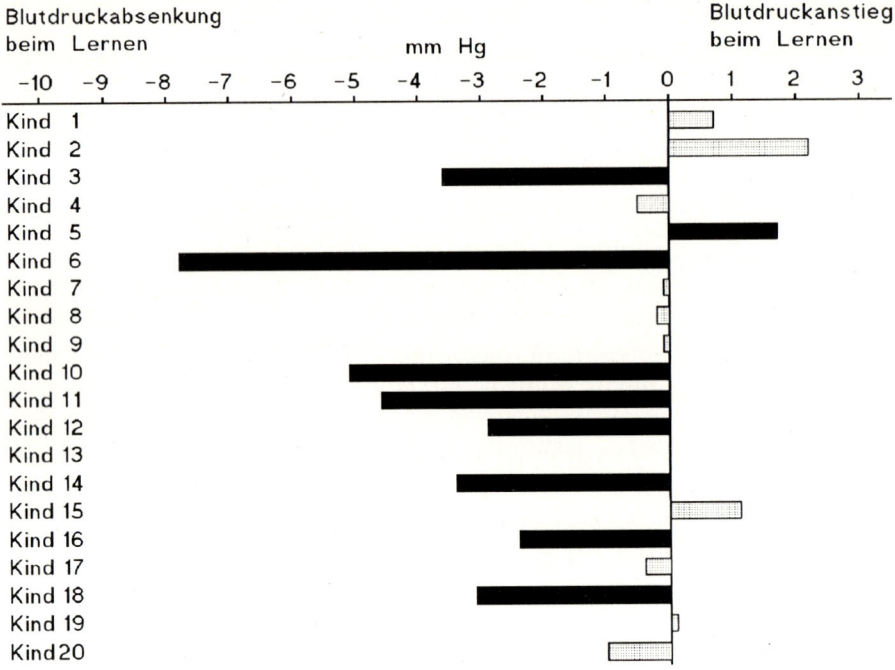

Abb. 16. *Systolischer Blutdruck.* Darstellung und Berechnung entsprechend Abb. 15. Schwarze Balken, die nach *links* weisen, geben bedeutsame Absenkungen während des Lernens wieder

eine Massenerscheinung. In der Praxis wurden Blutdruckabsenkungen bisher mehr als ungenügend beachtet. Trotzdem gilt: Nicht jedes lern- und leistungsgestörte Kind beantwortet das Lernen von Problemfächern mit einer Blutdruckabsenkung. Im Einzelfall muß genau beobachtet werden. Nur Maßnahmen, die das einzelne Kind voll und ganz berücksichtigen, können erfolgreich sein.

Seit mehrere Jahren beziehen wir — wenn nötig — Blutdruckmessungen in unsere Therapien mit ein. In den verschiedensten Situationen konnten bei einzelnen Kindern Blutdruckabsenkungen beobachtet werden, nicht selten beispielsweise während der frühen Förderung in Krankengymnastik, Beschäftigungs- und Sprachtherapie. Auch wenn Eltern mit ihren Kindern sprechen und das Gespräch für die Kinder unangenehm ist, können Blutdruckabsenkungen stattfinden.

Die bisherigen Erfahrungen zeigen, daß eine Therapie bei Lernstörungen um so schwieriger wird, je ausgeprägter die zu beobachtenden Blutdruckabsenkungen während des Lernens sind. Extreme „Absenker" können mit

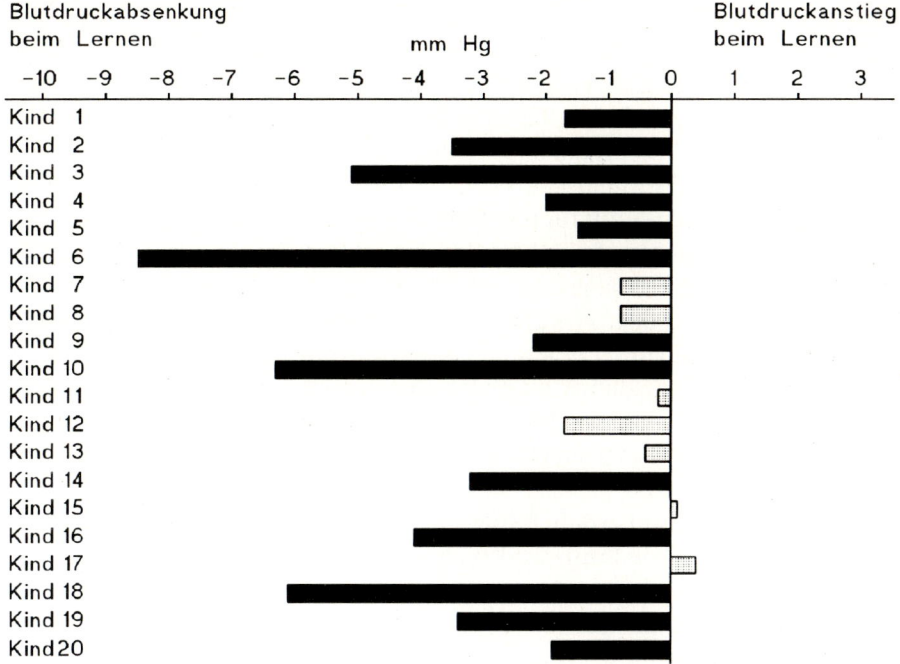

Abb. 17. *Diastolischer Blutdruck.* Darstellung und Berechnung entsprechend Abb. 15 und 16. Bedeutsame Absenkungen während des Lernens sind durch schwarze Balken nach *links* dargestellt

herkömmlichen Therapiemaßnahmen oft nicht erfolgreich behandelt werden. Kinder, die ihren Blutdruck erhöhen oder stabil halten, lassen sich normalerweise deutlich leichter behandeln.

Eine weitere Regel scheint sich als Erfahrungswert herauszukristallisieren: Die Blutdruckabsenkungen werden über die Zeit hinweg stabiler, wenn sie nicht behandelt werden. Diese Beobachtungen sprechen für eine allmähliche Verfestigung und Verselbständigung.

Folgen der Blutdruckabsenkung

Zusammenhang zwischen Erregung und Lern- und Leistungsfähigkeit

Die folgenden Seiten sind vielleicht die schwierigsten des gesamten Buches. Sie als Leser können dabei prüfen, wie Sie mit derartigen Anforderungen umgehen. Sind Sie in bezug auf solche Lernmaterialien leistungsstark, dann lesen sie langsam und wiederholen einige schwer verständliche Stellen. Haben

Sie mit Lernblockierungen zu kämpfen, dann geben Sie auf. Während Sie aufgeben, haben Sie vermutlich ihren Blutdruck abgesenkt. Sie können dann versuchen, das zu tun, was Sie sich von ihrem Kind wünschen: zu kämpfen und nicht aufzugeben. Gehen Sie an den Anfang der Schwierigkeiten zurück, lesen Sie bewußt sehr langsam und wiederholen Sie häufig. Sobald Sie Erfolg haben, wird sich Ihr Blutdruck normalisieren, und Sie können sich wohl fühlen. Entsprechendes gilt für alle Kapitel dieses Buches.

Blutdruckwerte schwanken über die Zeit, auch während des Lernens. In einer genauen Untersuchung unserer 20 Kinder beim Lernen beobachtete Jansen (1990) folgendes: Je stärker ein Kind untererregt ist, desto weniger konzentriert ist es beim Lernen. Es arbeitet dann langsamer und begreift schlechter. Aufgaben, die es an einem der vorigen Tage oder kurz vorher noch lösen konnte, werden schwierig oder unlösbar. Die Fehler nehmen zu, und das Behalten wird schlechter. Meist verändern die Kinder dabei ihren Gesichtsausdruck, er wirkt starrer und ausdrucksloser.

Diese Beobachtungen können folgendermaßen erklärt werden: Zwischen der Erregung, wie sie in Form des Blutdrucks gemessen wurde, und der Lern- und Leistungsfähigkeit besteht ein Zusammenhang. Dieser wurde in verschiedenen Studien nachgewiesen (etwa Yerkes u. Dodson 1908; Freeman 1940; Wood u. Hokanson 1965). Für das lernende Kind bedeutet dieser Zusammenhang: Bei mittlerer Erregung kann es sich am besten konzentrieren und am besten lernen. Bei sehr niedriger und sehr hoher Erregung bricht sein Lern- und Leistungsvermögen zusammen. Dieser Zusammenhang zwischen der Erregung und der Lern- und Leistungsfähigkeit wird in Abb. 18 verdeutlicht. Er gilt für mittelschwere und schwere Aufgaben. Dieser Schwierigkeitsbereich ist für Kinder mit Lernstörungen der wichtigste.

Viele der 20 Kinder waren bereits beim Spielen eher unterdurchschnittlich erregt. Beim Lernen erniedrigte sich ihre Erregung weiter, ähnlich wie bei Kind 2 in Abb. 18. Aus dem Kurvenverlauf in Abb. 18 wird deutlich, daß besonders diese Kinder in einen Bereich kommen, wo ihre Erregung so niedrig ist, daß ihre Lernfähigkeit ganz massiv herabgesetzt ist. Auch das Abrufen bereits gelernter Fertigkeiten ist dann in Mitleidenschaft gezogen. Aller Erfahrung nach ist jedoch die Behaltensleistung besonders betroffen.

Wie aus Abb. 18 hervorgeht, können sich vergleichbare Verschlechterungen auch durch Übererregung ergeben. Dies verdeutlicht Kind 3 in Abb. 18. Dies ist zum Beispiel bei echten Nervosität oder Panik der Fall. Ein Fahrprüfling, der aufgeregt und übererregt ist, kann links mit rechts verwechseln und Gas geben, anstatt zu bremsen. Daß entsprechende Fehler durch hohe Erregung verursacht werden können, ist bekannt. Eine zu niedrige Erregung wird gewöhnlich nicht in Betracht gezogen. Dadurch erklärt sich wohl, warum bei mangelnder Konzentration und einer Zunahme der Fehler so oft auf Nervosität geschlossen wird, anstatt im Einzelfall genau zu beobachten und zu prüfen.

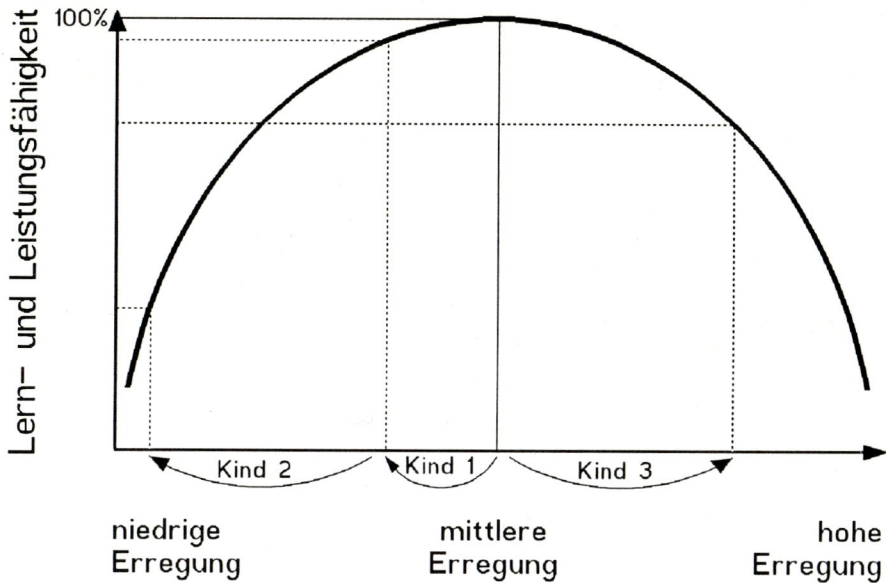

Abb. 18. Zusammenhang zwischen Erregung und Lern- und Leistungsvermögen bei mittel-schweren und schweren Aufgaben. *Kind 1* hat normalerweise eine mittlere Erregung und erniedrigt diese beim Lernen leicht. Dadurch kommt es nur zu einer geringen Verminderung seiner Lern- und Leistungsfähigkeit. *Kind 2* ist außerhalb der Lernsituation bereits eher untererregt. Indem es seine Erregung beim Lernen noch weiter absenkt, kommt es bei diesem Kind zu einer dramatischen Verminderung seiner Lern- und Leistungsfähigkeit. Auch ein Kind, das wie *Kind 3* seine Erregung beim Lernen steigert, kann schlechter lernen oder Gelerntes abrufen

Gesichtsausdruck, Körperhaltung, feine und grobe Bewegungen sowie Blut-druckmessungen geben die entscheidenden Hinweise, nicht aber die Zu- oder Abnahme der Fehler oder des Leistungsvermögens.

Wenn Kinder beim Lernen ihre Erregung zu stark erniedrigen oder erhö-hen, hat dies unter anderem folgende ungünstige Auswirkungen:

— Bei mittelschweren oder schweren Aufgaben macht das Kind mehr Fehler und erlebt dadurch mehr Mißerfolge. Dies sind für das Kind Bestrafungen. Sein Wille zu lernen, nimmt dadurch ab.
— Das betroffene Kind wird die Lerninhalte, bei denen es mehr Mißerfolge hat, eher vermeiden.
— Erlebt das Kind aufgrund einer Erregungsabsenkung viele Mißerfolge, so beeinflußt dies seine Selbstbewertung (siehe Kap. 2). Es wird sinngemäß

95

etwa zu sich sagen: „Ich bin zu dumm", „Die anderen sind besser", „Ich kann das nicht behalten", „Ich kann nicht zeichnen" usw. Deutet das Kind seine Mißerfolge auf diese Weise, so stellt dies selbst wiederum ein Problem dar. Das Kind bestraft sich mit solchen Selbstbewertungen selbst, und diese Selbstbewertungen können sich über die Zeit verfestigen. Sie können das Kind dann über viele Jahre, oft während seines ganzen Lebens begleiten.

— Auch die Eltern nehmen die Mißerfolge des Kindes wahr und müssen sie verarbeiten. Für fast alle Menschen besteht eine wichtige Verarbeitungsmöglichkeit darin, eine Erklärung zu finden. Dabei ist unwichtig, ob die Erklärung der Wirklichkeit entspricht oder nicht. Wenn Erregungsveränderungen für Mißerfolge verantwortlich sind, finden Eltern nur selten eine angemessene Begründung. Viel häufiger sind unzutreffende Ersatzerklärungen wie: „Er will nicht", „Er ist zu dumm", „Sie fordert mich heraus", „Wenn sie nur wollte, könnte sie." Entsprechende Erklärungen beeinflussen meist wiederum die Selbstbewertung des Kindes und die Beziehung zwischen Eltern und Kind. Einer Mutter, die sagt: „Er will nicht", wird es schwer fallen, positiv zu bleiben. Wenn sie vermutet „Er kann nicht", beeinflußt dies das Selbstbild des Kindes ungünstig.

— Wenn Eltern den Einfluß von Erregungsschwankungen auf das Lern- und Leistungsvermögen nicht kennen, sind sie meist überfordert, sich auf das Nachlassen der Leistungsfähigkeit ihres Kindes einzustellen. Besonders schwer fällt es zu verstehen, warum Kinder, die sich beispielsweise bei Spielen oder in Gesprächen aufgeschlossen und intelligent zeigen, bei bestimmten, oft einfachen Lernstoffen versagen. Wenn die Leistungsfähigkeit selbst innerhalb eines bestimmten Lernbereiches stark schwankt, haben es Eltern noch schwerer: Innerhalb von wenigen Sekunden müssen sie sich auf eine veränderte Lern- und Leistungsfähigkeit ihres Kindes einstellen. Ohne Wissen und Training gelingt es Eltern selten, solche Schwierigkeiten angemessen zu bewältigen.

Dörner (1989) hat in vielen Studien gezeigt, daß es Menschen schwerfällt, mit Veränderungen umzugehen, die nicht „regelmäßig" verlaufen. Nur wenigen gelingt es beispielsweise, die Höhe von Zinsen und Zinseszinsen über mehrere Jahre spontan richtig zu schätzen. Erst wer häufig genau nachrechnet, etwa im Rahmen seines Hausbaus, verbessert seine spontane Vorhersagefähigkeit.

Wenn Kinder ihren Blutdruck absenken oder erhöhen, tritt die damit einhergehende Leistungsverminderung „unregelmäßig" ein. Dies ergibt sich aus Abb. 18: Senkt das Kind von einem mittleren Erregungsniveau aus seine Erregung ab, verliert es anfangs nur langsam an Leistungsfähigkeit, die Kurve flacht nur langsam ab. Je niedriger die Erregung des Kindes bereits ist, desto stärker nimmt die Leistungsfähigkeit bei einem weiteren Absinken der Erregung ab. Mit einem solchen Verlauf ist schwer umzugehen. Manager werden geschult, vergleichbar schwierige Verläufe gedanklich zu erfassen und rechtzeitig auf sie zu reagieren. Die meisten Mütter und Väter werden dagegen mit diesen Problemen alleine gelassen.

— Die frühe Förderung entwicklungsverzögerter und behinderter Kinder muß besondere Berücksichtigung finden. Bei einer großen Untergruppe dieser Kinder können — oft starke — Blutdruckabsenkungen beobachtet werden. Meist ist das Lernvermögen dieser Kinder genau in den Bereichen erniedrigt, in denen sie gefördert werden. Dies bedeutet, daß das Kind genau in den Bereichen schlechter lernt, in denen es Entwicklungsrückstände aufholen soll.

Entwicklungsverzögerte und behinderte Kinder müssen gefördert werden, und zwar je früher desto besser. Frühe Förderung ist normalerweise am erfolgreichsten, wenn die Übungen täglich durchgeführt werden. Nicht selten ist es wichtig, dieselben Übungen mehrmals am Tag zu machen. Ein so häufiges Üben kann normalerweise nicht ohne Eltern oder andere Familienangehörige durchgeführt werden.

Eltern können lernen, sich so zu verhalten, daß Blutdruckabsenkungen gar nicht erst entstehen und sich verfestigen. Damit wird eine Förderung des Kindes möglich, die sich an seiner tatsächlichen Leistungsfähigkeit ausrichtet. In der Zukunft wird es daher immer wichtiger sein, Eltern von entwicklungsverzögerten und behinderten Kinder nicht nur mehr oder weniger oberflächlich zu beraten, sondern aufwendig zu trainieren, sich so zu verhalten, daß das Kind bei der Förderung seine Freude am Lernen und seine höchstmögliche Leistungsfähigkeit beibehält.

— Erregungsabsenkungen können auch auftreten, während das Kind mit seinen Eltern spricht. Auch dies kann man oft bereits bei sehr kleinen Kindern beobachten. Dadurch wird langfristig das gemeinsame Problemlösen über Sprache behindert. Kinder, die während eines sprachlichen Auseinandersetzung mit den Eltern den Blutdruck absenken, erhöhen meist den Blutdruck ihrer Eltern. Dies hat für die Kinder dann andere ungünstige Folgen.

In den letzten Abschnitten wurde gezeigt, wie Erregungsschwankungen die Leistungsfähigkeit von Kindern beeinträchtigen können. Davon ist oft gleichzeitig die allgemeine Entwicklung des Kindes mitbetroffen. Auf den folgenden Seiten wird eine weitere Schwierigkeit aufgezeigt, in die Kinder geraten, wenn sie ihren Blutdruck während des Lernens absenken.

In Kap. 2 und 3 wurde gezeigt, daß Verhalten durch Gewinne und Verluste gesteuert wird. Bereits sehr früh gehörte dies zum gesicherten Wissen in der Psychologie. Tausende von Untersuchungen bestätigten diese Gesetzmäßigkeit immer wieder neu. Wissenschaftler stellten sich deshalb die Frage, wie das Gehirn es schafft, Gewinne und Verluste zu erfassen. In umfassendem Sinne kann diese Frage heute noch nicht beantwortet werden. Wichtige Einzelerkenntnisse liegen jedoch bereits vor. Einige können uns helfen, Kinder mit Lern- und Schulschwierigkeiten besser zu verstehen.

Die Experimente von Olds (1963, 1965) sprechen dafür, daß es im Gehirn ein Belohnungs- und ein Bestrafungszentrum gibt. Diese beiden Zentren können auf verschiedene Weise angeregt und damit in Gang gebracht werden. Von ihnen hängt es ab, ob das Erlebte als belohnend oder bestrafend wahrgenommen wird (Birbaumer, 1975). Das Belohnungszentrum wird beispielsweise durch positive Zuwendung, körperliche Nähe und Nahrung *unmittelbar*, also *direkt* angeregt. Das Bestrafungszentrum reagiert auf unangenehme Ereignisse, etwa soziale Strafen oder Schmerz, und zwar ebenfalls *unmittelbar* und *direkt*. Durch positives oder negatives Verhalten können also Eltern das Belohnungs- oder das Bestrafungszentrum unmittelbar aktivieren. Es muß davon ausgegangen werden, daß Selbstbelohnungen und Selbstbestrafungen des Kindes ebenfalls direkt das Belohnungs- und Bestrafungszentrum anregen können.

Berlyne (1967, 1969) griff die Arbeiten von Olds auf. Aufgrund einer Reihe sorgfältig durchgeführter Experimente zeigte er eine weitere Möglichkeit auf, das Belohnungs- und das Bestrafungszentrum in Gang zu setzen. Diese Möglichkeit möchten wir als *mittelbar* oder *indirekt* bezeichnen. Überträgt man die Arbeitsergebnisse von Berlyne auf Kinder, so ergibt sich folgendes Bild: Jede Aufgabe, die ein Kind während des Lernens in Angriff nimmt, kann

1. zu schwach sein, das Belohnungszentrum zu aktivieren oder
2. stark genug sein, nur das Belohnungszentrum anzuregen oder
3. so viel Kraft besitzen, gleichzeitig sowohl das Belohnungs- als auch das Bestrafungszentrum in Gang zu setzen.

Jede Aufgabe hat damit eine bestimmte Kraft, das Belohnungs- und Bestrafungszentrum eines Kindes zu aktivieren. Die Kraft ein und derselben Aufgabe ist für jedes Kind verschieden groß, denn sie wird unter anderem durch folgendes mitbestimmt:

1. Neuigkeit der Aufgabe für das Kind,
2. Schwierigkeit der Aufgabe für das Kind.

98

Je neuer und je schwieriger eine Aufgabe für das Kind ist, desto mehr Kraft hat sie, sein Belohnungs- und Bestrafungszentrum anzustoßen. In Abbildung 19 ist nun folgendes dargestellt: Ist die Kraft einer Aufgabe sehr gering, kann die Schwelle zur „Zündung" des Belohnungszentrums nicht überschritten werden (siehe Aufgabe 1 in Abb. 19). Dies ist beispielsweise der Fall, wenn die Aufgabe nicht sehr neu und nicht sehr schwierig ist. Die Aufgabe wird dann als unattraktiv erlebt.

Nimmt die Schwierigkeit oder die Neuigkeit der Aufgabe zu, so erhöht sich ihre Kraft, das Belohnungs- und Bestrafungszentrum anzustoßen. Bei leichter und mittlerer Kraft wird nur das Belohnungszentrum angeregt. Wir nehmen die Aufgabe dann als angenehm und attraktiv wahr (siehe Aufgabe 2 in Abb. 19). Nehmen Neuigkeit und Schwierigkeit der Aufgabe weiter zu, so wird

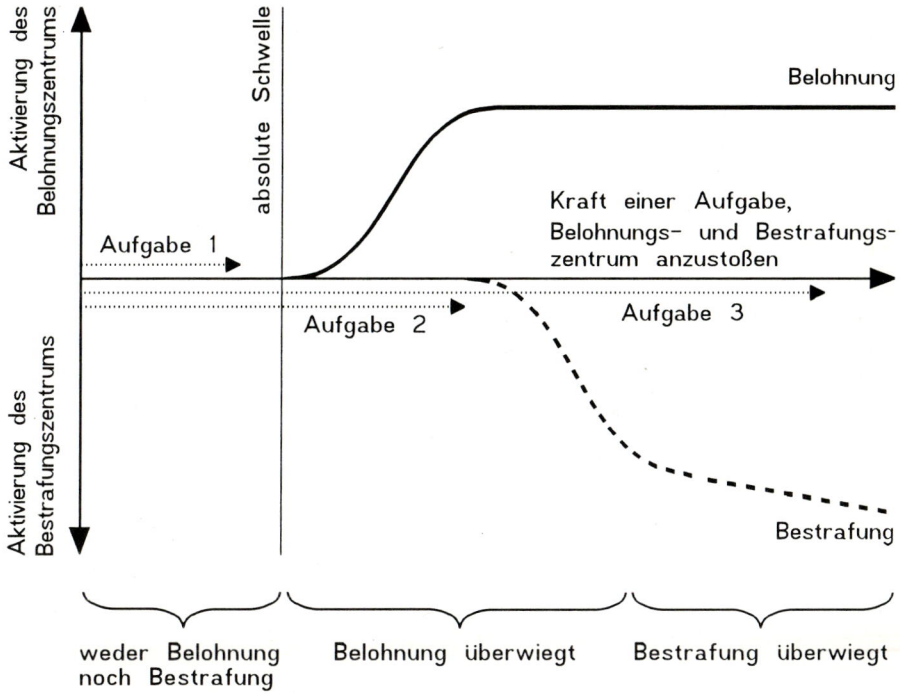

Abb. 19. Belohnungs- und Bestrafungsmechanismus nach Berlyne. Die *obere* Kurve gibt die Aktivität des Belohnungszentrums wieder. Entsprechend steht die *untere* Kurve für das Bestrafungszentrum. Die mit Zahlen versehenen *Pfeile* geben die Kräfte von drei verschiedenen Aufgaben wieder. Aufgabe 1 hat zu wenig Kraft, um die Schwelle zu überschreiten. Aufgabe 2 aktiviert nur das Belohnnungszentrum — sie wird als angenehm erlebt. Aufgabe 3 regt das Bestrafungszentrum stärker an als das Belohnungszentrum — sie wird als unangenehm erlebt. (*Modifiziert* nach Berlyne 1967)

zunehmend auch das Bestrafungszentrum angeregt. Wird das Bestrafungszentrum sehr stark aktiviert, dann wird die Aufgabe für das Kind unangenehm (siehe Aufgabe 3 in Abb. 19).

Berlyne konnte nun weiter zeigen, daß die „Anstoßkraft" ein und derselben Aufgabe davon abhängt, ob beim Lösen der Aufgabe eine Normal-, Über- oder Untererregung vorliegt. Hier können wir einen Bezug zu den Kindern herstellen, die beim Lernen ihren Blutdruck erniedrigen: *Je niedriger ein Kind erregt ist, desto mehr verliert ein und dieselbe Aufgabe an Anstoßkraft.*

Man weiß nun, daß sich leistungsstarke Kinder, wenn sie frei wählen dürfen, mittelschwere Aufgaben aussuchen (siehe Heckhausen 1980). Sie fühlen sich dann beim Lösen der Aufgaben am wohlsten. Mit Berlynes Modell läßt sich das so erklären: Mittelschwere Aufgaben haben für leistungsstarke Kinder die günstigste Anstoßkraft. Einerseits aktivieren sie das Belohnungszentrum vollständig, regen jedoch andererseits das Bestrafungszentrum noch nicht an.

Wenn Kinder mit Lernstörungen ihren Blutdruck absenken, verliert jede Aufgabe, die sie in Angriff nehmen, an Kraft. *Damit gerät alles aus den Fugen:* Mittelschwere Aufgaben können dann das Belohnungszentrum nicht mehr ausreichend anregen: Sie können deshalb vom Kind nicht mehr als attraktiv empfunden werden. Damit unter sonst gleichen Bedingungen doch noch sein Belohnungszentrum ausreichend angeregt würde, müßte das Kind schwierigere Aufgaben wählen und bearbeiten: Ein höherer Schwierigkeitsgrad gibt einer Aufgabe mehr Anstoßkraft. Wenn das Kind den Schwierigkeitsgrad der Aufgaben erhöht, nehmen jedoch auch gleichzeitig die Mißerfolge zu. Diese stellen eine unmittelbare Bestrafung dar und aktivieren deshalb das Bestrafungszentrum direkt. So wird dieser Ausweg unmöglich.

Ein Kind, das seinen Blutdruck während des Lernens stärker absenkt, hat damit vor allem noch eine Möglichkeit: Sich innerlich vom Lernen abzuwenden. Lernen kann für dieses Kind nicht mehr anziehend oder befriedigend verlaufen. Wenn das Kind nicht lernen will, tut es also nur das, was es aufgrund seiner biologischen Ausstattung tun muß. Es ist in einem solchen Augenblick weder faul noch willenlos, sondern richtet sich an seiner wahrgenommenen Wirklichkeit aus: Lernen ist unattraktiv.

Blutdruckabsenkungen haben auch Vorteile

Wenn Kinder während des Lernens ihren Blutdruck erniedrigen, handeln sie sich größte Nachteile ein. Diese wurden bereits mehrfach aufgezeigt. Es stellt sich deshalb die Frage, welche Vorteile Kinder haben, wenn sie ihren Blutdruck absenken. Eine Antwort darauf findet man, wenn man die Güte der Beziehung zwischen Eltern und Kindern während des Lernens untersucht:

Kinder können mit Hilfe von Blutdruckabsenkungen unangenehme Bestrafungen in ihrer Wirkung abmildern.

Die Beziehung zwischen den von uns untersuchten 20 Kindern und ihren Eltern verschlechterte sich während des Lernens. Beim gemeinsamen Spielen war die Beziehung wesentlich positiver. Die Kinder mußten sich während des Lernens mit erheblich mehr sozialen Bestrafungen auseinandersetzen als während des Spielens.

Kinder können diese schwierige Situation auf verschiedene Weise bewältigen. Eine wichtige Möglichkeit ist die Erniedrigung des Blutdrucks. Eine niedrigere Erregung läßt insbesondere unangenehme Ereignisse besser ertragen. Dies konnte in zahlreichen Studien gefunden werden, die vor allem in Zusammenhang mit der sogenannten Soziopathie durchgeführt wurden (Schachter u. Latané 1964, Chesno u. Kilmann 1975). Unangenehme Ereignisse, wie soziale Strafen und Mißerfolge, wirken im Zustand der Untererregung weniger schlimm. *Hat das Kind seinen Blutdruck erniedrigt, so kann es also sowohl zu schwierige Aufgaben als auch Bestrafungen durch seine Eltern besser ertragen.* Es ist in diesem Zusammenhang interessant, daß Papoušek und Papoušek (1979) bei einem Säugling, der unangenehme Geräusche hörte, ein deutliches und schlagartiges Absinken der Erregung beobachteten.

Wenn sich Kinder durch die Erniedrigung ihres Blutdruckes gegen soziale Bestrafungen und Überforderungen schützen und gleichzeitig andere Nachteile in Kauf nehmen, so kann man die Lage dieser Kinder wie folgt beschreiben: Sie machen aus ihrer schwierigen Lage das Beste — natürlich aus ihrem Blickwinkel. *Sie entscheiden sich dafür, die Bestrafungen durch die Eltern abzumildern und dafür andere Nachteile in Kauf zu nehmen, zum Beispiel Lern- und Leistungseinbußen.* Diese anderen Nachteile versuchen sie dann wiederum mit den verschiedensten Mitteln erträglicher zu machen. Eine wichtige Möglichkeit besteht darin, das Ziel, lernen zu wollen, aufzugeben.

Hat ein Kind es aufgegeben, lernen zu wollen, macht es ihm weniger aus, wenn es beim Lernen versagt. Diese Bewältigungsmöglichkeit wurde bereits in Kap. 4 aufgezeigt. Eine der vielen anderen Lösungen besteht darin, die Wahrnehmungen der langfristigen Nachteile so gering wie möglich zu halten. Bei Kindern, die diesen Weg gehen, können Eltern sagen, was sie wollen — sie werden ihr Kind nicht davon überzeugen, daß das Vermeiden von Lernen zu Nachteilen führt. Was Eltern in einer derart verfahrenen Lage unternehmen können, wird insbesondere in Kap. 12 dargestellt.

In Kap. 12 werden auch Hilfestellungen für den schwierigsten Fall aufgezeigt. Wenn Kinder sehr häufig und sehr lange mit Hilfe von Blutdruckabsenkungen in Lernsituationen reagierten, können sie sich „paradox" verhalten. Sie senken dann ihren Blutdruck noch weiter ab, wenn die Eltern sich umstellen und sich besonders positiv verhalten. Ein solch widersprüchliches Verhalten ihres Kindes macht Eltern in aller Regel hilflos.

Eine wichtige Schlußfolgerung aus dem Berlyne-Modell verweist auch bereits auf das Kap. 12: Wenn Kinder in Lernsituationen ihren Blutdruck absenken, kann die Lernaufgabe als solche kaum bewirken, daß das Kind sich beim Lernen gut fühlt. In diesem Punkt unterscheiden sich Kinder, die den Blutdruck absenken, von leistungsstarken Kindern. Wenn Kinder ihren Blutdruck absenken, werden deshalb ein verstärktes positives Verhalten der Eltern und eine Zunahme der Selbstbelohnungen des Kindes wichtig. Hierdurch kann das Belohnungszentrum des Kindes direkt aktiviert werden. Die mangelnde Attraktivität der Aufgaben kann so ausgeglichen werden. Dadurch kann das Kind das Lernen insgesamt positiv erleben. Dies wiederum führt zu einer Normalisierung des Blutdrucks und einer Verbesserung des Lernverhaltens des Kindes.

Kapitel 6: Positives Verhalten der Eltern

Eltern kann es aus unterschiedlichsten Gründen wichtig sein, ihrem Kind bei der Bewältigung seiner Lernschwierigkeiten zu helfen. Jede Mutter und jeder Vater hat andere und ganz persönliche. Einige sollen hier genannt werden, sie gelten vor allem für den Schulbereich und den Bereich der frühen Förderung entwicklungsverzögerter oder behinderter Kinder, einige davon können auch auf den Freizeitbereich bezogen werden:

— Den Eltern tut es weh zu sehen, wieviel Unlust das Kind bei den täglichen Übungsaufgaben erlebt. Sie wünschen sich für ihr Kind, daß es beim Lernen Spaß, Freude und Erfolgserlebnisse erfahren kann.
— Die Eltern sehen, wie ihr Kind nachmittags oft über Stunden mit den Hausaufgaben beschäftigt ist. Dadurch hat es weniger Zeit zum Spielen. Die Eltern wissen, daß das Kind viel schneller fertig sein könnte, wenn es konzentriert und zügig arbeiten würde.
— Die Eltern spüren, daß das Kind die ihm zur Verfügung stehenden Fertig-keiten und Möglichkeiten bei weitem nicht ausnutzt. Es arbeitet in vielen Bereichen nur mit einem Teil seiner eigentlichen Leistungsfähigkeit. Besonders im Bereich der frühen Förderung entwicklungsverzögerter oder behinderter Kinder ist jedoch die Nutzung der gesamten Möglichkeiten eines Kindes wichtig.
— Die Eltern bemerken, wie das Üben zu einer Belastung für ihre Beziehung wird. Die täglichen Spannungen und Auseinandersetzungen im Zusam-menhang mit dem Lernen greifen auch in den Freizeitbereich hinein.
— Die Eltern wollen ihrem Kind die vielen Mißerfolge und unguten Erfah-rungen ersparen, die es beim Lernen zuhause, im Kindergarten und in der Schule immer wieder erlebt.

Das letzte Ziel bei der Bewältigung der Lernschwierigkeit ist, daß das Kind *selbständig und mit Freude* lernt. Eltern haben zwei Möglichkeiten, dieses Ziel zu erreichen: Sie lassen das Kind mit einer Schwierigkeit allein und hoffen, daß es sie allein bewältigt, oder sie führen die Selbständigkeit ihres

Kindes in kleinen und gut überlegten Schritten herbei. *Beide Vorgehensweisen sind gut, wenn sie Erfolg haben.* Normalerweise kommen in jeder Erziehung und bei jedem Kind beide Wege nebeneinander vor. Die meisten Eltern begleiten ihr Kind auf dem einen oder anderen Gebiet in kleinen Schritten in die Selbständigkeit. Sie tun das sehr häufig unbewußt. Jedoch gibt es in keiner Familie genug Zeit, um in allen Bereichen den Weg der kleinen Schritte zu gehen. Dies wäre auch nicht wünschenswert: Jedes Kind muß auch Bereiche haben, in denen es Erfahrungen damit sammelt, sich selbst überlassen zu sein.

Uns ist es wichtig, Eltern zu vermitteln, daß Erziehungsverhalten auf jedes einzelne Kind zugeschnitten sein muß. Das gleiche Verhalten kann bei verschiedenen Kindern ganz Unterschiedliches bewirken. Auch ein und dasselbe Kind kann in verschiedenen Bereichen und zu verschiedenen Zeitpunkten auf das gleiche Verhalten seiner Eltern unterschiedlich reagieren. Dies wurde bereits an verschiedenen Stellen dargestellt. Je schwieriger die Lernstörung, desto genauer müssen Eltern ihr Verhalten dem einzelnen Kind anpassen.

Eltern müssen sich gegenüber leistungsstarken und lernwilligen Kindern in bestimmten Bereichen anders verhalten als gegenüber Kindern mit Lernschwierigkeiten. Sie können lernstarke Kinder in den einzelnen Lernbereichen sehr früh sich selbst überlassen. Versuchen Eltern bei Kindern mit Lernschwierigkeiten das gleiche, so werden sie nur in Einzelfällen erfolgreich sein. Meist wird das Lernverhalten dieser Kinder gleich schlecht bleiben oder sich verschlechtern. Die Gründe dafür liegen auf der Hand:

— Aufgrund der negativen Selbstbewertungen, die das Kind gelernt hat, kommt es häufig zu Selbstbestrafungen.
— Selbstbestrafungen und verfestigte unangenehme Gefühle führen dazu, daß sich das Kind, auch wenn es ohne seine Eltern lernt, schlecht fühlt (siehe Kap. 2). Auch wenn es allein lernt, wird es daher häufig vermeiden, sich auf das Lernen einzulassen.
— Lernlücken und das Fehlen angemessener Lern- und Lösungswege können das Kind an vielen Stellen scheitern lassen. Wenn ihm dann niemand weiterhilft, erlebt das Kind noch mehr Mißerfolge. Ein erfolgreiches Erledigen der Hausaufgaben ist dann meist unmöglich.

Hat also ein Kind erst einmal eine Lernblockierung, so kann man selbständiges Arbeiten nur selten erreichen, indem man dem Kind die Selbständigkeit einfach abverlangt. Die Voraussetzungen, unter denen ein selbständiges Arbeiten des Kindes möglich ist, müssen vielmehr in aller Regel erst geschaffen werden. Hierzu ist es meist nötig, daß die Eltern zunächst wieder gemeinsam mit dem Kind lernen. Allerdings hilft dies nur, wenn das gemeinsame Lernen über längere Zeit positiv erfolgt. In kleinen Schritten, die an den jeweiligen Übungs- und Entwicklungsstand des Kindes angepaßt sind, ziehen sich die Eltern dann nach und nach aus den Hilfestellungen und dem gemeinsamen Lernen zurück. An dieser Stelle sei betont, daß ein solch gezieltes Lernen mit dem Kind nur in den Problembereichen nötig ist. In anderen Lernbereichen und Fächern kann das Kind bereits in dieser Zeit Erfahrungen mit dem selbständigen Arbeiten machen.

Aus den bisherigen Kapiteln geht hervor: Wenn Eltern ihrem Kind dabei helfen wollen, sich wieder mit Freude und Ausdauer auf das Lernen einzulassen, so müssen sie folgende Veränderungen erreichen:

— Sie müssen erreichen, daß es dem Kind beim Lernen gut geht.
— Sie müssen ihrem Kind zu einer positiven gedanklichen Selbststeuerung verhelfen.
— Soweit Lernlücken bestehen gilt es, diese allmählich zu schließen.
— Das Kind muß sich angemessene Lern- und Lösungswege aneignen.

Macht ein Kind über längere Zeit beim Lernen positive Erfahrungen, dann lernt es daraus, mit sich selbst gut umzugehen. Es lernt, sich für bestimmte Verhaltensweisen besonders zu belohnen und auf bestimmte Verhaltensweisen besonders stolz zu sein. So baut es eine günstige Selbststeuerung auf. Nur wenn ein Kind sich beim Lernen beispielsweise selbst loben und mit seiner Leistung annehmen kann, wird es von den Zuwendungen und der Belohnung der Eltern unabhängig. Erst dann ist es wirklich selbständig.

Kinder mit Lernstörungen brauchen in der Regel eine Zeit zwischen einem Dreivierteljahr und anderthalb Jahren, in der sie ein positives Lernen mit den Eltern erleben. So lange dauert es, bis sie die ehemals negative Selbststeuerung verlernt haben und sich positiv steuern können. Hinzu kommt die Zeit, die die Eltern zum Umlernen brauchen.

Verhalten, Gedanken und Gefühle des Kindes beim Lernen günstig zu beeinflussen, gelingt Eltern nur, wenn sie selbst sich ihrem Kind gegenüber positiv verhalten. Damit sind beispielsweise Verhaltensweisen gemeint wie:

— Mutter oder Vater sagen: „Das hast du toll gemacht!"
— Das Gesicht der Mutter ist lieb. Sie lächelt und freut sich sichtlich.
— Die Stimme der Mutter oder des Vaters ist angenehm.
— Der Vater schaut das Kind an und richtet sich in der Körperhaltung zum Kind aus.
— Mutter oder Vater nehmen das Kind in den Arm.

Diese Verhaltensweisen sind Belohnungen (siehe Kap. 2). Sie haben gegenüber allen anderen Formen der Belohnung den Vorteil, daß sie in unmittelbarem zeitlichen Zusammenhang mit dem Verhalten des Kindes eintreten können. Dadurch kann das Kind sie unbewußt und bewußt am besten erfassen und mit seinem Verhalten in Verbindung bringen. Dies macht diese Art der Belohnung besonders wirksam.

Das Kind anders wahrnehmen

Ein Lob oder eine andere Form der Zuwendung wird vom Kind nur dann verstanden, wenn es von den Eltern ehrlich gemeint ist. Dies ist nur dann der Fall, wenn es den Eltern gelingt, das positive Verhalten des Kindes auch tatsächlich wahrzunehmen, positiv zu beurteilen und sich darüber zu freuen. Aus verschiedensten Gründen kann es sein, daß Eltern Schwierigkeiten haben, sich über das positive Lernverhalten ihres Kindes zu freuen. Sie können beispielsweise innerlich ärgerlich sein, weil das Kind so lange gebraucht hat, bis es sich richtig auf das Arbeiten eingelassen hat. Sie können mit den Gedanken bei der nächsten Klassenarbeit sein und sich wegen einer möglichen schlechten Note Sorgen machen.

Wenn sich Eltern schlecht fühlen, können sie ein Lob vielleicht noch sprachlich vermitteln. Gleichzeitig werden sie ihr Kind jedoch auf verschiedenste Weise bestrafen. Ihre unguten Gefühle werden sie unbewußt zum Beispiel über einen weniger angenehmen Klang der Stimme, ein weniger warmes Gesicht usw. ausdrücken. Dadurch wird dem Kind durch das nichtsprachliche Verhalten seiner Eltern eine bestrafende Botschaft vermittelt.

Wenn Eltern über die Sprache loben und gleichzeitig über andere Verhaltensweisen strafen, kommt das Kind in einen Konflikt. Wie in Kap. 13 und 14 dargestellt wird, nehmen Kinder in einer solchen Situation vor allem das nichtsprachliche Verhalten ihrer Eltern wahr. Voraussetzung für echtes Loben ist, daß auf der sprachlichen und auf der nichtsprachlichen Ebene das gleiche ausgedrückt wird. Dies können Eltern nur erreichen, wenn sie ihr Kind tatsächlich positiv wahrnehmen. Eltern können dies lernen, allerdings ist es nicht einfach.

Folgendes kann für Eltern dabei oft schwierig sein: Eltern reagieren auf das Verhalten des Kindes selbst mit mehr oder weniger verfestigten Verhaltensweisen, Erwartungen und Gefühlen, die das Ergebnis ihrer eigenen Lerngeschichte sind. Mit ihren Möglichkeiten müssen Eltern auf das Verhalten ihres Kindes reagieren. Dabei macht ihr Kind es ihnen nicht immer leicht.

Mit den zwei Beispielen auf der folgenden Seite soll gezeigt werden, wie eine veränderte Wahrnehmung der Eltern dazu führen kann, daß sie sich gegenüber ihrem Kind positiver verhalten.

Beispiel 1

Ungünstigere Wahrnehmung

Ein Vater hat seinem Sohn ausführlich erklärt, wie eine Textaufgabe zu lösen ist. Er hat jedoch nicht bemerkt, daß er beim Erklären zu schnell war. Er hat ebenfalls nicht bemerkt, daß sein Sohn durch die schnellen und schwierigen Erklärungen überfordert war und deswegen nicht folgen konnte. Daher hatte der Sohn während des Erklärens schon nach kurzer Zeit abgeschaltet.

Was der Vater jedoch wahrnimmt, ist: „Obwohl ich meinem Sohn erklärt habe, wie es geht, löst er die Aufgabe nicht richtig." Da er nicht bemerkt hat, daß sein Sohn beim Erklären überfordert war, hat er nur zwei Möglichkeiten, das Verhalten seines Sohnes zu begründen: „Er ist dumm" oder „Er will nicht." Dadurch werden Gefühle der Enttäuschung oder des Ärgers bei ihm entstehen, mit denen er seinen Sohn unbewußt bestrafen wird.

Günstigere Wahrnehmung

Während des Erklärens achtet der Vater darauf, langsam und einfach zu sprechen. Dabei schaut er seinen Sohn genau an. Durch das genaue Wahrnehmen seines Sohnes überprüft er in jedem Augenblick, ob dieser seinen Erklärungen noch folgen kann. Stellt er fest, daß der Sohn an einer Stelle den Erklärungen nicht mehr folgen kann, so vereinfacht er die Erklärung weiter.

Aufgrund der Vereinfachung kann der Sohn der Erklärung besser folgen. Da sein Vater ihn genau anschaut, nimmt er in vielen Momenten wahr: „Meinem Sohn gelingt es, mitzudenken". Weiter könnte er sich sagen: „Es ist ein ganz wichtiger Lernschritt für meinen Sohn, daß er beginnt, meinen Erklärungen zu folgen." Diese veränderte Wahrnehmung der Situation wird ein gutes Gefühl beim Vater auslösen. Dieses gute Gefühl wird sich in seinem freundlichen Gesicht und seiner warmen Stimme ausdrücken.

Beispiel 2

Ungünstigere Wahrnehmung

In der Schule wurde ein unvorbereitetes Diktat geschrieben. Die Tochter hat eine 5 geschrieben. Die Mutter nimmt wahr: „Jetzt üben wir schon so lange und sie schreibt wieder nur eine 5. Das Üben ist einfach sinnlos. Sie ist einfach zu dumm", oder „Sie gibt sich einfach keine Mühe." Diese Wahrnehmung der Wirklichkeit wird bei der Mutter zu Ärger und Enttäuschung führen. Dadurch wird sie ihre Tochter unbewußt für die schlechte Note bestrafen. Dies wird sich sehr negativ auf die Bereitschaft der Tochter, weiter Rechtschreiben zu üben, auswirken.

Günstigere Wahrnehmung

Die Mutter schaut sich das Diktat mit viel Ruhe an. Sie streicht im Diktat die Worte an, die sie mit ihrer Tochter in den letzten zwei Wochen geübt hat. Dabei stellt sie fest: Nur sieben der schwierigen Worte, die im Diktat vorkamen, hatte sie vorher mit der Tochter geübt. Von diesen geübten Worten hat die Tochter sechs richtig geschrieben. Diese veränderte Wahrnehmung der Mutter führt zu einer völlig anderen Bewertung des Verhaltens ihrer Tochter. Sie wird sagen: „Toll, sie hat sich viel Mühe gegeben, die Worte, die sie kann, auch im Diktat richtig zu schreiben", oder „Man sieht, wie es ihr hilft, daß wir zusammen Rechtschreibung üben. Was wir geübt haben, macht sie auch im Diktat richtig."

Aufgrund dieser genaueren Wahrnehmung der Leistung ihrer Tochter wird sich
die Mutter über deren Anstrengung freuen
können. Dadurch belohnt sie sie.

Das Kind genauer wahrnehmen

Eine der wichtigsten Möglichkeiten, das Verhalten von Kindern zu beeinflussen, liegt darin, Unterschiede in Dauer und Stärke der Belohnung zu
machen. Dazu ist es wichtig, sehr genau wahrzunehmen, wann sich ein Kind
besonders anstrengt oder wann ihm etwas besonders gut gelungen ist. Wird
ein Kind in solchen Augenblicken ganz besonders stark gelobt, so stabilisiert
sich das entsprechende Verhalten. Kinder sind enorm feinfühlig in der Wahrnehmung solcher Unterschiede in der Zuwendung. In folgenden Augenblicken
ist es beispielsweise günstig, das Kind ganz besonders deutlich zu loben:

— Daniel denkt oft nicht nach, bevor er ein Wort schreibt. Deshalb schreibt
   er häufig Worte falsch, obwohl er sie sicher beherrscht. Gelegentlich beobachtet seine Mutter jedoch auch, daß er vor einem schwierigen Wort
   eine Pause macht und sich bemüht, dieses Wort aus seinem Gedächtnis
   abzurufen. Sie nimmt ihn an diesen Stellen in den Arm und lobt ihn ganz
   besonders stark.
— Markus ist noch sehr unselbständig. Seine Mutter muß ihm meist sehr
   genau sagen, was er als nächstes tun soll, zum Beispiel: „Holst du bitte
   dein Rechenbuch raus?", „Schaust du nun im Hausaufgabenheft nach, was
   ihr heute machen müßt?" usw. Heute hat Markus ohne Aufforderung sein
   Buch herausgeholt und es auf der richtigen Seite aufgeschlagen. Seine
   Mutter läßt sich viel Zeit, ihn dafür ausgiebig zu loben.

Wie stark Eltern ihr Kind loben sollten, hängt in ganz besonderem Maße
davon ab, wie ihr Kind auf das Lob reagiert. Ein gleich starkes Lob wird von
verschiedenen Kindern ganz unterschiedlich verarbeitet. Das gleiche Kind
wird sich bei verschiedenen Lerninhalten und in verschiedenen Augenblicken
des Lernens unterschiedlich über ein Lob freuen. Ein Kind wird bereits
strahlen und mit Begeisterung weiterarbeiten, wenn seine Mutter nur kurz
„gut!" sagt, ein anderes wird selbst dann keine Anzeichen von Freude zeigen,
wenn die Mutter mit begeisterter Stimme sagt: „Das hast du ja heute ganz toll
gemacht!" und dabei das Kind in den Arm nimmt. Ein Kind wird um so
schlechter auf ein Lob reagieren,

— je negativer es sich selbst bewertet und je stärker diese negativen Selbstbewertungen bereits verfestigt sind. Es setzt dann der positiven Bewertung

108

seiner Leistungen durch die Eltern automatisch seine eigene ungünstige Bewertung entgegen;

— je stärker unangenehme Gefühle des Kindes bereits fest an das Lernen gekoppelt sind. Das Lob muß dann so stark sein, daß es trotz der überlernten negativen Gefühle bewirkt, daß sich das Kind gut fühlt;

— je stärker das Kind seinen Blutdruck abgesenkt hat. Darauf soll in Kap. 12 ausführlich eingegangen werden.

Einige Kinder dämpfen das Lob ihrer Eltern dadurch, daß sie ihre Eltern nicht mehr anschauen. Das Wegschauen war für diese Kinder früher meist sinnvoll. Sie konnten dadurch beispielsweise Bestrafungen vermeiden, die die Eltern über ihren Gesichtsausdruck vermittelten. Indem die Kinder wegschauten, nahmen sie diese Bestrafungen weniger deutlich wahr. Manche Kinder haben auch gelernt, über das Wegschauen ihre Eltern zu strafen. Es ist für sie eine Möglichkeit, Machtkämpfe auszutragen. Hat ein Kind erst einmal gelernt, seine Eltern beim gemeinsamen Arbeiten nicht mehr anzuschauen, so kann es auch ein warmes Gesicht, das sich über die erbrachte Leistung freut, nicht mehr sehen. Es ist dann besonders auf den Klang der Stimme, körperliches Lob (Streicheln) und die Sprache angewiesen.

Wie stark Eltern ihr Kind loben müssen, können sie allein durch sehr genaues Hinschauen feststellen. Es ist für das Kind wenig hilfreich, wenn Eltern nur loben, um gelobt zu haben — sie wollen ihrem Kind ja mit dem Lob eine bestimmte Mitteilung machen. Daher müssen sie alles tun, damit diese Botschaft auch bei ihrem Kind ankommt. Ob dies der Fall ist, können sie nur am Verhalten ihres Kindes wahrnehmen. Reagiert ihr Kind auf normales Loben nicht, dann muß das Lob eben ganz besonders stark sein. Oft ist es dazu hilfreich, das Kind in den Arm zu nehmen, damit es die Zuwendung zusätzlich über seinen Körper spüren kann. Wenn ein Kind schlecht auf Lob reagiert, so gibt es noch eine weitere Möglichkeit, das Lob stärker zu vermitteln: Ein Lob wird um so besser beim Kind ankommen, je mehr sich die Eltern für das Loben Zeit lassen. Anhand des folgenden Beispiels soll gezeigt werden, wie Eltern unterschiedlich stark loben können:

Beispiel: Der sechsjährige Björn läßt sich häufig schlecht auf das Erledigen der Hausaufgaben ein. Jetzt hat er sich bemüht und in seinem Heft eine ganze Reihe lang den Buchstaben „M" geschrieben.

Erste Verhaltensmöglichkeit: Sein Vater freut sich, daß es Björn gelungen ist, sich auf das Arbeiten einzulassen. Er sagt: „Prima hast du das gemacht, und jetzt kommt noch eine Reihe mit ‚U'!" Der Vater drückt das Lob mit seinem Gesicht, seiner Stimme und seiner ganzen Körperhaltung aus. Eigentlich müßte es bei Björn ankommen. Dennoch reagiert Björn auf das Lob in keiner

Weise. Der Vater hat in einem Atemzug Lob und nächste Arbeitsanweisung gegeben. Björn hat dadurch kaum Zeit, das Lob wahrzunehmen und zu verarbeiten. Was kann der Vater verändern?

Zweite Verhaltensmöglichkeit: Björns Vater verhält sich zunächst genauso wie gerade beschrieben. Nachdem er Björn gelobt hat, macht er jedoch eine Pause und schaut seinen Sohn genau an. Er wartet, bis Björn ihn anschaut. Die Blicke von Sohn und Vater treffen sich. Björn sieht das freundliche und wohlwollende Gesicht seines Vaters und beginnt, leicht zu lächeln. Damit hat ihn das Lob erreicht.

Dritte Verhaltensmöglichkeit: Es gibt Kinder, die ganz besonders große Schwierigkeiten haben, sich über ein Lob zu freuen. Dazu gehören insbesondere die Kinder, die während des Lernens ihren Blutdruck deutlich absenken (siehe Kap. 5 und 12). Bei diesen Kindern ist es wichtig, ganz besonders stark zu loben. Nehmen wir an, auch das eben beschriebene Verhalten des Vaters hätte zu keiner erkennbaren Freude bei Björn geführt: Der Vater hätte Björn gelobt und eine deutliche Pause gemacht. Das Gesicht von Björn wäre jedoch immer noch ernst geblieben. Nun kann sein Vater folgendes tun: Sobald Björn ihn anschaut, lobt der Vater ihn nun noch einmal stärker. Er sagt: „Jetzt hast du eine ganze Reihe lang den Buchstaben ‚M‘ so schön geschrieben! Also weißt du, ich finde das ganz toll, daß du so gut mitmachst!" Er spricht langsam und klar. Er belohnt Björn gleichzeitig über sein nichtsprachliches Verhalten, durch eine besonders warme Stimme und ein besonders freundliches Gesicht. Er nimmt Björn in den Arm. Er macht eine Pause und läßt seinem Sohn Zeit, das Lob innerlich zu verarbeiten.

Sich beim Loben Zeit zu nehmen, ist besonders für Kinder wichtig, die beim Lernen negative Selbstbewertungen aufgebaut haben. Besonders diese Kinder müssen ganz bewußt verarbeiten, daß sich das Verhalten ihrer Eltern verändert hat. Dafür brauchen sie Zeit. Es kann zunächst wichtiger sein, sich für das Loben Zeit zu lassen, als mit dem Lernen selbst schneller voranzukommen.

Wenn Eltern sich bemühen zu loben, haben sie es manchmal schwer. Ihr Kind braucht einige Zeit, sich auf das neue Verhalten einzustellen. Manche Kinder möchten am Anfang ihren Eltern gar nicht zeigen, daß es ihnen bei der vielen Zuwendung gut geht. Es ist ihnen noch ungewohnt. Daher unterdrükken sie ihre Freude. Wenn Eltern genau hinschauen, sehen sie dies.

Das Lob in kleinen Schritten wieder zurücknehmen

Wenn Eltern ihr Kind genau wahrnehmen, bemerken sie auch, wann sie es nicht mehr so stark zu loben brauchen. Das letzte Ziel soll ja sein, daß das Kind selbständig arbeiten kann. Wenn es in der Schule eine Aufgabe löst oder zuhause seine Hausaufgaben allein erledigt, wird es nicht mehr in jedem Augenblick gelobt. Bis dahin muß es gelernt haben, sich selbst zu loben. Ist ein Kind eine Zeitlang sehr stark gelobt worden, und dieses Lob fällt zu einem bestimmten Zeitpunkt *plötzlich* weg, so ist das für das Kind ein schwieriger Augenblick. Wenn der Unterschied sehr groß ist, sind viele Kinder überfordert. Es ist daher entscheidend, daß das Lob und die Zuwendung der Eltern allmählich in kleinen Schritten zurückgenommen werden. So können Kinder Schritt für Schritt lernen, die wegfallenden Belohnungen der Eltern durch Selbstbelohnungen zu ersetzen. Je kleiner die Schritte, desto besser gelingt ihnen dies. Auch hier müssen Eltern genau hinschauen. Sollten sie einmal zu schnell vorangegangen sein, müßten sie wieder auf eine frühere Stufe zurückgehen. Der Vater von Björn aus unserem obigen Beispiel könnte sein Verhalten über die Zeit hinweg folgendermaßen verändern:

Beispiel: Nachdem Björn über einige Zeit in der beschriebenen Weise stark gelobt wurde, bemerkt der Vater eine Veränderung: Wenn sich Björn an einer Stelle gut auf das Lernen eingelassen hat, schaut er von allein seinen Vater an und lächelt ein wenig. Daran erkennt der Vater, daß Björn nun schon erwartet, daß er für sein Bemühen gelobt wird. Diese Erwartung bedeutet den Beginn einer positiven Selbststeuerung. Seine Freude wird nun nicht mehr erst durch das Lob seines Vaters ausgelöst, sondern er freut sich ein klein wenig aus sich selbst heraus. Er tut dies, weil er sich sagt: „Ich habe mir Mühe gegeben, mein Vater wird sich freuen" oder „Toll, ich habe mich angestrengt!" Der Vater wird Björn nun noch einige Zeit so stark loben wie bisher. Dann wird er allmählich beginnen, Björn wieder schwächer zu loben, bis er wieder bei einer „normalen" Stärke des Lobens angelangt ist. Dabei achtet er stets darauf, daß Björns Freude am Arbeiten erhalten bleibt.

Der nächste Schritt wäre dann, nicht mehr jedesmal zu loben, wenn das Kind das erwünschte Verhalten gezeigt hat. Zunächst wird nur ab und zu nicht gelobt. Schritt für Schritt werden die Abstände zwischen den Belohnungen des Kindes immer größer.

Die letzte Stufe wäre dann ein wirklich selbständiges Arbeiten des Kindes. Durch das bisherige Üben muß sichergestellt sein, daß das Kind die gestellten Aufgaben auch wirklich allein und ohne Hilfe durch die Eltern lösen kann. Wird beispielsweise beim Rechnen eine bestimmte Aufgabenstellung vom Kind noch nicht ganz sicher beherrscht, so ist es verständlicherweise zu früh, vom Kind zu fordern, diesen Aufgabentyp allein zu lösen. Wie ein erster Schritt zum selbständigen Arbeiten aussehen kann, soll noch einmal am Beispiel von Björn gezeigt werden. Wir gehen davon aus, daß Björn inzwischen sicher in der Lage ist, jeweils eine Zeile lang sorgfältig Buchstaben zu schreiben, wenn diese zu Beginn der Zeile vorgegeben sind.

Beispiel: Björns Vater könnte nun langsam und freundlich zu ihm sagen: „Paß mal auf, Björn. Du kannst jetzt schon so toll Buchstaben schreiben! *(Pause)* Weißt du was, ich glaube, das schaffst du jetzt sogar schon ganz alleine! *(Pause)* Ich schreibe jetzt hier in die erste Zeile ein ‚O‘ *(tut es).* In die zweite Zeile schreibe ich ein ‚E‘ *(tut es).* Ich möchte jetzt, daß du ganz allein beide Zeilen fertig machst, so wie wir das bisher zusammen gemacht haben. *(Pause)* Ich gehe jetzt raus. Hol mich bitte, wenn du damit fertig bist!"

Der Vater wartet draußen, bis Björn ihn wieder holt. Dann schaut er gemeinsam mit Björn sein Heft an. Da Björn jetzt einen nächsten, sehr schwierigen Schritt, nämlich allein zu arbeiten, erfolgreich bewältigt hat, lobt sein Vater ihn nun wieder ganz besonders stark. Er nimmt ihn in den Arm und läßt sich viel Zeit für das Loben. Vielleicht holt er sogar die Mutter hinzu und zeigt ihr in Björns Gegenwart: „Du schau mal, der Björn hat das heute ganz allein gemacht!"

Kinder werden am schnellsten selbständig, wenn die ersten Schritte in Richtung Selbständigkeit erfolgreich sind. Dazu ist folgendes zu beachten: *Das Kind wird Aufgaben nur dann allein lösen können, wenn es dazu in Gegenwart der Eltern bereits in der Lage war.* Eltern müssen hier genau beobachten und ihr eigenes Verhalten sehr sorgfältig überprüfen. Oft übersehen Eltern während des gemeinsamen Lernens, daß die Kinder die Aufgaben nur aufgrund ihrer Hilfestellungen lösen können. Sie nehmen an, daß sie keine Hilfestellungen geben. Unbewußt helfen sie jedoch ihrem Kind immer wieder über schwierige Stellen hinweg. So kann beispielsweise eine Mutter leicht mit den Mundwinkeln zucken, wenn das Kind einen falschen Lösungsweg benutzen möchte, oder wohlwollend lächeln, sobald es den richtigen Lösungsweg einschlägt. Kinder können lernen, auf solche Hilfestellungen zu bauen. Sind sie dann auf sich allein gestellt, so fehlen ihnen die Hilfen — sie versagen. Erst wenn Kinder in Gegenwart ihrer Eltern wirklich selbständig arbeiten können, können sie es auch allein.

Der Erfolg des selbständigen Lernens hängt auch von seiner Dauer ab. Die Zeit, die ein Kind am Stück selbständig arbeiten soll, sollte ebenfalls in kleinen Schritten gesteigert werden. Es ist wichtig, anfangs nur sehr kurze Aufgaben selbständig erledigen zu lassen. Björns Vater läßt diesen daher zunächst nur zwei Zeilen allein schreiben. Entsprechende Aufgaben könnten für andere Kinder sein: fünf Plus-Aufgaben allein rechnen, zwei neue englische Vokabeln so lernen, daß sie nachher sicher beherrscht werden, oder zehn Zeilen im Biologiebuch so lesen, daß der Inhalt nachher wiedergegeben werden kann. Gerade Kinder, die einmal eine Leistungsstörung hatten, können leicht wieder abschalten, wenn man zu Beginn ein zu langes selbständiges Arbeiten von ihnen verlangt. Dies muß in jedem Fall vermieden werden. Das Kind sollte erst gar keine Gelegenheit erhalten, alte ungünstige Verhaltensweisen neu zu lernen.

Wenn Eltern beginnen, ihr Kind genauer wahrzunehmen, so wird ihnen noch etwas anderes besser gelingen: Sie können mit ihrem sprachlichen Lob das, was das Kind tut, genauer benennen. Nehmen wir an, ein Kind hat sich auf das Arbeiten eingelassen. Dies ist bereits ein Fortschritt für das Kind. Weil es sich so bemüht hat, gelang es ihm besonders gut, auf die Groß- und Kleinschreibung aufzupassen. Nach einem Punkt beispielsweise hatte es nur noch einmal klein weitergeschrieben. Die Groß- und Kleinschreibung war in den letzten Wochen viel geübt worden. Die Mutter hat nun mehrere Möglichkeiten zu loben. Sie kann sagen: „Prima, das hast du gut gemacht." Wenn sie genauer hingeschaut hat, könnte sie noch genauer sagen: „Prima, du hast dir viel Mühe gegeben." Wenn es ihr wichtig ist, daß ihr Kind am nächsten Tag wieder besonders auf die Groß- und Kleinschreibung achtet, kann sie nochmals genauer werden, etwa: „Prima, du hast dich toll bemüht. Du hast immer aufgepaßt, ob man ein Wort groß oder klein schreibt."

Ausreichende gemeinsame Freizeit

Positives Verhalten von Eltern hat mehrere Seiten. Mit einer haben wir uns bisher in diesem Kapitel ausführlich auseinandergesetzt: „Wie können sich Eltern in einem bestimmten Augenblick positiv verhalten?"

Positives Verhalten von Eltern insgesamt wird jedoch auch dadurch mitbestimmt, wieviel sie gemeinsam mit ihrem Kind an Freizeitaktivitäten unternehmen. Oft gehen die gemeinsamen Aktivitäten durch die ständigen Auseinandersetzungen verloren. Doch vieles geht leichter, wenn Eltern und Kind über die Woche hinweg ausreichend Zeit haben, zusammen etwas zu tun, was ihnen Spaß macht — außerhalb gezielten Übens und Lernens. Diesen Punkt sollten Eltern immer wieder neu prüfen.

Das Umlernen der Eltern

Umzulernen und sich anders zu verhalten ist schwer. Viele Verhaltensweisen der Eltern sind bereits verfestigt. Manche stammen aus ihrer eigenen Kindheit. Andere haben sie in der Zeit des gemeinsamen Lernens mit dem Kind hinzugelernt. In gleicher Weise können ungünstige Bewertungen verfestigt sein. Solche ungünstigen Bewertungen könnten sein: „Ich lerne ungern

Deutsch mit Stephan", „Er wird das nie schaffen" oder „Ich bin eine schlechte Mutter, ich schaffe es nicht, ihm bei seinen Schwierigkeiten zu helfen."

Es ist wichtig, sich beim Umlernen verfestigter Verhaltensweisen und Gedanken sehr viel Zeit zu lassen. Solche Umlernprozesse brauchen viele Monate, in denen sich die Eltern ständig anstrengen. Anfangs wird es den Eltern sehr mühsam und ungewohnt erscheinen, sich anders zu verhalten. Mit der Zeit wird das neue Verhalten und das neue Denken für sie immer selbstverständlicher und gehört dann allmählich zu ihrer Person. Je mehr ein Mensch unter Zeitdruck steht, desto eher greift er auf alte, verfestigte Verhaltensweisen zurück. Zeitdruck bedeutet daher eine große Erschwernis für das Umlernen und führt zu häufigen Rückfällen. Eltern können auch lernen, mit sich selbst positiv umzugehen und nachsichtig zu sein. Sie haben es besonders schwer, wenn die Bedingungen für das Umlernen ungünstig sind. Dies könnte in folgenden Situationen der Fall sein:

— Die Eltern sind durch ihre eigenen Lebensumstände stärker belastet, und es gelingt ihnen beim gemeinsamen Lernen nicht, diese Belastungen auszublenden. Es bestehen beispielsweise Probleme in der Partnerschaft oder im Beruf, oder die Eltern fühlen sich in ihrem Tagesablauf häufig überfordert.

— Die Eltern setzen sich wegen der schulischen Leistungen ihres Kindes stark unter Druck und gestehen sich und ihrem Kind nicht die Zeit zu, die für eine Veränderung notwendig wäre. Sie beginnen den Veränderungsprozeß beispielsweise ein Vierteljahr vor den Versetzungszeugnissen mit dem Ziel, daß das Kind doch noch versetzt wird. Besteht ein solcher Zeitdruck, so ist zu beobachten, daß Eltern vergleichsweise häufiger immer wieder auf verfestigte ungünstige Verhaltensweisen zurückgreifen. Dadurch wird ihr eigenes Umlernen und damit auch ein Umlernen des Kindes unmöglich.

— Die Eltern haben sich, ohne daß äußerer Druck besteht, angewöhnt, Dinge sehr schnell zu tun. Entweder tun sie dies überhaupt an vielen Stellen oder nur während des gemeinsamen Arbeitens mit dem Kind. Hier wäre der erste Veränderungsschritt für die Eltern: bewußt darauf zu achten, langsam vorzugehen, langsam zu sprechen, Pausen zu machen.

Wollen Eltern ihr Verhalten beim gemeinsamen Lernen ändern, so ist es günstig, dazu zunächst nur ein oder zwei Verhaltensweisen auszuwählen. Es empfiehlt sich, sich anfangs vor dem gemeinsamen Lernen Zeit zu nehmen und sich diese Verhaltensweisen noch einmal durch den Kopf gehen zu lassen. Je mehr Zeit sich Eltern während des gemeinsamen Lernens lassen, desto besser wird es ihnen gelingen, ihr Verhalten umzustellen. Diese größere Langsamkeit wird, wie wir oben gesehen haben, dem Kind in gleichem Maße zugute kommen. Auch das Kind hat dadurch mehr Zeit, die veränderte Wirklichkeit zu verarbeiten. Es hat, wie wir im nächsten Kapitel sehen werden, dadurch auch mehr Zeit, Lerninhalte innerlich zu wiederholen und kann sie sich dadurch besser einprägen.

Positives Verhalten der Eltern, wie es in diesem Kapitel vorgeschlagen wurde, braucht jedes Kind. Entgegen früheren und zum Teil noch gegenwärtigen Vorstellungen reicht jedoch positives Verhalten allein bei vielen Kindern mit Lernstörungen nicht aus. Lernstörungen sind in der Regel zu schwierig, um erfolgreich durch das Verändern einer einzigen Größe behandelt zu werden. In den folgenden Kapiteln werden weitere Einflußmöglichkeiten vorgestellt, die in vielen Fällen das positive Verhalten der Eltern ergänzen müssen.

Kapitel 7: Helfen durch Wiederholen

Babies können dieselben Dinge immer wieder tun. Das ständige Wiederholen der gleichen Bewegungen oder der gleichen Laute übt sie und macht ihnen ganz offensichtlich Freude (Papoušek 1977; Papoušek u. Papoušek 1987). Auch ältere Kinder beschäftigen sich oft stundenlang mit denselben Tätigkeiten und Spielen. Das gleiche kann im schulischen Bereich beobachtet werden: Lernfreudige Kinder wiederholen selbständig Lerninhalte bis sie sie beherrschen.

Kinder mit Lernstörungen haben es in den von der Störung betroffenen Bereichen meist verlernt, zu wiederholen. Nicht mehr angemessen wiederholen zu können, ist ein wesentliches Merkmal der meisten Lernstörungen. Daraus ergibt sich eine Vielzahl von Folgeproblemen, die die Entwicklung des Kindes im Rahmen von Frühförderung, Schule und Freizeit sehr ungünstig beeinflussen können. Es ist daher ein ganz wichtiger Baustein zur Bewältigung der Lernstörung, dem Kind zu angemessenem Wiederholen zu verhelfen.

Verbesserung der Gedächtnisleistung

In Lernsituationen werden Kind und Eltern besonders stark dadurch belastet, daß das Kind einmal gelernte Inhalte zu schnell wieder vergißt. So berichten Eltern häufig, daß die Rechtschreibung bestimmter Worte schon so oft geübt wurde und das Kind diese Worte beim nächsten Diktat dennoch wieder falsch schrieb; schon so oft wurden die Regeln für Groß- und Kleinschreibung besprochen, und schon wieder hat das Kind einen Großteil der Hauptwörter klein geschrieben; oder ein bestimmter Rechenweg, den das Kind letzte Woche nach mühsamem Üben endlich verstanden hatte, ist nun wieder „wie weggeblasen".

Häufiges Vergessen dämpft die Bereitschaft des Kindes zu lernen: Wenn das Kind viel vergißt, erlebt es beim Lernen weniger Erfolge und mehr Mißerfolge. Mit zunehmender Häufigkeit von Mißerfolgsgefühlen erhöht sich die Wahrscheinlichkeit, daß sich unangenehme Gefühle an das Lernen koppeln. Das Kind wird daher eher versuchen, mit Hilfe verschiedenster Verhaltensweisen die Übungssituation zu vermeiden. Dazu kann es beispielsweise seinen Blutdruck erniedrigen.

Macht das Kind oft die Erfahrung, bereits geübte Lerninhalte wieder vergessen zu haben, so wirkt sich dies nicht nur auf seine Gefühlslage ungünstig aus, sondern auch auf seine innere Einstellung zum Lernen. Aufgrund der Mißerfolge hat es Gedanken wie: „Ich habe einfach ein schlechtes Gedächtnis", „Üben ist sinnlos, ich vergesse sowieso alles wieder", „Es macht keinen Sinn, sich die Rechtschreibung eines Wortes genau anzuschauen, weil man das sowieso wieder vergißt", oder einfach „Ich bin ja doof". Ähnlich werden auch die Eltern die Merkfähigkeit ihres Kindes bewerten, wenn sie feststellen, daß es Geübtes immer wieder vergißt. Indem sie dann beispielsweise sagen: „Mein Kind kann so schlecht behalten" beeinflussen sie die gedanklichen Selbstbewertungen des Kindes zusätzlich ungünstig.

Je mehr ein Kind entsprechende ungünstige Bewertungen seiner Merkfähigkeit erlernt und benutzt, desto mehr wird es aufgeben, sich zu bemühen. Warum sollte man sich anstrengen, Lerninhalte aufzunehmen, die man einige Zeit später doch wieder vergessen hat? In Kap. 4 wurde gezeigt, wie sich derartig ungünstige gedankliche Steuerungen verfestigen können, wenn das Kind sie häufig verwendet. Mit zunehmender Verfestigung werden entsprechende negative Selbstbewertungen immer mehr zum festen Bestandteil der Persönlichkeit des Kindes. Es wird sie dann nur noch sehr schwer wieder ablegen können.

Eltern können ihren Kindern helfen, besser zu behalten, wenn sie entsprechendes Wissen über die Vorgänge beim Lernen und Vergessen haben. Dadurch können sie ihre Kinder auch vor den dargestellten ungünstigen Auswirkungen des ständigen Vergessens schützen. Bereits im letzten Jahrhundert führte Hermann Ebbinghaus (1885) eine Vielzahl von Experimenten zum menschlichen Gedächtnis durch. In diesen Experimenten zeigte er, daß Gelerntes über die Zeit hinweg nicht gleichmäßig schnell vergessen wird: In der Zeit unmittelbar nach dem Lernen wird am schnellsten vergessen. Je größer der zeitliche Abstand vom Zeitpunkt des Lernens ist, desto weniger Wissen wird zusätzlich vergessen (Abb. 20).

Der „Zeitpunkt des Erlernens" in Abb. 20 ist der Moment, zu dem ein Mensch sich einen bestimmten Lerninhalt erarbeitet und gemerkt hat. Beispielsweise könnte dies der Zeitpunkt sein, zu dem sich ein Kind den aufgeschriebenen Buchstaben „A" genau angeschaut und sich dazu die Benennung „A" gemerkt hat. Wird dem Kind nur wenige Sekunden später erneut das „A" gezeigt und nach seiner Benennung gefragt, so ist die Wahrscheinlichkeit groß, daß das Kind die Benennung noch kennt. Je mehr Zeit verstreicht, bis der Buchstabe „A" wiederholt wird, desto unwahrscheinlicher wird es, daß sich das Kind an die Benennung erinnern kann.

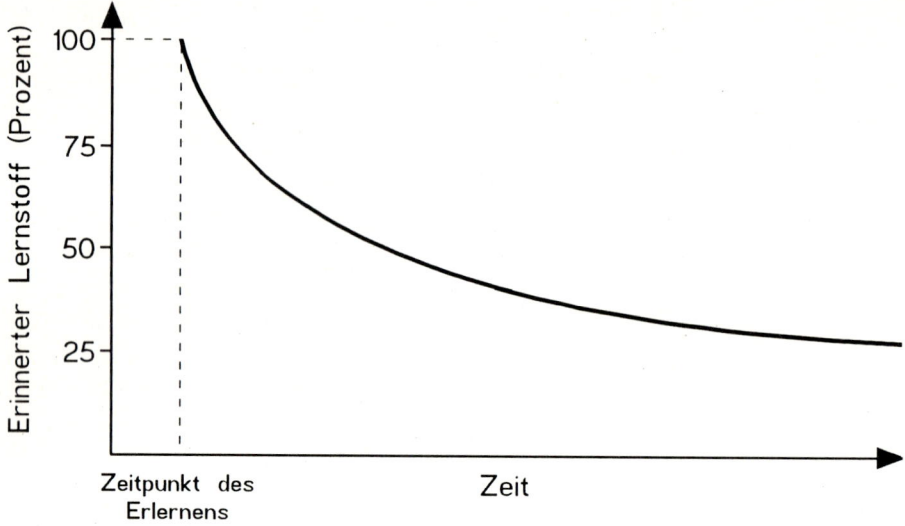

Abb. 20. Vergessenskurve nach Ebbinghaus (1885). Die Kurve drückt den Verlauf des Vergessens eines Lernstoffs nach seiner Aneignung aus

Die Vergessenskurve von Ebbinghaus gilt jedoch nicht nur für das Vergessen innerhalb einer Übungssituation, sondern auch für das Vergessen über Tage und Wochen hinweg. Hat das Kind an einem bestimmten Tag („Zeitpunkt des Erlernens" in Abb. 20) gelernt, den Buchstaben „A" sicher zu benennen, so ist es sehr wahrscheinlich, daß es sich am nächsten Tag noch daran erinnert. Je mehr Tage bis zur Wiederholung verstreichen, desto geringer ist die Wahrscheinlichkeit, daß das Kind die Benennung noch weiß.

Wie steil die Vergessenskurve abfällt, das heißt, wie schnell ein gelernter Inhalt vergessen wird, hängt von einer Reihe von Größen ab. Dazu gehören unter anderem die folgenden:

— *Zahl der bisherigen Wiederholungen:* Je häufiger ein Lerninhalt bereits wiederholt wurde, desto besser wird er behalten. Dies gilt jedoch nur dann, wenn die Abstände zwischen den Wiederholungen nicht so groß sind, daß das Kind dazwischen immer wieder alles vergißt.

— *Zahl der Wiederholungen, bei denen das Kind eine fehlerhafte Lösung abgerufen hat:* Gelegentlich kann man beobachten, daß das Kind für einen bestimmten Lerninhalt eine richtige und eine falsche Lösung etwa gleich häufig benutzt. Es hat dann beide Lösungen gleich fest im Gedächtnis gespeichert. Beispielsweise könnte es, nach der Schreibweise des Wortes „von" gefragt, mit gleicher Häufigkeit „v-o-n" und „f-o-n" buchstabieren. Da das Kind nun auch die falsche Lösung häufig wiederholt, wird diese ebenfalls immer fester gespeichert. Dies kann dazu führen, daß das Kind trotz sehr häufigen Wiederholens immer wieder richtige und falsche Lösung miteinander verwechselt.

— *Erregungszustand des Kindes:* In Kap. 5 wurde gezeigt, daß die Fähigkeit, zu lernen und Gelerntes wiederzugeben, stark vom augenblicklichen Erregungszustand des Kindes abhängt. Bei mittlerer Erregung ist seine Gedächtnisleistung am besten. Sie wird schlechter, wenn die Erregung zu hoch oder zu niedrig ist.

— *Hirnorganische Voraussetzungen:* Kinder haben unterschiedliche hirnorganische Voraussetzungen, Dinge zu speichern. Sie vergessen daher Gelerntes unterschiedlich schnell. Besonders bei Kinder mit leichten oder schweren hirnorganischen Beeinträchtigungen kann auch die Gedächtnisleistung herabgesetzt sein.

— *Art des Lernstoffes:* Unterschiedlich schwierige Lerninhalte können unterschiedlich schnell vergessen werden.

— *Art der geistigen Beanspruchung zwischen Lernen und Wiederholen:* Das Erinnern eines Lerninhaltes wird besonders dann schlechter sein, wenn sich das Kind zwischen Aneignung und Wiederholung mit anderen, möglicherweise auch schwierigen Inhalten beschäftigen muß.

Aus der Vergessenskurve von Ebbinghaus läßt sich folgendes ableiten: Eltern können auf die Mißerfolge ihrer Kinder und die damit verbundenen unangenehmen Gefühle und Erwartungen großen Einfluß nehmen. Eine der wichtigsten Möglichkeiten besteht darin, das Gelernte zu einem geeigneten Zeitpunkt zu wiederholen. *Gelerntes kann nur dann richtig und dauerhaft gespeichert werden, wenn es so früh wiederholt wird, daß bis zur Wiederholung möglichst wenig vergessen wurde.* Dieser Zeitpunkt läßt sich allerdings nicht allgemein bestimmen. Während es für ein gut begabtes Kind ausreichen kann, einen bestimmten Stoff erst am übernächsten Tag zu wiederholen, kann es bei einem Kind mit hirnorganisch beeinträchtigter Speicherfähigkeit nötig sein, noch am gleichen Tag eine Wiederholung vorzunehmen. Solange ein Kind in der Übungssituation noch mit einer Blutdruckabsenkung reagiert, kann es nötig sein, mit diesem Kind beim Lernen nur ganz wenige Inhalte sehr oft zu wiederholen. Sinkt der Blutdruck des gleichen Kindes beim Lernen nicht mehr ab, so braucht das Kind den Lernstoff in der Regel erst nach viel längerer Zeit zu wiederholen. Es wird dann auch während der gleichen Übungszeit mehr Lernstoff speichern können.

Praktische Bestimmung des Abstands zwischen Wiederholungen

Da sich der günstigste Zeitpunkt des Wiederholens nicht allgemein festlegen läßt, müssen Eltern lernen, diesen Zeitpunkt durch genaues Beobachten herauszufinden. Wie dies möglich ist und worauf die Eltern achten müssen, soll im folgenden Beispiel aufgezeigt werden:

Beispiel: Die Mutter übt mit Dennis, Buchstaben zu benennen. Sie schreibt ihm zunächst den Buchstaben „A" auf. Dennis kann diesen Buchstaben nicht benennen. Die Mutter sagt ihm, wie er heißt. Dennis schaut sich daraufhin den Buchstaben noch einmal genau an und sagt dazu „A". Nun zeigt die Mutter Dennis nacheinander die Buchstaben „M", „F", „L" und „O". Teilweise kennt er sie, teilweise muß die Mutter auch helfen. Danach wiederholt die Mutter das „A". Dennis hat vergessen, wie dieser Buchstabe heißt, und die Mutter muß es ihm erneut sagen. Wieder nimmt sie einige andere Buchstaben mit ihm durch, irgendwann kommt auch wieder das „A" dran. Auch in diesem und weiteren Wiederholungsdurchgängen, die jeweils in größeren zeitlichen Abständen erfolgen, kann Dennis den Buchstaben „A" nicht richtig benennen.

Dennis kann sich zum Zeitpunkt des Wiederholens nicht mehr an die Benennung erinnern, die er beim vorausgegangenen Lerndurchgang gespeichert hatte. Die Mutter hat hier also den Abstand zwischen den Wiederholungen zu groß gewählt: Er ist so groß, daß der Lerninhalt beim Wiederholen jedesmal wieder vergessen ist. Dies hat für Dennis und seine Mutter folgende ungünstige Auswirkungen:

— Dennis macht häufig die Erfahrung, den Buchstaben schon wieder vergessen zu haben. Dies wirkt sich ungünstig auf sein Selbstbild und seine zukünftigen Bemühungen, sich Buchstaben zu merken, aus.
— Dennis erlebt viele Mißerfolge. Dadurch fühlt er sich weniger wohl.
— Da die Abstände zwischen den Wiederholungen zu lang sind, muß Dennis die Benennung des Buchstabens bei jeder Wiederholung neu speichern. Dadurch kann er nur sehr viel langsamer lernen. Aufgrund des langsameren Lernens müßte Dennis noch mehr Zeit und Anstrengung aufbringen, bis er die Buchstaben beherrscht. Die Wahrscheinlichkeit, daß es zu Lernlücken kommt, erhöht sich. Dies kann dazu führen, daß Dennis in der Schule mehr Schwierigkeiten hat, dem Lerninhalt zu folgen, und er wird auch in der Schule mehr Mißerfolge erleben.
— Die Mutter wird immer verzweifelter darüber, daß Dennis sich den Buchstaben nicht merken kann. Während sie ihn zu Beginn des Übens noch freundlich anschaute, wird ihr Gesicht im Verlauf des Übens immer ern-

ster und ihre Stimme immer kühler. Obwohl sie sich zu Beginn des Übens vorgenommen hatte, dieses Mal sehr lieb zu Dennis zu sein, schimpft sie nach einigen Fehlversuchen: „Jetzt stell' dich doch nicht so blöd an!" Diese Veränderung der Mutter wird vom Dennis in jedem Fall wahrgenommen und prägt sein Selbstbild und sein Gefühl in ungünstiger Weise.

Hätte die Mutter gewußt, wie wichtig ein rechtzeitiges Wiederholen des gelernten Stoffes für ihr Kind ist, und hätte sie dies beim Üben beachtet, so hätte das Lernen für beide anders ablaufen können. Dies soll am nächsten Beispiel verdeutlicht werden:

Beispiel: Die Mutter schreibt den Buchstaben „A". Da Dennis ihn nicht benennen kann, sagt sie ihm, wie er heißt. Dennis schaut sich daraufhin den Buchstaben noch einmal genau an und sagt dazu „A". Die Mutter nimmt wahr, wie sich Dennis bemüht, den Buchstaben zu speichern, sie freut sich darüber und lobt ihn. Dann fragt sie ihn nach der Benennung eines zweiten Buchstabens, den er sehr gut kann. Dennis benennt ihn ohne Mühe. Gleich anschließend zeigt die Mutter ihm erneut das „A". Mit sichtbar angestrengtem Nachdenken erinnert sich Dennis an die Benennung. Die Mutter strahlt ihn nun an und sagt: „Mensch, den hast du dir aber toll gemerkt!" Sie fragt nun wieder nach einem anderen Buchstaben, der für ihn sehr leicht ist, vielleicht nimmt sie den gleichen wie beim ersten Mal. Gleich danach nimmt sie erneut das „A" dran. Wieder ist Dennis erfolgreich, die Mutter freut sich und sagt: „Du hast aber ein gutes Gedächtnis!"

Nachdem sie das „A" auf die gleiche Weise noch einige Male wiederholt hat, merkt die Mutter, daß Dennis das Benennen leichter fällt. Er braucht jetzt nicht mehr lange zu überlegen; sobald er das „A" sieht, benennt er es schnell und sicher. Jetzt geht die Mutter dazu über, den Abstand zwischen den Wiederholungen allmählich zu vergrößern. Nach und nach fügt sie in gleicher Weise zwischen den Wiederholungen erst zwei, dann drei, dann noch mehr andere Buchstaben ein.

Hier gestaltet die Mutter das Lernen so, daß Gefühl und Selbstbewußtsein ihres Kindes positiv beeinflußt werden. Dies tut sie einmal, indem sie darauf achtet, so früh zu wiederholen, daß das Gelernte zum Zeitpunkt des Wiederholens noch nicht wieder vergessen ist. Diesen Zeitpunkt findet sie heraus, indem sie ihren Sohn genau beobachtet: Bei den ersten Wiederholungen nimmt sie wahr, daß er sehr angestrengt nachdenken muß und ziemlich lange braucht, bis er den Buchstaben benennt. Sie schließt daraus, daß das Erinnern des Buchstaben „A" für ihn noch sehr schwierig ist, obwohl nur ein einziger Buchstabe zwischen den Wiederholungen lag. Die Mutter weiß, daß sie das Erinnern noch schwieriger oder sogar unmöglich machen würde, wenn sie statt eines einzigen Buchstabens zwischen den Wiederholungen zwei Buchstaben einfügen würde. Da sie möchte, daß Dennis erfolgreich ist, verzichtet sie zunächst darauf, die Schwierigkeit weiter zu erhöhen.

Nach einigen weiteren Wiederholungen erkennt die Mutter, daß das Benennen des „A" Dennis nun leichter fällt. Er antwortet schneller und sicherer. Sie entschließt sich daher, die Schwierigkeit durch Zwischenschalten von zwei Buchstaben ein kleines bißchen zu erhöhen.

Durch das genaue Hinschauen der Mutter und die dadurch mögliche einfühlsame Wahl der Wiederholungsabstände kann Dennis bei diesem Üben die Erfahrung machen: „Ich kann mir die Buchstaben gut merken." Diese Erfahrung vertieft die Mutter. Sie vermittelt ihm mit ihrem Lob ein positives Bild der Wirklichkeit, zum Beispiel dadurch, daß sie sagt: „Du hast aber ein gutes Gedächtnis!"

Da die Mutter Dennis so genau anschaut, kann sie selbst wahrnehmen, daß er beim Üben Fortschritte macht. Sie kann beobachten, daß er sich Buchstaben merken kann und sie sogar immer schneller und sicherer benennt. Wenn sie sich über die Leistungen ihres Sohnes freut, geht es der Mutter selbst beim Üben besser. Dennis erlebt so beim Lernen neben dem Erfolg auch eine sehr positive Beziehung zu seiner Mutter. Beides führt zu einem guten Gefühl beim Lernen.

Da die Mutter ihren Sohn so genau anschaut, kann sie in jedem Moment feststellen, wie sehr er sich gerade anstrengt. Sie lobt ihn deshalb bereits zu dem Zeitpunkt, zu dem er sich bemüht, den neuen Buchstaben zu speichern. Dadurch macht er die Erfahrung, daß er für genaues Hinschauen besondere Zuwendung bekommt.

Aus diesem Beispiel wird deutlich, wie es allein durch eine angemessene Wiederholung des Lernstoffes zu einer Reihe positiver Veränderungen bei Kind und Eltern kommen kann. Diese positiven Veränderungen kann man bei manchen Kindern innerhalb kürzester Zeit beobachten, oft schon Minuten nach einer Veränderung des Wiederholungsabstands. Das Kind wird wacher, freut sich über seine Erfolge und beendet das Üben'mit einem stolzen Gefühl. Gelegentlich teilt es etwas später anderen stolz mit: „Ich weiß schon, wie dieser Buchstabe geht, das ist das ‚A'!" Es fängt damit bereits von sich aus an, das Gelernte zu wiederholen, weil es sich sicher ist, Erfolg zu haben.

In entsprechender Weise lassen sich für praktisch alle Lernbereiche die Abstände zwischen dem Wiederholen und die Häufigkeit des Wiederholens angemessen gestalten. Eine ganz wichtige Rolle spielt dies im Bereich der frühen Förderung und Therapie hirnorganisch beeinträchtigter Kinder. Der Wunsch, rasch voranzukommen, um Entwicklungsrückstände so schnell wie möglich auszugleichen, verleitet Eltern hier immer wieder dazu, möglichst rasch neue, schwierigere Lerninhalte anzugehen. Gerade diese Kinder brauchen jedoch häufig mehr Wiederholungen, um sich bestimmte Lernschritte anzueignen. So müssen sie vielleicht ein einfaches Puzzle, ein einfaches Spiel oder ähnliches sehr oft machen. Erst dann beherrschen sie den entsprechenden Lernschritt so sicher, daß es sinnvoll ist, den nächsten Lernschritt zu wagen. Den Kindern diese Wiederholungen zuzugestehen, bedeutet, den Weg zu wählen, über den sie am schnellsten vorankommen. Sie lernen am besten, sie behalten die Freude am Lernen und sie können die Erfahrung machen, Dinge irgendwann wirklich sicher zu beherrschen. Eine solche positive Einstellung zum Lernen wird wiederum bewirken, daß sie sich mit entsprechenden Lerninhalten ausdauernder beschäftigen.

Nicht alle Kinder reagieren auf eine Verkürzung des Wiederholabstands positiv. In Kap. 4 wurde dargestellt, daß Kinder das Ziel zu lernen aufgegeben haben können. Für diese Kinder werden dann während des Lernens andere Verhaltensweisen und Ziele wichtiger. Nicht wenige dieser Kinder wählen den beständigen Machtkampf mit der Mutter oder dem Vater. Ist dieser zu einem wichtigen Ziel geworden, so nutzen viele Kinder das häufigere Wiederholen als willkommenen Anlaß zu einer Auseinandersetzung. Sie sagen dann beispielsweise: „Das ist ja doof, das haben wir ja jetzt schon so oft gemacht."

Reagiert ein Kind in dieser Weise, so zeigt dies, daß es die Vereinfachung nicht als Möglichkeit begreift, Lerninhalte besser behalten zu können. Statt dessen nimmt es darin eine willkommene Gelegenheit für eine Auseinandersetzung mit Mutter oder Vater wahr. Trotzdem ist es auch für diese Kinder wichtig, die Aufgabenstellungen durch Wiederholen zu vereinfachen. Bevor dies gelingt, müssen Eltern jedoch die Machtfrage mit ihrem Kind klären. Kapitel 13 und 14 greifen diese Schwierigkeit auf.

Günstigstes Wiederholen über Tage und Wochen

Auch wenn innerhalb einer Lerneinheit der Stoff so oft wiederholt wurde, daß ihn das Kind wirklich beherrscht, kommt es über die Tage hinweg zu einem Vergessen. Da in den ersten Tagen nach der Aneignung besonders schnell vergessen wird (siehe Abb. 20), sollte der Lernstoff auf jeden Fall am folgenden Tag wiederholt werden. In welchen Abständen weitere Wiederholungen durchgeführt werden, hängt von der Leistungsfähigkeit des Kindes ab und läßt sich nur durch praktisches Ausprobieren und genaues Hinschauen feststellen.

Ziel sollte es sein, so zu wiederholen, daß zum Zeitpunkt des Wiederholens noch etwa 80—90% des Gelernten sicher beherrscht werden. Vergißt das Kind regelmäßig deutlich mehr als 20%, so wird das Erlernen insgesamt zu stark verlangsamt. Es muß jedoch besonders betont werden, daß es auch nicht günstig ist, beim Wiederholen eine 100%ig richtige Wiedergabe des Lernstoffes zu verlangen: Das Kind könnte dadurch nicht mehr die Erfahrung machen, auch Fehler machen zu dürfen. Wird die „Meßlatte" zu hoch gelegt, kommt das Kind tatsächlich unter Druck. Meist ist es sinnvoll, sich über mehrere Wochen schriftliche Notizen zu machen, wieviel das Kind an jedem Tag erinnert hat. Dadurch bekommt man eine gute Übersicht.

Neben der Wahl eines günstigen Wiederholungsabstandes gibt es weitere Möglichkeiten, dem Kind das Behalten und Lösen von Aufgaben zu erleichtern. Dazu gehört unter anderem das Automatisieren von Teilaufgaben. Davon wird im nächsten Kapitel die Rede sein.

Kapitel 8: Helfen durch Automatisieren

Das Kurzzeitgedächtnis

Als Kurzzeitgedächtnis oder auch „Kurzzeitspeicher" wird der Teil unseres Gedächtnisses bezeichnet, in dem sich die Dinge befinden, die uns zum augenblicklichen Zeitpunkt bewußt sind. Wird uns beispielsweise eine Telefonnummer mitgeteilt, so halten wir diese zunächst in unserem Kurzzeitgedächtnis fest. Wenn das Kind bewußt wahrnimmt, daß man das Wort „viel" mit „v" schreibt, so befindet sich dieses Wissen ebenfalls zunächst in seinem Kurzzeitgedächtnis. Ebenso befindet sich der Satz, den Sie soeben aufmerksam lesen, nun in Ihrem Kurzzeitgedächtnis. Auch wenn wir bewußt über Dinge nachdenken oder bewußt Aufgaben lösen, findet dies im Kurzzeitgedächtnis statt.

Ein ganz wesentliches Merkmal des Kurzzeitgedächtnisses ist, daß sein Inhalt nur kurze Zeit verfügbar ist. Bereits nach wenigen Sekunden beginnt das dort Gespeicherte zu verblassen. Die Zeit bis zum Vergessen liegt weit unter einer Minute. Das Vergessen von Inhalten des Kurzzeitspeichers können wir nur dadurch verhindern, daß wir das Gespeicherte innerlich wiederholen. Diesen Sachverhalt hat jeder schon an sich selbst beobachten können: Wenn uns eine neue Telefonnummer mitgeteilt wird, vergessen wir sie sehr schnell wieder, es sei denn, wir sagen sie uns wiederholt innerlich vor.

Ein weiteres Merkmal des Kurzzeitgedächtnisses ist sein begrenztes Fassungsvermögen. Beim Erwachsenen kann es, unabhängig von der Art des zu speichernden Materials, etwa zwischen fünf und neun Elemente speichern (Miller, 1956). Solche Elemente könnten zum Beispiel die einzelnen Ziffern einer Telefonnummer, einzelne voneinander unabhängige Buchstaben oder auch einzelne Worte sein. Werden mehr Elemente aufgenommen, als der Kurzzeitspeicher fassen kann, so gehen die zuerst gespeicherten Elemente wieder verloren. Auch dazu kennen wir eigene Erfahrungen: Wenn uns jemand eine Telefonnummer mitteilt und wir im Anschluß daran nicht gestört werden, können wir die Nummer innerlich wiederholen. Wir halten sie damit noch über längere Zeit im Kurzzeitgedächtnis. Beschäftigen wir uns jedoch kurz danach mit etwas anderem, zum Beispiel weil uns jemand anspricht, so geht uns in diesem Augenblick die Telefonnummer aus dem Kurzzeitgedächtnis und damit aus dem Bewußtsein verloren. Bisher wurde immer nur von einem Kurzzeitspeicher gesprochen. Man nimmt jedoch an, daß es in Wirklichkeit mehrere gibt. Darauf wird später genauer eingegangen. Diese Speicher haben aber alle dieselben Eigenschaften.

Das Langzeitgedächtnis

Das Langzeitgedächtnis umfaßt Wissen, das wir auf Dauer speichern. Je länger sich etwas im Kurzzeitspeicher befindet, desto vollständiger und dauerhafter wird es in das Langzeitgedächtnis übernommen. Doch nicht nur die zeitliche Länge des Haltens im Kurzzeitspeicher spielt eine Rolle. Wie gut etwas in das Langzeitgedächtnis übernommen wird, hängt weiter davon ab, ob das Kind etwas behalten *will*.

Man nimmt heute an, daß die Grundlage einer dauerhaften Speicherung im Langzeitgedächtnis Veränderungen des Aufbaus einzelner Gehirnzellen sind. Wird ein bestimmter Inhalt, beispielsweise die Ziffern einer Telefonnummer, im Kurzzeitgedächtnis lange genug bzw. oft genug wiederholt, so führt das Wiederholen dazu, daß es zu solchen dauerhaften Veränderungen einzelner Gehirnzellen kommt. Erst so kann der Inhalt über lange Zeit gespeichert werden.

Im Gegensatz zum Kurzzeitgedächtnis hat das Langzeitgedächtnis ein praktisch unbegrenztes Fassungsvermögen. Durch Training verbessert sich die Fähigkeit zum Behalten immer mehr. Je mehr englische Wörter ein Kind beispielsweise schon fest gelernt hat, desto schneller werden neue Vokabeln dauerhaft gespeichert. Diese Trainierbarkeit gilt auch dann, wenn Speichereinschränkungen aufgrund hirnorganischer Beeinträchtigungen vorliegen.

Es besteht ein weiterer Unterschied zum Kurzzeitgedächtnis: Die Dinge, die im Langzeitgedächtnis festgehalten sind, sind unserem Bewußtsein enthoben. Wenn wir uns Inhalte aus dem Langzeitgedächtnis wieder bewußt machen wollen, müssen wir sie wieder in das Kurzzeitgedächtnis holen. Dort belasten sie dann das knappe Fassungsvermögen dieses Gedächtnistyps.

Das Kurzzeitgedächtnis ist so etwas wie ein ständiger Engpaß bei den verschiedensten Aufgabenlösungen. Aus diesem Grund versucht das Gehirn, möglichst viel Arbeit ohne die Einbeziehung des Kurzzeitgedächtnisses zu bewältigen. Dieser Teil der geistigen Arbeit bleibt allerdings unbewußt. Ein Kind kann eine Aufgabe um so besser lösen, je besser es die durch die Aufgabe anfallende Arbeit so verteilt, daß Kurz- und Langzeitgedächtnis optimal eingesetzt werden. Bei Kindern mit Lernstörungen ist die günstigste Aufteilung der Arbeit zwischen Kurz- und Langzeitgedächtnis in der Regel gestört, zumindest in den von der Störung betroffenen Lernbereichen. Dies wird auf den folgenden Seiten weiter ausgeführt.

Unterschiede zwischen willentlicher und automatischer Verarbeitung

Aufgaben können auf zwei unterschiedliche Weisen gelöst werden (vgl. Schneider u. Shiffrin 1977; Shiffrin u. Schneider 1977). Solange eine Aufgabe noch nicht in hohem Ausmaß überlernt ist, wird sie weitgehend willentlich und absichtlich gelöst. Dazu benötigen wir überwiegend das Kurzzeitgedächtnis. Je öfter eine Aufgabe bereits in gleicher Weise gelöst wurde, desto weniger müssen wir dies willentlich tun: Es geht nun ganz automatisch und das Kurzzeitgedächtnis wird kaum noch benötigt.

Den Begriff „willentlich" kann sich der Leser vereinfachend durch „bewußt" ersetzen. Zu „automatisch" kann man etwas ungenau auch „unbewußt" sagen. In der Fachliteratur werden diese Begriffe genau unterschieden, entsprechend benutzen wir in diesem Kapitel meist willentlich statt bewußt und automatisch statt unbewußt.

Ein Beispiel für den Übergang einer willentlich gesteuerten in eine automatische Aufgabenlösung ist das Autofahren. Ein ungeübter Autofahrer muß sich beim Losfahren noch auf viele Dinge willentlich konzentrieren. Oft hilft er sich, indem er bewußt mit sich spricht, etwa: „Jetzt trete ich die Kupplung" — „nun muß ich den ersten Gang einlegen, aha, ja, der ist links oben" — „jetzt langsam die Kupplung kommen lassen" — „leicht Gas geben" usw. Der geübte Autofahrer muß diese einzelnen Schritte nicht mehr willentlich und absichtlich durchführen: Beim Losfahren führt er, ohne viel darüber nachzudenken, automatisch die richtigen Schritte in der richtigen Reihenfolge aus.

Willentliche und automatische Aufgabenlösungen sind beim Erlernen der meisten Tätigkeiten wichtig, beispielsweise beim Gehen, Malen, Fahrradfahren, Schwimmen, Lesen, Schreiben, Rechnen, beim Erlernen der eigenen Sprache und von Fremdsprachen. Bei jeder der genannten Fertigkeiten wird eine Vielzahl von Unteraufgaben zunächst willentlich durchgeführt. Je mehr wiederholt und geübt wird, desto mehr Elemente der Tätigkeiten laufen ganz automatisch ab.

Nehmen wir als Beispiel ein Kind, das beginnt, lesen zu lernen. Dieses Kind muß die Benennung der Buchstaben zunächst unter großem Nachdenken durchführen. Sieht das Kind beispielsweise den Buchstaben „i", so könnte es zu sich sagen: „Ein Strich und ein Punkt: Aha, das ist ein i!" Beim „v" könnte es sagen: „Aha, sieht aus wie ein Vogel, also ein v!" Der Buchstabe löst also zu Beginn des Lesenlernens noch nicht automatisch die richtige Benennung aus, wie dies beim geübten Leser der Fall ist, sondern es muß eine Reihe von Verarbeitungsschritten willentlich durchgeführt werden. Nach einer sehr hohen Zahl von Wiederholungen eines Buchstabens braucht das Kind allmählich immer weniger nachzudenken, bis es ihn benennen kann. Es braucht ihn jetzt nur noch kurz anzuschauen und schon weiß es automatisch die Benennung.

Zwischen willentlicher und automatischer Verarbeitung gibt es eine Reihe wichtiger Unterschiede. Sie unterscheiden sich einmal in der benötigten Aufmerksamkeit: *Verarbeitungsschritte, die willentlich durchgeführt werden, erfordern höchste Aufmerksamkeit und Konzentration. Auf Dinge, die wir automatisch tun, müssen wir hingegen nur wenig Aufmerksamkeit verwenden.* Auch dies läßt sich gut am Beispiel der beiden Autofahrer nachvollziehen: Der noch ungeübte Fahrer muß sich ganz darauf konzentrieren, die einzelnen Schritte beim Losfahren richtig durchzuführen. Es erfordert seine volle Aufmerksamkeit, die einzelnen Schritte fehlerfrei in der richtigen Reihenfolge durchzuführen. Wenn er keinen Fehler machen will, wird er daher nicht in der Lage sein, gleichzeitig etwas anderes zu tun, zum Beispiel währenddessen ein Gespräch zu führen. Der geübte Fahrer dagegen muß auf die einzelnen Schritte beim Losfahren keine oder nur sehr wenig Aufmerksamkeit verwenden. Sie laufen bei ihm ganz automatisch ab. Dadurch ist er in der Lage, seine Aufmerksamkeit auf andere Dinge, zum Beispiel das Gespräch mit dem Beifahrer, zu lenken.

Willentliche und automatische Verarbeitung belasten auch unseren Kurzzeitspeicher ganz unterschiedlich. Dies wurde bereits dargestellt. Wenn wir etwas willentlich verarbeiten, verwenden wir dazu überwiegend das Kurzzeitgedächtnis, dessen Fassungsvermögen begrenzt ist. Die automatische Verarbeitung dagegen erfolgt fast ausschließlich im Langzeitspeicher, der ein praktisch unbegrenztes Fassungsvermögen hat.

Das sehr begrenzte Fassungsvermögen des Kurzzeitgedächtnisses wirkt sich nun in folgender Weise auf Aufgaben aus, die wir noch nicht automatisch lösen können:

— Müssen wir mehrere Dinge gleichzeitig willentlich verarbeiten, so kann das Kurzzeitgedächtnis schnell überfordert werden. Dies muß dazu führen, daß ein Teil der dort festgehaltenen Inhalte wieder verloren geht. Tun wir die gleichen Dinge automatisch, so kommt es viel weniger zu Überforderungen. Dies liegt daran, daß das Kurzzeitgedächtnis dabei kaum benötigt wird.

— Tun wir Dinge willentlich, so können wir meist nicht mehrere Unteraufgaben gleichzeitig bewältigen. Wegen des begrenzten Fassungsvermögens des Kurzzeitgedächtnisses können wir sie nur nacheinander durchführen. Nur bei einer automatischen Verarbeitung können mehrere Verarbeitungsschritte gleichzeitig durchgeführt werden, da hier der Engpaß durch das Kurzzeitgedächtnis nicht gegeben ist.

128

Dies bedeutet nun für ein Kind, das eine bestimmte Aufgaben lösen möchte, folgendes:

— Zwischen automatischer und willentlicher Verarbeitung besteht ein großer Unterschied in der Geschwindigkeit: Die automatische Verarbeitung ist um ein Vielfaches schneller. Solange das Kind einzelne Unterschritte nicht automatisch ausführt, wird es daher für die Aufgabe sehr lange brauchen. Dies liegt daran, daß es die Unterschritte nicht gleichzeitig, sondern nacheinander durchführen muß.
— Solange das Kind einzelne Unterschritte nicht automatisiert hat, wird es außerdem viel eher an den Punkt gelangen, wo die Aufgabe aufgrund der Überforderung des Kurzzeitgedächtnisses unlösbar wird.

Betrachten wir noch einmal das Kind, das gerade die ersten Buchstaben lernt und sie noch nicht automatisch benennen kann. Es schaut sich beispielsweise das „v" an und sagt: „Aha, sieht aus wie ein Vogel, also ein ‚v'". Wir müssen davon ausgehen, daß mit dieser für das Kind neuen und schwierigen gedanklichen Leistung das Kurzzeitgedächtnis ganz oder beinahe ganz belegt ist. Jetzt sieht das Kind als nächsten Buchstaben das „i". Was muß es tun, um dieses benennen zu können? Es muß sich den zweiten Buchstaben anschauen und wieder bewußt sagen: „Aha, ein Strich mit einem Punkt, also ein ‚i'". Auch diese neue Aufgabe wird den Kurzzeitspeicher wieder weitgehend beanspruchen. Dadurch geht das vorher Erarbeitete, nämlich die Benennung des „v", wieder verloren. Hätte das Kind hingegen beide Buchstaben schon so häufig wiederholt, daß sie automatisch verarbeitet würden, so bräuchte es sein Kurzzeitgedächtnis kaum mehr. Es könnte die Buchstaben dann sehr schnell und nahezu gleichzeitig benennen.

Wenn Unteraufgaben noch nicht ausreichend automatisiert sind, dauert das Lösen von Aufgaben also länger, und es kann leicht zu Überforderungen kommen. *Daraus ergibt sich, daß ein wichtiger Weg zur Vermeidung von Überforderungen darin besteht, Unteraufgaben zu automatisieren.* Dazu können Hunderte von Wiederholungen nötig sein. Schneider und Shiffrin konnten auch zeigen, daß es nur dann zu einer Automatisierung kommt, wenn nicht immer wieder Fehler gemacht werden. Wenn ein Kind eine Aufgabe abwechselnd einmal richtig und einmal falsch löst, wird es sie niemals automatisch lösen können. Dies ist eine der häufigsten Ursachen für Überforderungen von Kindern mit Lernstörungen.

Überforderung des Kindes durch mangelnde Automatisierung

Man beobachtet oft, daß Eltern mit einem Kind, das Lesen lernt, bereits zu früh üben, einzelne Buchstaben zu Worten zusammenzuziehen. Eltern fühlen sich dazu häufig gezwungen, wenn die Schule beim Lesenlernen schon entsprechend weit fortgeschritten ist. Solange das Benennen der einzelnen Buchstaben jedoch noch nicht ausreichend automatisiert ist, kann das Kind dadurch vor eine unlösbare Aufgabe gestellt werden. Wenn es das „i" erfolgreich erarbeitet hat, hat es das „v" wieder aus seinem Kurzzeitgedächtnis verloren. Jetzt muß es sich das „v" erneut erarbeiten, dabei vergißt es mit hoher Wahrscheinlichkeit wieder das „i".

Auch das Zusammenziehen von zwei oder mehr Buchstaben zu einem Wort ist eine Tätigkeit, die eine ganze Reihe von Verarbeitungsschritten umfaßt. Diese laufen ebenfalls zunächst nicht automatisch ab, sondern müssen vom Kind erst bewußt ausgeführt werden. Durch das Zusammenziehen der beiden Buchstaben wird also das Verarbeitungsvermögen des Kurzzeitspeichers noch zusätzlich beansprucht und die Aufgabe für das Kind noch schwerer lösbar. Beim Lesen ganzer Wörter kann es also aufgrund zu hoher Anforderungen an den Kurzzeitspeicher zu Überforderung kommen, wenn das Benennen der einzelnen Buchstaben noch nicht ausreichend automatisch abläuft.

Ein Kind, das Teilaufgaben nicht ausreichend automatisiert hat, kann sich aufgrund hierdurch entstehender Überforderungen beim Lernen besonders leicht unwohl fühlen. In aller Regel werden sich die Eltern — verzweifelt über sein langsames Vorankommen oder ärgerlich über seine vermeintlich mangelnde Anstrengung — nach einiger Zeit strafender verhalten. Dies löst dann weitere unangenehme Gefühle beim Kind aus. Die erlebte Überforderung und damit verbundene negative Bewertungen durch die Eltern können beim Kind zu ungünstigen Selbstbewertungen führen.

Neben der Entwicklung unangenehmer Gefühle und ungünstiger Selbstbewertungen in Lernsituationen führt mangelnde Automatisierung vor allem zu einer massiven Verlangsamung des Lernfortschritts. Verdeutlichen wir uns dazu noch einmal die Situation des Kindes, das vor die Aufgabe gestellt wird, ein ganzes Wort zu lesen, obwohl es die darin vorkommenden Buchstaben noch nicht ausreichend sicher beherrscht:

Beispiel: Das Kind hat sich unter Verwendung fast des gesamten Fassungsvermögens seines Kurzzeitspeichers den ersten Buchstaben des Wortes „Baum" erarbeitet. Nun schaut es sich den zweiten Buchstaben an. Da es für die Benennung dieses zweiten Buchstabens erneut nahezu den gesamten Kurzzeitspeicher benötigt, geht der erste Buchstabe wieder aus dem Speicher verloren. Nachdem das Kind auf diese Weise auch den zweiten Buchstaben erarbeitet hat, wird es von der Mutter aufgefordert: „Und nun lies beide Buchstaben zusammen!" Erneut begibt sich das Kind an die Benennung des ersten Buchstabens, wobei es den zweiten wieder vergißt. Dann erarbeitet es sich den zweiten Buchstaben erneut. Schon etwas ungeduldiger fragt die Mutter: „Und wie heißt das jetzt zusammen?"

Vielleicht wird das Kind beim nächsten Durchgang oder nach einigen weiteren Durchgängen, bei denen es in der beschriebenen Weise abwechselnd den ersten und den zweiten Buchstaben benennt, in der Lage sein, beide gleichzeitig im Kurzzeitspeicher zu halten. Es könnte dies mitteilen, indem es sagt: „Ein B und ein A!" Da es das Zusammenziehen von Buchstaben noch nicht automatisiert hat, bräuchte das Kind dafür jedoch erneut zusätzliche Verarbeitungskapazität. Also kann es die Aufgabe nicht lösen. Die Mutter, die nun schon seit einiger Zeit erlebt, wie das Kind immer noch an den ersten beiden Buchstaben herumstolpert, ist mittlerweile sehr ungeduldig geworden. Sie sagt ärgerlich: „Jetzt streng dich endlich mal an!"

Dieses Kind steht unter dem Druck, eine Lösung für die Aufgabe „Lesen des aufgeschriebenen Wortes" zu finden. Diese Lösung kann es nicht über ein sorgfältiges Benennen und Zusammenziehen der einzelnen Buchstaben finden. Es bleibt ihm daher nur die Möglichkeit, zu raten und über die Reaktion der Mutter herauszufinden, ob die Lösung richtig ist. Nur allzu häufig können wir beobachten, daß Kinder in Überforderungssituationen die Möglichkeit des Ratens wählen.

Es gibt zwei Möglichkeiten zu raten, statt zu lesen: Man errät die Bedeutung einzelner Buchstaben, oder man errät die Bedeutung des ganzen Wortes. Beide Möglichkeiten blockieren das Lesenlernen. Wählt das Kind den Weg, einzelne Buchstaben zu raten, so macht es dabei sehr viele Fehler. Dies führt wiederum dazu, daß die richtigen Lösungen nicht automatisiert werden, weil sie zu häufig von fehlerhaften Lösungen überlagert werden.

Entscheidet sich das Kind für die Lösung, die Bedeutung des gesamten Wortes zu erraten, so nimmt es keine Zuordnung zwischen den einzelnen Buchstaben und ihrer Benennung mehr vor. Die Benennung von Einzelbuchstaben wird so überhaupt nicht mehr geübt. Diese zweite Methode des Ratens wird von Bezugspersonen häufig nicht bemerkt, und zwar deshalb, weil der Leseanfänger damit über Monate hinweg sehr gute Ergebnisse erzielt. Aufgrund der häufigen Wiederholung einzelner Lesetexte kennt er oft ganze Sätze oder sogar den gesamten Text auswendig. Bilder helfen ihm, die richtige Wortbedeutung zu erraten. Nicht selten sind Eltern über dieses „Lesen" ihres Kindes sehr froh. Im Hinblick auf echtes Lesenlernen werden damit jedoch nur geringe Fortschritte erzielt. Häufig stellt man erst nach einigen Monaten fest, daß das Kind nur sehr wenige Buchstaben sicher benennen kann, obwohl es bisher zur Befriedigung aller Texte „lesen" konnte. Dies geschieht in der Regel zu dem Zeitpunkt, zu dem in der Schule die Texte umfangreicher werden und häufiger ungeübt gelesen wird. Bereits am Anfang der ersten Klasse, also ganz zu Beginn ihrer Schullaufbahn, leidet eine Vielzahl von Kindern unter Überforderungen, wie sie in unserem Beispiel dargestellt wurden. Unter anderem sind folgende Kinder davon besonders betroffen:

— *Kinder mit hirnorganisch bedingten Schwierigkeiten, Buchstaben zu speichern:* Kinder können aufgrund einer leichten oder schwereren Hirnschädigung mehr oder minder große Schwierigkeiten haben, Buchstaben zu speichern. Davon scheinen unter anderem häufig Kinder betroffen zu sein, die bereits in der Sprachentwicklung verzögert waren. Eine solche Schwierigkeit, die Benennung von Buchstaben zu speichern, läßt sich meist bereits vor Schulbeginn feststellen. Läßt man Vorschulkinder die Benennung von Buchstaben lernen, wie dies in Kap. 11 dargestellt wird, so unterscheiden sie sich deutlich: Die einen haben keine großen Schwierigkeiten, innerhalb von wenigen Minuten zwei bis drei Buchstaben zu behalten. Bei einzelnen Kindern kann man dabei jedoch große Schwierigkeiten feststellen. Sie brauchen bereits sehr viele Wiederholungen, um den ersten Buchstaben zu behalten, und können sich innerhalb einer kurzen Übungszeit häufig nicht zusätzlich einen weiteren Buchstaben merken.
— *Kinder mit hirnorganisch bedingten Schwierigkeiten, sich zu konzentrieren:* Kinder, die nicht in der Lage sind, sich über längere Zeitabschnitte auf einen bestimmten Lerninhalt zu konzentrieren, werden nicht nur während des gemeinsamen Übens, sondern auch während des Unterrichts nur einen Teil der Zeit tatsächlich zum Lernen nutzen. Für diese Kinder entfällt daher bereits während der Unterrichtszeiten ein mehr oder minder großer Anteil an Übungszeit. Damit entfällt für sie auch ein bestimmter Anteil an Wiederholungen des Lernstoffes.
— *Kinder mit bereits bestehenden Lernstörungen:* Für diese Kinder gilt ebenfalls, daß sie häufig nur einen geringen Teil des Unterrichtsauf Mitdenken und Wiederholen verwenden. Auch Absenkungen des Blutdrucks können bei diesen Kindern dazu führen, daß bis zur Automatisierung eine höhere Anzahl von Wiederholungen nötig ist.

Den genannten Gruppen von Kindern ist gemeinsam, daß es bei ihnen nicht zu einer für das Automatisieren der Buchstaben ausreichend hohen Zahl fehlerfreier Wiederholungen kommt. Ein weiterer Grund liegt nicht selten darin, daß die Eltern auf Automatisierung keinen Wert legen.

Durch den gezielten Einsatz von Automatisierungsübungen können in der Regel alle Kinder leichter lernen. Kinder, denen Lernen leicht fällt, lernen noch schneller. Kinder, die sich im allgemeinen schwer tun, haben es über diesen Weg einfacher. Einer nicht geringen Anzahl von Kindern ist es erst mit Hilfe von Automatisierungsübungen überhaupt möglich, bestimmte Fertigkeiten zu erlernen. Bei allen Kinder verringern sich durch Automatisieren Mißerfolge und andere unangenehme Erfahrungen.

Die Automatisierung von Unteraufgaben ist also ein Baustein zur Verhinderung und Behandlung von Lernstörungen. Beachtet man die Möglichkeit der Automatisierung, so wird das Üben bestimmter Aufgaben erst dann eingestellt, wenn diese automatisch verarbeitet werden können. Dies erkennt man daran, daß das Kind schneller wird, die Aufgabe von seinem Gefühl her leichter löst und wesentlich weniger Konzentration und Anstrengung für die Lösung benötigt. Darüber hinaus treten kaum noch Fehler auf.

Diese Erfolge können die Einstellung des Kindes zum Lernstoff und seine gedankliche Steuerung in der Lernsituation verbessern. Es läßt sich besser auf das Lernen ein. Dadurch verbessert sich meist wiederum die Beziehung zwischen Kind und Eltern beim Lernen. Automatisierten negativen Selbstbewertungen wie „Ich kann das nicht" wird ein Teil ihrer Grundlage genommen. Die Wirklichkeit sieht für das Kind jetzt so aus, daß es Erfolg hat. Dies alles sind neue, positive Erfahrungen für das Kind.

Weitere Beispiele für Lernbereiche, in denen Automatisieren eine wichtige Rolle spielt

Im vorangegangenen Abschnitt wurde die Bedeutung des Automatisierens von Teilaufgaben am Beispiel des Lesenlernens aufgezeigt. Es läßt sich jedoch noch eine Vielzahl weiterer Lernbereiche aufzählen, in denen Automatisierung von höchster Notwendigkeit ist. Einige Beispiele sollen im folgenden genannt werden.

Bleiben wir zunächst beim Schulfach „Deutsch". Beim Erwerb des Rechtschreibens muß es zunächst zum Automatisieren des Schreibens gehörter Buchstaben kommen. Im weiteren Verlauf des Rechtschreibenlernens werden dann ganze Wortbilder sowie einzelne Rechtschreibregeln automatisiert. Wie diese Automatisierungen beim Üben berücksichtigt werden können, ist in Kap. 11 beschrieben.

Auch Rechnen zu lernen ist ohne das Automatisieren von Unteraufgaben undenkbar. Dies findet an den verschiedensten Stellen statt. Beispielsweise kostet es ein Kind anfangs noch sehr viel Mühe, einfache Plus- und Minusaufgaben ohne die Finger zu lösen (willentliche Verarbeitung). Hat es entsprechende Aufgaben erst einmal sehr oft wiederholt, löst es sie zunehmend automatischer: Es sieht die Aufgabe und weiß im gleichen Moment auch schon das Ergebnis. Lernt ein Kind nicht, einfache Plus- und Minus-Aufgaben automatisch zu lösen, so wird es später umfassendere Rechenaufgaben entweder nur sehr langsam lösen können oder damit ganz überfordert sein. Es wird dann viele Fehler machen.

Auch beim Rechnenlernen gibt es Untergruppen von Kindern, die aufgrund einer für sie nicht ausreichenden Zahl von Wiederholungen Teilaufgaben nicht automatisieren. So vermeiden es Kinder mit einer Lernstörung im Bereich des Rechnens häufig, die mit den Fingern erarbeiteten Lösungen von Aufgaben tatsächlich zu behalten. Sie bevorzugen es, auch wenn sich die gleiche Rechenaufgabe mehrfach wiederholt, die Lösung immer wieder mit den Fingern neu zu erarbeiten, weil sie aufgrund vieler Mißerfolge gelernt haben: „Ich habe ein schlechtes Gedächtnis."

Hat ein Kind beispielsweise aufgrund hirnorganischer Beeinträchtigungen Schwierigkeiten mit feinen Bewegungen, so kann man es ebenfalls sehr leicht überfordern. Ständig wechselnde Übungen sind am ungünstigsten für die Automatisierung. *Ein Teil* aller Übungen sollte deshalb einem wohlüberlegten Übungsplan folgen, der beständiges Wiederholen derselben Bewegungsabläufe vorsieht. Einzelne Übungen sollten über Wochen beibehalten und geübt werden. Zuwendung und Lob der Eltern sowie der Erfolg helfen dem Kind, die nötige Ausdauer aufzubringen.

Für die Beeinflussung von Lern- und Leistungsstörungen ist gezieltes Üben von entscheidender Bedeutung. Die zeitliche Ausdehnung des Übens muß jedoch klar begrenzt sein. Betrachtet man die Persönlichkeitsentwicklung eines Kindes insgesamt, so müssen Üben und freies Spielen in einem ausgewogenen Verhältnis zueinander stehen. Bei einer gute Förderung muß beides zusammenkommen. Soweit Eltern auf die Auswahl der Spiele Einfluß nehmen, müssen sie darauf achten, daß es auch beim Spielen nicht zu Überforderungen kommt. Dies ist vor allem bei Kindern wichtig, die wegen einer Entwicklungsverzögerung oder einer Behinderung früh gefördert werden müssen.

Kapitel 9: Helfen, lernen zu lernen

Nach Bower und Hilgard (1984) lernen Kinder mit dem Älterwerden erst allmählich, wie sie sich einen Lernstoff am günstigsten aneignen können. Sie lernen dies aus ihren eigenen Erfolgen und Mißerfolgen beim Speichern und Erinnern eines Lernstoffes. Bower und Hilgard schreiben dazu: „Im frühen Alter überschätzen Kinder ihre spätere Wiedergabeleistung und lernen gewöhnlich bei weitem nicht lange genug, um die betreffende Lernaufgabe richtig abrufenzu können. In dem Maß, wie sie Rückmeldungen über ihre Erfolge oder Mißerfolge erhalten, gehen sie dazu über, sich selbst zu prüfen, um zu entscheiden, wann sie genügend gelernt haben.“

Diese Ausführungen legen nahe, daß alle Kinder ganz selbständig aus ihren eigenen Erfahrungen lernen, wie man einen Stoff lernen muß, um ihn später auch wiedergeben oder anwenden zu können. Bei Kindern, die dem Lernen gegenüber positiv eingestellt sind, kann man dieses selbständige Wiederholen oft beobachten. So zählen sie mit Stolz die Apfelsinen beim Essen und wiederholen dadurch die Zahlen, die sie in den letzten Tagen gelernt haben. Beim Zähneputzen lassen sie sich diese Zahlen nochmals durch den Kopf gehen. Sie erzählen und zeigen ihren Eltern gerne, was sie im Schulunterricht durchgenommen haben, und wiederholen dadurch den Stoff. Beim Autofahren suchen sie die Buchstaben, die sie gelernt haben, auf den Nummernschildern der anderen Autos und benennen sie. Dadurch wiederholen sie das Erkennen und Benennen der Buchstaben. Alle diese freiwilligen Wiederholungen sind deshalb so sinnvoll, weil, wie in Kap. 7 gezeigt wurde, Lerninhalte in der Zeit direkt nach dem Erlernen besonders schnell verloren gehen.

Kinder mit Lernstörungen verhalten sich anders. Sie eignen sich günstige Lernwege in der Regelnicht von allein an. Ein Grund dafür sind die ständigen Versuche dieser Kinder, die als unangenehm erlebte Lernsituation zu vermeiden. Dadurch fallen die freiwilligen Wiederholungen weg, die ein Kind mit positiven Gefühlen durchführt. Aufgrund der geringen Wiederholungen hat das lernblockierte Kind wenig Möglichkeiten, selbständig günstige Lernwege zu entdecken.

Beispiel: Die elfjährige Katja hatte große Schwierigkeiten in Englisch. Nur mit größtem Unwillen lernte sie ihre englischen Vokabeln. Mit viel Druck erreichte die Mutter, daß Katja wenigstens einmal in der Woche einige Vokabeln lernte. Sie übte dann die Vokabeln allein in ihrem Zimmer. Wenn die Mutter sie anschließend abfragte, mußte sie regelmäßig feststellen, daß Katja nur den kleineren Teil der Wörter richtig beherrschte. Bei den anderen Wörtern machte sie Fehler oder konnte sich gar nicht an die Bedeutung erinnern.

Eine Videoaufzeichnung, die angefertigt wurde, während Katja alleine ihre Vokabeln lernte, zeigte ihr ungünstiges Lernverhalten: Sie las sich eine Liste von etwa 20 Vokabeln von oben nach unten eilig durch, immer erst das englische Wort und dann die deutsche Übersetzung. Anschließend las sie die Liste noch ein zweites und drittes Mal in gleicher Weise. Jetzt klappte sie ihr Vokabelheft zu und holte die Mutter, um sich abfragen zu lassen.

Durch diese Videoaufzeichnung wurden folgende ungünstige Lernwege deutlich:

1. Katja nimmt sich viel zuviel Lernstoff für eine Übungseinheit vor.
2. Katja schaut sich die einzelnen Vokabeln zwar an. Sie nimmt sich für eine einzelne Vokabel jedoch viel zuwenig Zeit, um sie behalten zu können.
3. Katja kontrolliert nicht, ob sie sich die Vokabeln merken konnte.
4. Katja wählt einen zu großen zeitlichen Abstand, bis sie wiederholt. Dies gilt sowohl für die Wiederholungen innerhalb einer Übungseinheit als auch für das Wiederholen über Tage und Wochen hinweg.

Anhand der Videoaufzeichnung wurden diese ungünstigen Lernwege mit Katja und ihrer Mutter besprochen. Mit Hilfe von Rollenspielen und erneuten Videoaufzeichnungen lernten beide, während des gemeinsamen Lernens auf folgende Punkte zu achten:

— *Veränderung des ungünstigen Lernverhaltens „zuviel Lernstoff pro Übungseinheit":* Es wurde vereinbart, in jeder Übungseinheit nur zwei, höchstens drei neue Vokabeln hinzuzunehmen. Der Rest der Zeit sollte für das Wiederholen verwendet werden. Um nicht mit der Schule in Konflikt zu kommen, wurde dabei immer eine Lektion im voraus gelernt. So war dieser neue Lernweg auch dann nicht gefährdet, wenn von der Schule aus sehr viele Vokabeln auf einmal aufgegeben wurden. Schüler können auf diese Art bis zu 1000 Vokabeln im Jahr lernen. Diese Menge reicht auch für das Gymnasium aus.

*— Veränderung der ungünstigen Verhaltensweisen „zuwenig Zeit zum Ein-
prägen jeder einzelnen Vokabel"und „mangelnde Selbstkontrolle, ob eine
Vokabel gespeichert wurde":* Es wurde folgender Ablauf des gemeinsamen
Übens besprochen: Für jede neu zu lernende englische Vokabel wird ein
Kärtchen beschrieben. Auf der einen Seite steht das englische Wort, auf
der anderen Seite die deutsche Übersetzung. Neben der Rechtschreibung
des englischen Wortes muß auch noch die Übersetzung gespeichert werden. Die Mutter legt nun ihrer Tochter ein Kärtchen vor, auf dem das
Wort steht, das Katja sich merken soll. Sie sagt dazu: „Schau dir das Wort
genau an, und wenn du es kannst, dann gibst du mir das Kärtchen." Dann
wartet sie, bis die Tochter ihr das Kärtchen zurückgibt. Die Mutter fragt
nun sofort nach der Übersetzung und nach der Rechtschreibung des Wortes. Macht die Tochter einen Fehler, so wird ihr das Kärtchen zum erneuten Lernen wieder gegeben. Sind die zwei bis drei Vokabeln auf diese
Weise gelernt, werden sie wiederholt, indem die Kärtchen gemischt
werden. Werden sie auch unter dieser Bedingung gut erinnert, so werden
sie unter andere zu wiederholende Vokabeln gemischt und dabei erneut
wiederholt.

Diese Form des Übungsablaufs ist in hervorragender Weise geeignet, Kindern
Erfahrungen zu vermitteln, wie gründlich sie einen Lerninhalt speichern
müssen, um ihn tatsächlich im Gedächtnis zu behalten. Das Kind entscheidet
selbständig, wann es meint, ein Wort ausreichend gespeichert zu haben.
Dadurch kann es bei verschiedenen Lerndurchgängen kürzeres und längeres
Speichern von Worten ausprobieren.

Die Bezugsperson fragt unmittelbar nach dem Lernen das eben gelernte
Wort ab. So bekommt das Kind eine unmittelbare Rückmeldung darüber, ob
es ausreichend gut gespeichert hat. Aufgrund des Erfolges oder Mißerfolges
kann es sein Lernverhalten selbständig verbessern. Es sammelt ständig Erfahrungen damit, wie und wie lange es speichern muß und lernt so auch, zu
kontrollieren, ob es ausreichend gespeichert hat.

*— Zur Veränderung des ungünstigen Lernverhaltens „unangemessener
zeitlicher Abstand zwischen den Wiederholungen"* wurde zwischen den
Eltern und Katja folgende Abmachung getroffen: Katja nahm sich vor, in
jeder Woche an mindestens fünf Tagen jeweils zehn Minuten mit der
Mutter Vokabeln zu lernen. Beide Eltern verpflichteten sich, mit Katja am
Wochenende schwimmen zu gehen, wenn sie sich an diese Reglung gehalten hatte. Katja war das Schwimmen sehr wichtig.

Schon nach kurzer Zeit konnte sich Katja sehr gut auf diese neue Form des
Übens einlassen. Nach etwa vier Monaten wurde überprüft, wie gut Katja

diese neue Form des Lernens beherrschte. Zu diesem Zweck wurde erneut eine Videoaufzeichnung angefertigt, während Katja ganz allein drei Vokabeln neu lernte.

Nun zeigte Katja folgendes Lernverhalten: Sie nahm das erste Kärtchen und schaute sich die Rechtschreibung der englischen Vokabel längere Zeit genau an. Dann hielt sie die englische Vokabel mit der Hand zu. Ihr Blick ging jetzt nach oben, und an ihren Mundbewegungen sah man, daß sie das Wort innerlich buchstabierte. Nun schaute sie sich die Vokabel erneut an und prüfte, ob sie richtig buchstabiert hatte. Diesen Vorgang wiederholte sie noch einmal. Dann drehte sie das Kärtchen so herum, daß die deutsche Übersetzung oben lag. Sie übersetzte im Kopf und stellte sich im Kopf noch einmal die englische Schreibweise vor. Dies erkannte man wieder an ihrem nach oben gerichteten Blick und ihren Mundbewegungen. Anschließend drehte Katja das Kärtchen erneut, um zu überprüfen, ob sie sich richtig an die englische Schreibweise erinnert hatte.

Zunächst übte sie in dieser Form nur zwei Vokabeln, immer abwechselnd. Dann nahm sie die dritte Vokabel dazu. Zum Schluß ging sie alle drei Vokabeln nacheinander noch einmal durch, indem sie jeweils das deutsche Wort anschaute, auf Englisch übersetzte und innerlich buchstabierte. Durch Drehen des Kärtchens überprüfte sie jeweils, ob sie keinen Fehler gemacht hatte.

Durch diese Videoaufzeichnung wurde deutlich, daß Katja durch das gemeinsame Lernen mit ihrer Mutter gelernt hatte, wie man erfolgreich lernt. Die Aufzeichnung wurde noch einmal mit Katja und ihrer Mutter besprochen. Da Katja nun durch die Aufgabe, selbständig zu lernen, nicht mehr überfordert war, wurde vereinbart, daß Katja von jetzt ab jeden Tag die Vokabeln zunächst allein üben sollte und sich, wenn sie sicher ist, die Vokabeln zu beherrschen, von der Mutter abfragen läßt.

Die Abmachung zwischen Katja und ihren Eltern wurde nun abgeändert. Katja bekam immer dann einen Punkt, wenn sie 80% der Vokabeln beim Abfragen richtig konnte. Es wurde vereinbart, daß sie jeweils 5 erreichte Punkte gegen ein gemeinsames Schwimmen oder etwas anderes, das ihr wichtig war, eintauschen durfte. Diese Kontrolle durch die Mutter sollte sicherstellen, daß Katja den neuen Lernweg ausreichend lange anwandte. So konnte er allmählich automatisiert werden.

Eltern können ihrem Kind Erfahrungen vermitteln, wie es erfolgreich lernen kann. Dabei ist die Auswahl der Aufgaben wichtig: *Gut ausgesuchte Aufgaben können sowohl einen bestimmten Lernstoff vermitteln als auch gleichzeitig übergeordnete Lern- und Lösungswege einüben.* Ein Kind kann nur selbständig arbeiten, wenn es über erfolgreiche Lern- und Lösungswege verfügt.

Kinder müssen lernen zu lernen. Sie können sich erfolgreiche Arbeitsweisen unterschiedlich gut selbst aneignen. Da jedes Kind sich anders verhält, müssen Eltern lernen zu beobachten. Sie können ihre Kinder dann in den verschiedensten Bereichen unterstützen. Solange ein Kind noch keine günstigen Lern- und Lösungswege gelernt und automatisiert hat, kann es schnell überfordert werden. Dies gilt vor allem dann, wenn von ihm selbständige Arbeit erwartet wird.

Bei einigen Kindern hilft Unterstützung allein langfristig nicht weiter. Bei ihnen muß beides zusammenkommen, gezielte Hilfe und Förderung. In unserem Beispiel konnten wir sehen, wie beides umgesetzt werden kann: Die Hilfestellungen der Mutter sind umfassend und genau. Die Tochter hat zunächst Zeit, gemeinsam mit der Mutter angemessene Arbeitsweisen zu lernen, dann erst fordert diese wieder selbständiges Arbeiten. Dieser Forderung verhilft sie durch eine Abmachung Nachdruck, die gleichzeitig Hilfestellung ist: Wenn sich die Tochter beim selbständigen Arbeiten ausreichend Mühe gibt, darf sie zur Belohnung zusätzlich mit den Eltern schwimmen gehen oder sich etwas anderes wünschen. Ein solcher zusätzlicher Anreiz ist für viele Kinder in einer Übergangszeit hilfreich. In Kap. 12 und 13 wird darauf eingegangen.

Kapitel 10: Günstige Hilfestellungen

Wir werden in diesem Kapitel versuchen, anhand eines Beispiels allgemeine Gesetzmäßigkeiten zu verdeutlichen, wie günstige Hilfestellungen gegeben werden können. Die folgenden Seiten sollten deshalb ganz betont unter zwei Gesichtspunkten gelesen werden: einmal als Hilfestellung für ein angemessenes Diktatschreiben, zum anderen um eine Vorstellung davon zu bekommen, auf welche Weise ganz allgemein Hilfestellungen günstiger oder ungünstiger gegeben werden könnnen. Dadurch soll dem Leser die Übertragung auf andere Bereiche ermöglicht werden.

Ungünstige Hilfestellungen können in fast allen Lebensbereichen des Kindes beobachtet werden, etwa wenn Eltern ihren Kindern ein schwieriges Spiel erklären, beim Üben der Feinmotorik, beim Erlernen von Sportarten und in den verschiedensten Schulfächern. Im folgenden wird eine gebräuchliche Art, Rechtschreibung zu lernen, dargestellt:

Beispiel: Die Mutter oder der Vater sucht, eventuell gemeinsam mit dem Kind, einen Diktattext aus. Dann wird der Text diktiert und das Kind schreibt. Dabei geben Eltern unterschiedlich viele Hilfestellungen: Einige Eltern bemühen sich, gar keine Hilfestellungen zu geben, andere versuchen, ihrem Kind zu helfen, Fehler zu vermeiden. Sie tun dies zum Beispiel durch ein betontes Aussprechen schwieriger Stellen (z. B.: „ich habe gesagt ‚Wal-d' und nicht ‚Wal-t'").

Nachdem sich das Kind den Text noch einmal mehr oder weniger gründlich durchgelesen hat, verbessert die Mutter oder der Vater. Während sie die falsch geschriebenen Worte anstreichen, erklären sie beispielsweise: „‚Viele' — das wird doch mit ‚i-e' geschrieben, das haben wir doch schon so oft gehabt. Den i-Punkt hast du auch vergessen! ‚Jungen' — das ist doch ein Namenwort, da kann man ‚der', ‚die' oder ‚das' vorsetzen, also schreibt man das doch groß! ‚Fahrrad' — oje, da hast du gleich zwei Fehler gemacht, da kommen zwei ‚r' rein und hinten ein ‚d'. 'Hatte' — überleg mal, habe ich gesagt ‚hahte' oder ‚hatte'? Also, warum hast du nicht hingehört, das ‚a' wird kurz gesprochen, also mußt du ‚hatte' doch mit 2 ‚t' schreiben!" In dieser Form und meist in hoher Geschwindigkeit geht die Verbesserung noch einige Zeit weiter. Anschließend werden die Fehler zusammengezählt. Oft soll das Kind die fehlerhaften Worte hinterher noch einige Male richtig schreiben.

Bei dieser Form des Übens erlebt das Kind jedesmal erneut eine große Zahl von Mißerfolgen. Gleichzeitig findet nur sehr wenig eigentliches Lernen statt, obwohl die gesamte Durchführung eines solchen Diktates oft eine halbe Stunde oder länger dauert. Während des eigentlichen Schreibens des Diktates muß das Kind Inhalte, die es zu einem früheren Zeitpunkt gespeichert hatte, abrufen. Es findet aber kaum ein neues Speichern der Rechtschreibung bislang schwieriger Worte statt.

Auch wenn das Verbessern des Diktates in der oben beschriebenen Weise abläuft, hat das Kind wenig Möglichkeiten, neue Lerninhalte tatsächlich zu behalten. Solche neuen Lerninhalte wären in unserem Beispiel die Schreibweise der Worte „viel", „Fahrrad" und „hatte", die Regeln für Groß- und Kleinschreibung oder die Regel, daß bei einem kurz gesprochenen Vokal der folgende Konsonant verdoppelt wird.

Erinnern wir uns noch einmal daran, was in Kap. 8 über das Lernen gesagt wurde: Ein neuer Lerninhalt wird zunächst im Kurzzeitgedächtnis festgehalten. Dieses Kurzzeitgedächtnis hat ein sehr beschränktes Aufnahmevermögen. Dies bedeutet, daß beim Aufnehmen neuer Inhalte ins Kurzzeitgedächtnis alte Inhalte aus dem Kurzzeitgedächtnis wieder verloren gehen. Zur Übernahme eines Lerninhaltes in das Langzeitgedächtnis und damit zu einer dauerhaften Speicherung kommt es erst dann, wenn der Lerninhalt sehr oft im Kurzzeitgedächtnis wiederholt wird. Genau dies tun wir beispielsweise, wenn wir uns eine Telefonnummer oder ein Gedicht merken wollen.

Bei der dargestellten Weise des Verbesserns würde das Kind nun die Schreibweise des Wortes „viel" zunächst in seinen Kurzzeitspeicher aufnehmen. Besonders bei schwachen Kindern ist der Kurzzeitspeicher damit schon weitgehend ausgefüllt. Anschließend muß das Kind seinen Kurzzeitspeicher damit beschäftigen zu verarbeiten: „Aha, ich sage ja ‚der Junge', und wenn ich ‚der' davor sagen kann, muß ich das Wort groß schreiben." Mit der Verarbeitung dieses schwierigen Sachverhaltes ist der Kurzzeitspeicher des Kindes mit Sicherheit so belastet, daß die Schreibweise von „viel" wieder verloren geht. Aber auch die eben erfaßte Regel und ihre Anwendung auf das Wort „Junge" wird schnell wieder verloren gehen, weil sich das Kind erneut mit einem anderen Lerninhalt beschäftigen muß usw.

Keiner der bei der Verbesserung besprochenen Lerninhalte wurde so wiederholt, wie es für eine dauerhafte Speicherung im Langzeitgedächtnis günstig wäre. Das Kind wird feststellen, daß es beim nächsten Diktat viele der besprochenen Worte wieder falsch schreibt und sich folgerichtig sagen: „Ich kann mir sowieso nichts merken."

Der letzte Schritt beim Diktatüben, das mehrmalige richtige Abschreiben der falsch geschriebenen Worte, könnte ein günstigeres Wiederholen bedeuten. Allerdings ist zu beobachten, daß gerade Kinder mit Lernschwierigkeiten das Abschreiben nicht dazu nutzen, die richtige Schreibweise auch gleichzeitig zu speichern. Da sie gar nicht daran glauben, sich die Schreibweise von Worten merken zu können, unterlassen sie jede entsprechende Anstrengung und kopieren statt dessen beim Abschreiben mechanisch einen Buchstaben nach dem anderen. Für diese Kinder wäre damit auch die Aufgabenstellung des Abschreibens wenig sinnvoll.

Alle Kinder, insbesondere jedoch hirnorganisch beeinträchtigte Kinder, machen dann besonders schnelle Fortschritte, wenn bei schwierigen Aufgaben jeweils eine Lernstufe automatisiert wird, bevor zur nächstschwierigen Stufe übergegangen wird. Diese Tatsache wurde in den vergangenen Jahren in der Pädagogik in starkem Maße vernachlässigt. Automatisierung tritt nur dann ein, wenn ständig das gleiche wiederholt wird und dabei wenige Fehler auftreten. Wenig Fehler werden nur gemacht, wenn das Lerntempo ganz genau auf das einzelne Kind zugeschnitten ist. Das Training sollte möglichst täglich stattfinden, da in der Zeit direkt nach dem Lernen sehr schnell vergessen wird, wie bereits bei der Darstellung der Lernkurve von Ebbinghaus gezeigt wurde. Weil bei täglichem Üben weniger vergessen wird und aufgrund der Erleichterung des Lernens durch die Automatisierung reichen auch bei Schülern mit starken Beinträchtigungen der Lernfähigkeit in der Regel 15 Minuten täglichen Übens für ein Fach aus. Im Normalfall sollten täglich höchstens zwei Fächer und höchstens insgesamt eine halbe Stunde (mit einer Pause nach 15 Minuten) zusätzlich geübt werden.

Wir haben das Beispiel zu Beginn dieses Kapitels als ungünstig bezeichnet. Die meisten Eltern lernen so oder ähnlich mit ihren Kindern. Tatsächlich haben aber nicht alle Kinder Schwierigkeiten mit der Rechtschreibung. Auch wenn Lehrer sagen, es sei um die Rechtschreibung furchtbar bestellt, so gibt es doch auch immer Kinder, die das Rechtschreiben ganz hervorragend beherrschen. Sie tun das, obwohl sie entsprechend unserem Beispiel geübt haben. Wie läßt sich dies erklären?

Durch den gleichen Übungsweg erreichen verschiedene Kinder ein bestimmtes Lernziel unterschiedlich sicher und unterschiedlich schnell. Verschiedene Übungswege zum Erlernen der Rechtschreibung können sich unter anderem in folgenden zwei Punkten unterscheiden:

— In der Sicherheit, mit der bei möglichst vielen, auch schwächeren Kindern erreicht wird, daß sie langfristig günstige Lösungswege bei der Bewältigung der Aufgabe wählen.

— Verschiedene Übungswege erlauben es Eltern unterschiedlich gut zu überprüfen, ob ihr Kind einen günstigen oder ungünstigen Lösungsweg benutzt. Manche Aufgaben ermöglichen es Kindern besonders gut, den Lösungsweg zu vereinfachen und dabei nicht diejenigen Dinge zu üben, die der eigentliche Sinn der Aufgabenstellung sind.

Diese beiden Punkte sollen im folgenden ausführlicher dargestellt werden.

Zusammenarbeit der verschiedenen Speichermöglichkeiten

In Kap. 8 wurden wichtige Merkmale des Kurzzeitgedächtnisses dargestellt. Man geht heute davon aus, daß der Mensch über verschiedene Formen der Kurzzeitspeicherung verfügt. So kann man zwischen einem Kurzzeitspeicher, in dem Informationen in lautlicher Form gespeichert werden, und einem Kurzzeitspeicher, in dem Informationen bildlich gespeichert werden, unterscheiden. Die erste Form des Speicherns soll im folgenden als lautlicher (auditiver) Kurzzeitspeicher, die zweite als bildlicher (visueller) Kurzzeitspeicher bezeichnet werden.

Für die Lösung der meisten Aufgaben ist es nicht gleichgültig, welche dieser beiden Speicherungsformen — bildlich oder lautlich — zu einem bestimmten Zeitpunkt zur Aufgabenbewältigung herangezogen werden. Das Lösen von Aufgaben kann durch eine günstige Wahl erleichtert werden. Was damit gemeint ist, soll am Beispiel der Aufgabe „Diktat schreiben" gezeigt werden:

Beim Schreiben eines Diktats wird der Text diktiert. Er wird also in lautlicher Form vermittelt. Die Speicherung des gehörten Textes erfolgt ebenfalls in lautlicher Form, also im lautlichen Kurzzeitspeicher. Das Fassungsvermögen des lautlichen Kurzzeitspeichers wird bei den meisten Kindern mit der Zwischenspeicherung des diktierten Textes entweder vollkommen oder zumindest weitgehend ausgelastet sein, insbesondere bei zeitweiligen Spitzenbelastungen (besonders lange Sätze). Da durch die Speicherung des Textes die lautliche Verarbeitung weitgehend ausgelastet ist, ist es sinnvoll, für die eigentliche Aufgabe des Rechtschreibens vor allem den bildlichen Kurzzeitspeicher einzusetzen. Dieser ist nicht durch das Erinnern des diktierten Textes belastet.

Die Schwierigkeit der deutschen Rechtschreibung besteht darin, daß Aussprache und Schreibweise häufig nicht übereinstimmen. Zur Bewältigung dieser Schwierigkeit gibt es verschiedene Lösungsmöglichkeiten. Die drei bekanntesten sollen im folgenden aufgezeigt werden:

— *Das Kind spricht sich schwierige Worte besonders betont vor.* Es versucht so, Hinweise auf die Schreibweise zu erhalten. Es würde beispielsweise beim Sprechen des Wortes „Hund" das „d" besonders weich aussprechen. Um über diesen Weg eine Lösung zu finden, muß sich das Kind das schwierige Wort vorsprechen. Beim Vorsprechen wird vor allem der lautliche Kurzzeitspeicher benutzt. Dieser ist jedoch bereits ganz oder nahezu ganz durch den diktierten Text belegt.

Diese Vorgehensweise belastet also den lautlichen Kurzzeitspeicher besonders stark. Der bildliche Kurzzeitspeicher bleibt hingegen unausgelastet. Da bei dieser Lösungsmöglichkeit der lautliche Kurzzeitspeicher häufig überfordert ist, können Teile des gespeicherten Diktattextes wieder verloren gehen. Dies kann dazu führen, daß das Kind zum Beispiel Worte wegläßt oder durch gleichbedeutende Worte ersetzt. Insgesamt verbraucht diese Lösungsmöglichkeit sehr viel Zeit. Der Zeitmangel erhöht wiederum die Wahrscheinlichkeit von Flüchtigkeitsfehlern. Es ist daher nicht sinnvoll, diesen Lösungsweg häufig zu benutzen. Auch deshalb nicht, weil selbst die betonteste Aussprache dem Kind häufig keinen Hinweis auf die Schreibweise liefert. Sinnvoll ist es, wenn das Kind lernt, auf diesen Lösungsweg vor allem dann zurückzugreifen, wenn es keine andere Möglichkeit hat, die Rechtschreibung eines Wortes herauszufinden.

— *Das Kind wendet allgemeine Rechtschreibregeln an.* So könnte es beim Schreiben des Wortes „draußen" die Regel abrufen, daß nach einem Doppellaut nie „ss", sondern immer nur „ß" stehen kann. Der Vorteil dieses Lösungsweges ist, daß mit einer Regel viele Worte richtig geschrieben werden können. Um allein mit dieser Vorgehensweise einigermaßen erfolgreich Diktate schreiben zu können, ist jedoch die Anwendung sehr vieler Regeln notwendig. Wenn das Kind dadurch zu viel Zeit braucht, kann es wiederum zu einer Überforderung kommen. Darüber hinaus wird auch für diesen Lösungsweg meist der lautliche Kurzzeitspeicher benötigt. Dieser müßte beispielsweise eingesetzt werden, wenn das Kind sich eine Regel innerlich vorspricht. Es kann daher auch bei diesem Weg zu einer Überbeanspruchung des lautlichen Kurzzeitspeichers kommen. Dagegen wird der bildliche Kurzzeitspeicher kaum benutzt.

— *Ein in hochautomatisierter Form gespeichertes Bild des Wortes wird aus dem Langzeitspeicher in den Kurzzeitspeicher übernommen.* Diese Vorgehensweise belastet den lautlichen Kurzzeitspeicher überhaupt nicht, deshalb wird das Behalten des diktierten Satzes nicht gestört. Kann das Bild eines Wortes aufgrund vieler Wiederholungsdurchgänge völlig automatisch abgerufen werden, wird auch der bildliche Kurzzeitspeicher nur wenig belastet. Dieser Weg setzt jedoch voraus, daß sehr viele Worte in hoch überlernter Form im Langzeitgedächtnis gespeichert wurden. Dies bedeutet, daß vor dem Schreiben des eigentlichen Diktates eine hohe Anzahl von Wiederholungen für jedes einzelne Wort nötig ist.

Unter dem Gesichtspunkt einer möglichst günstigen Ausnutzung der Speicher- und Verarbeitungsmöglichkeiten des Kindes ist der dritte Lösungsweg den beiden anderen eindeutig überlegen. Nur hier wird der lautliche Kurzzeitspeicher nicht zusätzlich belastet. Dieser dritte Lösungsweg birgt daher das geringste Risiko, daß das Kind Teile des diktierten Textes wieder vergißt. Ein Schreiber, der beim Diktatschreiben oder beim Schreiben eines anderen Textes erfolgreich und schnell sein möchte, wird daher nach Möglichkeit auf diese Vorgehensweise zurückgreifen. Nur in bestimmten Fällen, in denen er ein Wort nicht in bildlicher Form im Langzeitgedächtnis gespeichert hat, wird er auch die zweite Vorgehensweise einsetzen, mit der er sich die Schreibweise fremder Worte zumindest teilweise herleiten kann.

Diesen Sachverhalt können Sie an sich selbst überprüfen. Sie werden feststellen, daß sie sich die Schreibweise der meisten Worte bildlich vorstellen können. Bei einem falsch geschriebenen Wort „sehen" Sie als geübter Schreiber in den meisten Fällen, daß etwas nicht stimmt. Dieses schnelle Erkennen eines Schreibfehlers ist nur über einen Vergleich des geschriebenen Wortes mit dem gespeicherten Bild des Wortes in Ihrem Langzeitspeicher möglich.

Zusammenfassend läßt sich also sagen: Unter dem Gesichtspunkt einer möglichst günstigen Ausnutzung der gegebenen Speicher- und Verarbeitungsmöglichkeiten empfiehlt es sich, eine möglichst große Zahl von Worten in hoch überlernter bildlicher Form im Langzeitgedächtnis zu speichern. Diese Worte können dann beim Schreiben sehr schnell und einfach abgerufen werden. Die Anwendung von Regeln empfiehlt sich nur für die Ausnahmefälle, in denen ein Wort noch nicht im Langzeitgedächtnis gespeichert ist.

Kindern mit einer Lernstörung im Bereich des Rechtschreibens geht es beim Üben des Rechtschreibens meist nicht sehr gut. Sie haben außerdem häufig gelernt, zu sich selbst zu sagen: „Ich habe sowieso ein schlechtes Gedächtnis — ich vergesse doch immer wieder, wie man die Wörter richtig schreibt." Diese Unlustgefühle und negativen Erwartungen führen dazu, daß Kinder mit Lernstörungen sich beim Üben meist nicht mehr viel Mühe geben. Sie bemühen sich in der Regel nicht mehr, sich die Rechtschreibung eines Wortes so lange anzuschauen und so oft zu wiederholen, bis das Bild des Wortes sicher gespeichert ist und automatisch abgerufen werden kann. Warum sollten sie auch, wenn sie erwarten müssen, es doch wieder zu vergessen? Dadurch können diese Kinder jedoch beim Schreiben eines Diktates den dritten Lösungsweg — Abruf des Wortbildes aus dem Langzeitspeicher — nicht so häufig benutzen, wie es sinnvoll wäre.

Aus dem gleichen Grund können diese Kinder meist auch keine allgemeinen Rechtschreibregeln anwenden. Auch dazu müßten sie viel üben. So bleibt ihnen meist nichts anderes übrig, als zu versuchen, die meisten Worte zu schreiben, indem sie sich die Worte innerlich vorsprechen. Dafür müssen sie am wenigsten üben. Dieser Lösungsweg ist jedoch auch der am wenigsten erfolgreiche, da es dabei am ehesten zu einer Überlastung der Speicher- und Verarbeitungsmöglichkeiten kommt. Häufig unterstützen Eltern ihre Kinder unbewußt noch dabei, diesen Lösungsweg zu benutzen. Sie tun dies zum Beispiel, indem sie sagen: „jetzt hör doch mal genau hin, ich habe ‚Hun-d’ gesagt und nicht ‚Hun-t’.“

Indem sie den kurzfristig am wenigsten anstrengenden Lösungsweg wählen, der aber langfristig der ungünstigste ist, kommen Kinder mit einer Lernblockierung im Fach Rechtschreiben in einen weiteren Teufelskreis: Sie machen immer wieder viele Fehler beim Diktatschreiben: einerseits, weil sie über diesen Weg ihren lautlichen Kurzzeitspeicher überlasten, andererseits, weil sie über ein genaues Vorsprechen nur einen Teil der Worte richtig schreiben können. Die Mißerfolge führen immer stärker zu Verfestigungen negativer Selbstbewertungen und unangenehmer Gefühle.

Eine Aufgabe soll es den Eltern ermöglichen, ein inneres Vermeiden des Kindes schnell zu erkennen

Kinder mit Lernstörungen vermeiden es häufig, sich auf gegebene Aufgabenstellungen innerlich einzulassen. Folgendes wären Beispiele für ein inneres Vermeiden:

— Das Kind schaut sich das Wort, das es lernen soll, zwar an, dabei bemüht es sich jedoch nicht tatsächlich, sich die Rechtschreibung des Wortes einzuprägen.
— Das Kind sagt eine englische Vokabel zwar viele Male hintereinander. Es tut dies jedoch rein mechanisch und ohne die feste Absicht, die Vokabel auch zu behalten.

Kinder vermeiden es meist dann, sich innerlich auf Aufgaben einzulassen, wenn sie nicht mehr erwarten, erfolgreich zu sein und es ihnen beim Mitmachen nicht gut geht. Solange es ein Kind jedoch innerlich vermeidet, sich auf Aufgabenstellungen einzulassen, kann es zu keiner echten Heilung der Lernstörung kommen. Das Kind macht dann kaum positive Erfahrungen mit dem Lernen. Es erlebt zum Beispiel nicht: „Ich habe mir Mühe gegeben, etwas zu behalten, und war tatsächlich erfolgreich.“ Es erfährt ebenfalls nicht: „Ich lasse mich ein, und meine Mutter straft nicht mehr wie bisher, im Gegenteil, sie ist ganz besonders stolz auf mich und ganz besonders liebevoll zu mir.“ Statt dessen merkt sich das Kind weiterhin Dinge schlecht und macht nur langsam Fortschritte. Dadurch werden seine negativen Annahmen über die eigene Leistungsfähigkeit immer neu bestätigt.

Besonders für Kinder mit Lernstörungen ist es daher oft entscheidend, daß Aufgaben so gestellt werden, daß ein inneres Vermeiden des Kindes von den Eltern möglichst sofort wahrgenommen werden kann. Dies ermöglichen viele der im pädagogischen Bereich gestellten Aufgaben nicht: Sie erlauben vielmehr, daß das Kind eine Verkürzung des Lernweges vornehmen kann.

Beispielsweise sieht ein häufig anzutreffender Aufgabentyp für das Buchstabenlernen so aus: Der Buchstabe, den das Kind lernen soll, wird ihm vorgegeben, es soll ihn dann im folgenden Text heraussuchen und anstreichen. Diese Aufgabe lösen Kinder auf verschiedenste Weise. Viele schauen sich ein beispielsweise vorgegebenes „A" genau an und sprechen dabei die Benennung „A" aus. Anschließend suchen sie diesen Buchstaben im Text und sprechen ihn, wenn sie ihn gefunden haben, erneut aus. Ihre Suche ist sorgfältig, und ihr Blick verweilt meist eine längere Zeit auf dem Wort, das mit „A" anfängt. Diese Kinder versuchen offensichtlich, sich das Aussehen des Buchstabens „A", seine Aussprache und vielleicht sogar seine Verwendung im Wort einzuprägen. Sie nutzen die Aufgabe so, wie sie eigentlich gedacht war.

Eine andere Gruppe von Kindern löst dieselbe Aufgabenstellung anders. Diese Kinder prägen sich lediglich die Form des „A" ein. Dann schauen sie den Text meist sehr oberflächlich durch und streichen alle Buchstaben der gleichen Form an. Sie bringen den Buchstaben jedoch nicht mit seiner Aussprache in Verbindung und merken sich daher nicht, wie der Buchstabe heißt. Die Verwendung dieses Buchstabens im Wort beachten sie erst recht nicht. Diese zweite Gruppe von Kindern vermeidet innerlich ein echtes Einlassen auf die Aufgabenstellung. Dadurch wird die Aufgabe sinnlos. In entsprechender Weise können Kinder rein mechanisch Buchstabe für Buchstabe Texte abschreiben, ohne sich die Schreibweise der Worte einzuprägen.

Die in Kap. 11 beschriebenen Aufgabenstellungen zum Aufbau von Lesen und Rechtschreiben erfüllen alle die Anforderung, ein inneres Vermeiden des Kindes sofort erkennbar zu machen. Auch der im vorhergehenden Kapitel beschriebene Übungsweg für das Lernen englischer Vokabeln ließ sofort erkennen, wann das Kind nicht richtig mitarbeitete: Die Aufgabenstellung bestand darin, sich die Rechtschreibung und die Übersetzung englischer Vokabeln zu merken. Unmittelbar nachdem Katja sich das Kärtchen mit der Vokabel genau angeschaut hatte, fragte die Mutter sie nach der Schreibweise. Stellte sie dabei fest, daß Katja das Wort nicht kannte, so wußte sie, daß ihre Tochter sich innerlich nicht auf die Aufgabe des Speicherns eingelassen hatte und gab ihr das Wort noch einmal zum Lernen.

Würde sie erst längere Zeit nach dem Lernen abfragen, so könnte das schlechtere Erinnern des Wortes auch durch einen zu großen zeitlichen Abstand bis zum Wiederholen verursacht worden sein. Es wäre dann für die

Mutter schwer zu unterscheiden, ob Katja sich beim Speichern der Vokabel schlecht eingelassen hat, oder ob sie sie einfach schon wieder vergessen hat.

Gut gestellte Aufgaben erlauben Eltern zwar, das Aussteigen des Kindes schnell und sicher wahrzunehmen. Sie bewirken jedoch nicht in jedem Fall, daß das Kind das innere Abschalten auch bleiben läßt. Einige Kinder lassen sich trotz veränderter Aufgabenstellung nicht wirklich auf das Lernen ein. Dazu gehören Kinder, die beim Lernen häufig unnötige Machtkämpfe beginnen und eine Untergruppe der Kinder, die beim Lernen ihren Blutdruck absenken. Bei diesen Kindern müssen die Eltern zusätzlich lernen, konsequent auf das innere Vermeiden zu reagieren. Voraussetzung dafür sind jedoch Aufgabenstellungen, die ein Erkennen des inneren Vermeidens ermöglichen.

Kapitel 11: Ein Beispiel für günstige Hilfestellungen — lesen und schreiben lernen

Wir haben lange überlegt, aus welchem Bereich wir ein ausführliches Beispiel für günstige Hilfestellungen auswählen sollen, und uns dann für das Erlernen von Lesen und Schreiben entschieden. Aus unserer Sicht gehört dieser Lerninhalt sowohl in den Bereich der frühen Förderung als auch in den der Schule. Wir haben in den letzten Jahren die Erfahrung gemacht, daß es für hirnorganisch beeinträchtigte Kinder eine große Hilfe sein kann, bereits vor der Schule mit schulischen Inhalten zu beginnen. Sie können sich gemeinsam mit ihren Eltern die ersten Schritte zum Lesen, Schreiben und Rechnen aneignen — positiv und ohne Zeitdruck. Sie beginnen die Schule dann mit sehr viel mehr Erfolg. Gerade für diese Kinder ist es wichtig, daß sie gleich zu Beginn der Schule erfolgreich sind und vor Mißerfolgen geschützt werden. Besonders die ersten Erfahrungen in der Schule sind wichtig und helfen für die folgende Schulzeit. *Diese Vorteile treten allerdings nur ein, wenn das Vorüben wirklich positiv erfolgt und die Eltern nicht ständig in Machtkämpfe mit ihrem Kind verstrickt sind.* Der Vollständigkeit halber sei angemerkt, daß auch andere Kinder Vorteile daraus ziehen können, wenn sie schulische Inhalte in einer positiv gestalteten Form vorlernen.

Dazu einige Ausführungen: Ein Kind, das bereits beim Vorlernen schlechte Erfahrungen macht, neigt bei einem „schon bekannten" Stoff dazu, in der Schule abzuschalten. Ein Kind, das häufig Machtkämpfe durchführt, kann in der Schule damit eher beginnen, wenn es den Stoff schon kennt. Allerdings können dieselben Kinder auch einen Machtkampf beginnen, wenn der Stoff ihnen zu schwierig erscheint. Wir gehen davon aus, daß die Machtfrage nicht gelöst werden kann, indem man Kinder vom Lernen abhält. Die Machtfrage bei Kindern kann nur durch eine klare Sprache und durch das Setzen von Grenzen bewältigt werden (siehe Kap. 13 u. 14).

Anders verhält es sich mit Kindern, die in einer positiven Beziehung zu den Eltern in aller Ruhe und ohne Machtkampf vorlernen. Diese Kinder eignen sich bereits vor der Schule so etwas wie einen Schutzmantel an: Besonders wenn Klassenverbände sehr groß sind, helfen ihnen die positive Einstellung zum Lernen und die Erfolgserlebnisse auch über schwierige Augenblicke hinweg. Für hirnorganisch beeinträchtigte Kinder gilt dies ganz besonders. Das Vorlernen sollte ein halbes bis dreiviertel Jahr vor der Schule beginnen.

Es ist uns wichtig zu betonen, daß das Lesen- und Schreibenlernen in diesem Kapitel als Beispiel herangezogen wird: Die hier vorgestellten allgemeinen Gesetzmäßigkeiten lassen sich auf andere Lerninhalte übertragen, etwa auf das Üben der Grob- und Feinmotorik, auf das Training der visuellen Wahrnehmung, auf Sprachübungen oder auf Rechnen. Wenn so gezieltes Üben zum Teil schon vor dem eigentlichen Schulbeginn stattfindet, dann gehört ein täglicher Ausgleich dazu. Angemessen langes freies Spielen ist an jedem Tag notwendig, um ein Gleichgewicht zwischen gezieltem Üben und notwendigem Freiraum herzustellen. Besonders bemühte Eltern stehen häufig unter dem Druck, ihr Kind ständig zu fördern. Ohne dies vielleicht bewußt zu wollen, machen sie jede Spielsituation zu einer Lernsituation. Wir halten es für wichtig, eine Trennung zwischen Üben und Spielen vorzunehmen und diese Trennung mit dem Kind klar abzusprechen. Spielen in jeder Form und gezieltes Üben ergänzen sich. Viele Kinder zahlen einen hohen Preis, wenn eines von beidem fehlt.

Ein gezieltes zusätzliches Üben muß zeitlich begrenzt sein. Eine sinnvolle Zeit wären im Normalfall 10 bis 30 Minuten pro Tag. Wird 30 Minuten lang geübt, so ist es für viele Kinder wichtig, diese Zeit auf zwei Einheiten von 15 Minuten aufzuteilen und dazwischen eine Pause zu machen.

Die folgenden Übungen und Vorgehensweisen sind so aufgebaut, daß ganz von vorne angefangen wird. Wenn Kinder bereits in manchen Punkten weiter sind, können die Übungen, deren Lerninhalte schon beherrscht werden, einfach übersprungen werden.

Erstes Lernziel: Speichern und Automatisieren der Benennung von Buchstaben

Das erste Lernziel auf dem Weg zum Lesen besteht darin, die einzelnen Buchstaben benennen zu können. Um Mißerfolge bei späteren Lernschritten zu vermeiden, ist es wichtig, diese Fertigkeit so weit zu überlernen, bis das Kind die Buchstaben ganz automatisch richtig benennt. Darauf wurde bereits ausführlich in Kap. 8 eingegangen. Um ein automatisches Benennen der Buchstaben zu erreichen, ist wiederum wichtig, daß während des Lernens möglichst wenig Fehler gemacht werden. Dazu müssen die einzelnen Lernschritte so einfach wie möglich gestaltet werden. Deshalb werden im ersten Lernabschnitt die Buchstaben noch nicht geschrieben, sondern es wird nur geübt, sie zu benennen.

Eine weitere wichtige Vereinfachung besteht darin, große und kleine Buchstaben im ersten Übungsabschnitt noch nicht gemeinsam zu behandeln. Meist

ist es günstig, zunächst mit Großbuchstaben zu beginnen. Die kleinen Buchstaben sollten erst dann hinzugenommen werden, wenn alle großen Buchstaben bereits sicher beherrscht werden. Auch sollten in der Schule und zuhause nicht verschiedene Typen von Buchstaben benutzt werden: Man sollte sich der Schule anpassen.

Bei dem im folgenden beschriebenen Üben und Automatisieren der Benennung der einzelnen Buchstaben ist es außerdem ganz wichtig, die Buchstaben nicht so auszusprechen, wie man es als Erwachsener gewöhnlich tut (B = „be", F = „eff" usw.) Die Buchstaben sollten so benannt werden, wie sie später beim Lesen ganzer Worte klingen.

Ziel ist es, das Lernen am Anfang so einfach wie möglich zu machen. Deshalb wird die schwierige Gesamtaufgabe in einfachste Schritte untergliedert. Dieser Weg läßt sich bei jeder Aufgabenstellung gehen, gleichgültig aus welchem Bereich sie stammt. Die unterschiedliche Lerngeschwindigkeit von Kindern kann so berücksichtigt werden.

Erste Schwierigkeitsstufe

Die Mutter hat beschlossen, das „O" als ersten Buchstaben mit ihrem Kind zu üben. Sie hat diesen Buchstaben auf einen kleinen Zettel geschrieben. Zunächst benennt sie ihn selbst: „Schau mal, das ist das ‚O'!" Unmittelbar anschließend fragt sie ihr Kind: „Wie heißt dieser Buchstabe?" Hat es Schwierigkeiten, die Benennung wiederzugeben, so wiederholt die Mutter freundlich: „Das ist ein ‚O'." Kann das Kind den Buchstaben richtig benennen, so läßt die Mutter es diesen einen Buchstaben noch einige Male wiederholt benennen. Sie kann dabei durch die Zeit, die sie zwischen den einzelnen Wiederholungen verstreichen läßt, die Schwierigkeit allmählich steigern. Dazu deckt sie zwischen den Wiederholungen den Buchstaben erst kurz, dann länger mit der Hand ab. Erst wenn sie erwartet, daß das Kind auch die nächste Schwierigkeitsstufe erfolgreich bewältigen kann, geht sie zu dieser über. Ob es schon so weit ist, erkennt sie zum Beispiel daran, daß das Kind den Buchstaben nun schnell und mühelos benennen kann.

Bei dieser Form der Aufgabenstellung kann das Kind die Lösung noch ausschließlich unter Zuhilfenahme seines Kurzzeitspeichers finden. Durch das ständige Wiederholen des Buchstabens im Kurzzeitspeicher beginnt jedoch bereits die dauerhafte Speicherung von Bild und Benennung des Buchstabens im Langzeitspeicher.

Zweite Schwierigkeitsstufe

Nachdem das Kind den Buchstaben „O" richtig benannt hat, lenkt die Mutter es durch eine Frage ab, wie zum Beispiel: „Welche Farbe hat mein Pullover?" oder „Weißt Du noch, was es heute zum Frühstück gab?" oder „Ich sehe was, was Du nicht siehst, und das ist rot!" Nachdem das Kind geantwortet hat, zeigt sie ihm wieder das „O" und läßt dieses benennen. Dies wiederholt sie erneut so lange, bis diese Schwierigkeitsstufe für das Kind sehr einfach geworden ist. Hat das Kind große Schwierigkeiten mit dieser Stufe, so geht die Mutter wieder zur Schwierigkeitsstufe 1 zurück.

Bei dieser zweiten Schwierigkeitsstufe wird jeweils zwischen zwei Wiederholungen des Buchstabens der Inhalt des bildlichen und des lautlichen Kurzzeitspeichers gelöscht. Dies geschieht, indem das Kind sich mit einem anderen Inhalt beschäftigen muß. Die zwischengeschaltete Aufgabe ist jedoch sehr einfach, etwa die Frage nach der Farbe eines Kleidungsstückes. Indem zwischen jeweils zwei Wiederholungen der Kurzzeitspeicher gelöscht wird, wird das Kind durch diese Aufgabenstellung dazu angehalten, sich zu bemühen, den Buchstaben in seinen Langzeitspeicher zu übertragen. Nur so kann es ihn nach der Zwischenfrage wieder erfolgreich benennen. Haben Kinder begriffen, daß sie immer wieder nach der Benennung desselben Buchstabens gefragt werden, beginnen sie, sich wirklich anzustrengen, diese Benennung dauerhaft zu behalten. Sie wollen jetzt lernen: Dies ist bereits ein sehr entscheidender Schritt.

Wichtig auf dieser Stufe ist, daß dem Kind zwischen den Wiederholungen keine länger dauernde oder schwierige Aufgabe gestellt wird. Trotzdem muß der bildliche Kurzzeitspeicher durch eine Zwischenfrage gelöscht werden.

Dritte Schwierigkeitsstufe

Zwischenfragen wie „welche Farbe hat dein Pullover?" müssen nur für das Erlernen der ersten Buchstaben gestellt werden. Beherrscht das Kind andere Buchstaben bereits recht sicher, so können diese statt der Zwischenfrage zwischen den Wiederholungen eines neuen Buchstabens abgefragt werden. Die Mutter hat als zweiten Buchstaben entsprechend der oben beschriebenen Vorgehensweise das „M" geübt. Nun läßt sie das Kind abwechselnd „O" und „M" benennen. Dabei löscht jeweils der letzte Buchstabe den vorhergehenden im Kurzzeitspeicher. Zeigt das Kind dabei Schwierigkeiten, so geht die Mutter zurück auf die zweite oder die erste Schwierigkeitsstufe.

Auf dieser dritten Stufe wird die Schwierigkeit, sich zu erinnern, weiter gesteigert, indem der zuerst gelernte Buchstabe mit einem zweiten Buchstaben abgewechselt wird. Dies ist schwieriger, weil das Benennen des zusätzlichen

Buchstabens noch nicht voll automatisiert ist. Die Zwischenfragen der zweiten Schwierigkeitsstufe sind im Vergleich dazu einfach.

Weiteres Vorgehen

Ein Buchstabe sollte innerhalb einer Übungssitzung so oft wiederholt werden, bis die Bezugsperson das Gefühl hat, daß er wirklich sitzt. Ob in der ersten Sitzung noch ein oder mehrere weitere Buchstaben hinzugenommen werden, richtet sich allein nach der Lerngeschwindigkeit des Kindes. Der oder die an einem Tag gelernten Buchstaben werden am nächsten Tag und an den folgenden Tagen wiederholt, um auch über die Tage hinweg das Vergessen so gering wie möglich zu halten. Viele Fehler verlangsamen das Lernen (siehe Kap. 8).

Nach und nach werden weitere Buchstaben in das Üben einbezogen. Entscheidend für das Gelingen des Speicherns und des Automatisierens ist jedoch immer, daß die bisherigen Buchstaben sehr sicher und fest „sitzen", bevor ein weiterer Buchstabe hinzugenommen wird. In dem Maße, in dem neue Buchstaben hinzukommen, treten die jeweils sehr gut gelernten Buchstaben beim Üben immer mehr in den Hintergrund, das heißt werden weniger häufig wiederholt. Bei Kindern, die besonders große Schwierigkeiten beim Lernen der Buchstaben haben, kann es nötig sein, eine ganze Woche lang nur einen einzigen Buchstaben zu wiederholen. Bei anderen Kindern können es mehrere Buchstaben pro Übungseinheit sein. Sobald jedoch zu viele Fehler auftreten, verlangsamt sich die Lerngeschwindigkeit, und das Lernen ist weniger erfolgreich.

Für Kinder, die besonders große Schwierigkeiten mit dem Speichern der Benennung von Buchstaben haben, kann es — selbst wenn nur mit einem einzigen Buchstaben geübt wird — schon eine Überforderung sein, wenn der Kurzzeitspeicher durch Zwischenfragen (entsprechend Schwierigkeitsstufe 2) gelöscht wird. In diesem Fall wird derselbe Buchstaben dicht hintereinander immer wieder abgefragt. Dadurch kann erreicht werden, daß der Buchstabe möglichst lange wiederholt und so im Kurzzeitspeicher gehalten wird, bis es allmählich zu einer dauerhaften Speicherung des Zusammenhangs zwischen Zeichen und Benennung im Langzeitspeicher kommt. Über mehrere Minuten wird so immer wieder derselbe Buchstabe abgefragt. Die Abfragen müssen so dicht aufeinander folgen, daß das Kind in seiner Aufmerksamkeit von dem Buchstaben nicht abläßt. Am Anfang kann es zusätzlich nötig sein, dem Kind immer wieder selbst die richtige Benennung des Buchstabens vorzugeben, um danach gleich wieder die Benennung abzufragen.

Für das Auswählen neuer Buchstaben, die als nächste in das Üben einbezogen werden sollen, gilt: Buchstaben, die sich lautlich oder bildlich leicht verwechseln lassen, sollten in großem zeitlichen Abstand erlernt werden. So kann erreicht werden, daß ein Buchstabe bereits sicher gespeichert ist, bevor ein anderer Buchstabe gelernt wird, der mit ihm verwechselt werden könnte. Auch hier gilt: Gelegenheiten zu Fehlern möglichst vermeiden, nur so wird das Lernen schnell. Man könnte beispielsweise, nachdem das Kind „O" und „M" sicher gelernt hat, als nächstes „A" oder „I" hinzunehmen. Das „N" sollte man jedoch erst zu einem viel späteren Zeitpunkt üben, da es sowohl lautlich als auch bildlich mit dem „M" verwechselt werden kann. Auch „F" und „E", „B" und „P", „F" und „V", „G" und „K" sowie „T" und „D" sollten jeweils wegen der lautlichen oder bildlichen Ähnlichkeit in möglichst großem zeitlichen Abstand gelernt werden.

Sind zwei leicht verwechselbaren Buchstaben erst einmal — jeder für sich — fest erlernt, dann werden sie im nächsten Übungsschritt ständig nach Zufall gemischt dargeboten. Der Lernschritt für das Kind besteht dann darin, den Klang oder das Bild dieser beiden Buchstaben unterscheiden zu lernen. Für ein sicheres Lernen und Automatisieren dieser Unterscheidung ist es nun sogar besonders sinnvoll, sie in zufälliger Abfolge sehr dicht nacheinander zu üben.

Zweites Lernziel: Schreiben von Buchstaben

Ist das Benennen der ersten Buchstaben ganz sicher gelernt, kann das Kind mit diesen Buchstaben zum nächsten Lernschritt übergehen. Die Bezugsperson benennt den Buchstaben, und das Kind schreibt ihn. Der Aufbau des Schreibens entspricht dem oben beschriebenen Weg für das Erlernen der Benennung, das heißt es wird wiederum zunächst mit einem oder ganz wenigen Buchstaben begonnen. Weitere Buchstaben werden erst hinzugenommen, wenn die zuerst geübten wirklich sicher benannt und geschrieben werden. So wächst gleichzeitig die Anzahl der Buchstaben, die benannt und die Anzahl derer, die geschrieben werden können.

Bei der praktischen Durchführung dieses Lernschrittes ist es wichtig, daß die bisher geschriebenen Buchstaben auf dem Papier immer wieder abgedeckt werden. Kinder, die es vermeiden, sich innerlich auf die Aufgabe einzulassen, können die Aufgabenstellung sonst nämlich in folgender Weise vereinfachen. Wenn die Bezugsperson sagt: „Schreibe ein ‚A'", schauen sie, welcher der bisher geschriebenen Buchstaben ein ‚A' ist und malen es ab. Dies ist einfacher, als die Form des ‚A' aus dem Langzeitspeicher abzurufen. Kinder können damit vermeiden, die Form des ‚A' tatsächlich in den Langzeitspeicher zu übernehmen.

Drittes Lernziel: Zusammensetzen von Buchstaben beim Lesen und Schreiben

Der nächste Schritt zum Lesen ist das Zusammensetzen von jeweils zwei Buchstaben zu Silben, wie zum Beispiel „SO", „SI", „MA" oder „LO". Dazu werden nur Buchstabenverbindungen verwandt, die im Deutschen gebräuchlich sind. Häufig wird übersehen, daß allein die Aufgabe, zwei gut gelernte Buchstaben zusammenzuziehen, für das Kind am Anfang des Lesenlernens schwierig ist. Diese Aufgabe kann seine Verarbeitungskapazität weitgehend auslasten. Aus diesem Grund ist es wichtig, in diesen Lernschritt zunächst nur Buchstaben einzubeziehen, die das Kind ganz sicher beherrscht. Wenn es den Buchstaben sieht, muß es automatisch wissen, wie er heißt. Bei weniger sicher beherrschten Buchstaben benötigt das Benennen selbst noch viel Verarbeitungskapazität. Dadurch kann es besonders bei schwächeren Kindern leicht zu einer Überforderung kommen, so daß sie die Aufgabe des Zusammenziehen nicht mehr erfolgreich bewältigen können.

Für die Bewältigung der Schwierigkeit, zwei Buchstaben zu einer Silbe zusammenzuziehen, hat sich folgender Aufbau als sinnvoll erwiesen:

Erste Schwierigkeitsstufe

Das Kind buchstabiert die Buchstaben der Buchstabenverbindung einzeln. Es begleitet das Buchstabieren zeitgleich mit dem Finger. Auf einen guten zeitlichen Abgleich zwischen Fingerbewegung und Aussprache des Buchstabens muß geachtet werden. Der Finger sollte nicht in Sprüngen vorgesetzt werden, sondern in schleifenden Bewegungen, die sich am Buchstaben verlangsamen und zwischen den Buchstaben beschleunigen. Dieses richtige Mitbewegen des Fingers wird von Mutter oder Vater zuerst immer wieder modellhaft vorgemacht. Das Kind ahmt Fingerbewegung und Aussprache nach, bis es diese Aufgabe sicher beherrscht.

Zweite Schwierigkeitsstufe

Zunächst werden die zwei Buchstaben noch einmal entsprechend der ersten Schwierigkeitsstufe einzeln benannt. Dann macht die Mutter oder der Vater dem Kind das Zusammenziehen vor. Die Buchstaben werden dabei zusammengezogen ausgesprochen und der Finger zeitlich mitbewegt. Das Kind übt durch Nachahmen, die Buchstaben zusammen auszusprechen und gleichzeitig den Finger richtig mitzubewegen.

Beherrscht das Kind das Zusammenziehen zweier Buchstaben, indem es Mutter oder Vater nachahmt, und hat es keine Schwierigkeiten mehr beim Mitbewegen des Fingers, so wird wieder entsprechend dem oben beschriebenen Aufbau der Benennung der Einzelbuchstaben vorgegangen: Es wird eine kurze Zwischenfrage gestellt, um den Inhalt des Kurzzeitspeichers zu leeren, anschließend wird das Kind gebeten, ohne erneutes Vormachen die Buchstabenverbindung zu lesen. Beherrscht das Kind die erste Buchstabenverbindung auf diese Art sicher, so wird die nächste Verbindung geübt, anschließend zwischen beiden Verbindungen abgewechselt usw. Mutter oder Vater machen das Zusammenziehen in diesem Lernabschnitt nur noch dann vor, wenn das Kind die richtige Lösung nicht allein findet.

Wichtig ist, daß das Kind von Anfang an den Finger mitbewegt. Kinder, die bei diesem ersten Zusammensetzen den Finger nicht benutzen, haben später Schwierigkeiten, wenn die Worte länger werden.

Beherrscht das Kind das lesende Zusammenziehen von zwei Buchstaben, so wird in entsprechender Weise mit dem Zusammensetzen von jeweils zwei Buchstaben beim Schreiben vorgegangen. Ist das Kind im Lesen beziehungsweise Schreiben von Silben aus jeweils zwei Buchstaben ganz sicher geworden, so können im nächsten Schritt jeweils zwei Silben zu einer Folge von vier Buchstaben zusammengesetzt werden, wie zum Beispiel „MI-MO", „LI-LO", „LI-MO" oder „MO-NI". Beherrscht das Kind auch diese Schwierigkeitsstufe, kann es ganz allmählich an das Lesen immer längerer Worte herangeführt werden.

Ganz allgemein gilt für diesen Weg des Lernens der Rechtschreibung, daß das Lesen eines Buchstabens, einer Buchstabenverbindung oder eines Wortes immer vor dem Schreiben des entsprechenden Buchstabens, der entsprechenden Buchstabenverbindung oder des entsprechenden Wortes gelernt werden sollte. Erst wenn alle Buchstaben lesend und schreibend in Großschrift sicher beherrscht werden, wird zur Kleinschrift übergegangen, erst wenn das ganze Alphabet in Druckschrift beherrscht wird, wird entsprechend die Schreibschrift aufgebaut.

Die Eltern können an jeder Stelle des Übens helfend eingreifen. Wichtig ist dabei, ein Gefühl dafür zu entwickeln, wie lange man das Kind sinnvollerweise allein probieren läßt, um ihm einerseits Erfolg zukommen zu lassen und seine Selbständigkeit aufzubauen und andererseits nicht Gefahr zu laufen, daß eine quälende Situation entsteht, die zu einem Nachlassen der Motivation führt. Diese Gratwanderung gelingt den Eltern in der Regel nur mit viel Einfühlung und genauem Beobachten.

Viertes Lernziel: Rechtschreiben einzelner Wörter

Die bisher dargestellten Lernschritte hatten zum Ziel, daß das Kind lernt, Schriftzeichen in gesprochene Wörter zu übersetzen (beim Lesen) beziehungsweise gesprochene Wörter in Schriftzeichen zu übersetzen (beim Schreiben). Der nächste sehr umfangreiche und sich daher über eine lange Zeit erstreckende Lernschritt besteht darin, für eine Vielzahl von Wörtern die *richtige* Schreibweise zu erlernen. Im vorangegangenen Kapitel wurden verschiedene Lösungswege für diese schwierige Aufgabe, die richtige Schreibweise herauszufinden, miteinander verglichen. *Es wurde dort gezeigt, daß ein langfristig sicherer und erfolgreicher Weg für das Kind darin besteht, die Schreibweise von Wörtern im Langzeitspeicher in bildlicher Form festzuhalten.* Bei diesem Weg arbeiten die verschiedenen Speicher in günstigster Weise bei der Lösung der Aufgabe „richtig schreiben" zusammen.

Im folgenden wird ein Weg beschrieben, der dem Kind hilft, die Schreibweise von Wörtern in bildlicher Form zu speichern. Zuvor muß das Kind Buchstabenverbindungen und ganze Wörter sicher „nach Gehör" schreiben können. Kann es dies noch nicht, müssen zunächst die oben beschriebenen Lernschritte durchgeführt werden, denn sonst ist das Kind nicht in der Lage, sich die Schreibweise ihm bisher unbekannter Wörter abzuleiten. Auch Beugungen und andere Veränderungen des Wortstammes könnte es dann nicht sicher vornehmen. Dadurch bestünde die Gefahr neuer Fehler und Überforderungen.

Um dem Kind das bildliche Vorstellen eines Wortes verständlich zu machen, wird zunächst die folgende Vorübung gemacht. Sie dient nur dazu, daß das Kind versteht, was es dann während des eigentlichen Trainings tun soll, und sie wird weggelassen, sobald das Kind dies verstanden hat. Man wählt ein Wort aus, das das Kind mit Sicherheit beherrscht. Bei einem schwächeren Kind wird man ein Wort mit nur zwei oder drei Buchstaben nehmen, wie zum Beispiel „AN" oder „UND". Bei einem Kind, das leichter lernt, könnte man ein etwas längeres Wort wählen.

Angenommen, das Wort „BLUME" würde verwendet. Zuerst bitten wir das Kind, sich ein großes „B" vorzustellen. Wir können meist an der Augenstellung des Kindes sehen, ob es sich dieses „B" vorstellt: Der Blick ist gewöhnlich leicht nach oben und geradeaus gerichtet. Um sicherzugehen, fragen wir nach: „Was siehst du vor den Augen?" Das Kind müßte darauf antworten: „Ein ‚B'". Wenn wir uns nicht sicher sind, können wir das Kind in die Luft schreiben lassen, was es vor seinem Auge sieht.

Nach dieser Antwort bitten wir das Kind, an den Buchstaben „B" ein „L" anzuhängen. Wiederum fragen wir das Kind, was es sieht, und es müßte sagen: „Ein ‚B' und ein ‚L'". Danach bitten wir das Kind, ein „U" anzuhängen. Wenn wir es wiederum fragen, müßte es nun sagen: „Ein ‚B‘, ein ‚L‘ und ein ‚U‘ ".

Wir weisen nun das Kind zur Sicherheit darauf hin, daß es mit dem folgenden Buchstaben sehr schwer werden wird. Dadurch ist ein eventueller Mißerfolg weniger schlimm. Deshalb können wir etwa sinngemäß sagen: „Es wird nun immer schwieriger, und viele Kinder können an die bisherigen Buchstaben nun keinen Buchstaben mehr anhängen. Möchtest Du noch versuchen, ein ‚M‘ hinten anzuhängen?" Wiederum lassen wir das Kind buchstabieren. Auf die gleiche Weise wird, wenn möglich, noch ein „E" angehängt, so daß das Kind buchstabieren kann: „B — L — U — M — E".

Es muß noch einmal betont werden, daß es sowohl bei dieser Vorübung wie auch bei dem im folgenden beschriebenen Speichern von Wörtern für den Erfolg entscheidend ist, daß das Kind sich das Wort auch wirklich bildlich vorstellt. Manche Kinder lösen nämlich das Buchstabieren so, daß sie sich das Wort innerlich vorsagen und dann aus dem Klang des Wortes ableiten, wie es geschrieben wird.

Kehren wir zu unserem Beispiel zurück. Nehmen wir an, das Kind hat das Wort „BLUME" richtig buchstabiert. Jetzt ist es wichtig, zwei Möglichkeiten des Buchstabierens zu unterscheiden: Eine Möglichkeit ist, daß das Wort flüssig buchstabiert wurde, mit jeweils etwa gleichen Abständen zwischen den Buchstaben. Wird so buchstabiert, so kann man davon ausgehen, daß sich das Kind das Wort „BLUME" tatsächlich bildlich vorgestellt hat. Es liest die Buchstaben dann der Reihe nach vor seinem inneren Auge ab.

Eine zweite Möglichkeit ist, daß das Buchstabieren sehr ungleichmäßig abläuft und das Kind zum Beispiel nach zwei oder drei Buchstaben immer wieder eine längere Pause macht. Häufig kann man sehen, daß es in solchen Pausen die Lippen bewegt. In diesem Fall können wir davon ausgehen, daß das Kind sich das Wort nicht bildlich vorstellt, sondern sich das Wort innerlich vorsagt, um vom Klang des Wortes auf seine Schreibweise zu schließen. Es sagt sich das Wort vor und kann dann beispielsweise die ersten drei Buchstaben benennen. Dann muß es eine Pause machen, um sich das Wort nochmals vorzusprechen, um dann die weiteren Buchstaben benennen zu können. Wählte das Kind diese zweite Methode des inneren Vorsprechens, so wäre die oben beschriebene Übung so oft zu wiederholen — eventuell leicht modifiziert oder mit sprachlichen Hilfestellungen —, bis es tatsächlich zu einem inneren bildlichen Vorstellen des Wortes kommt. Ob dieses innere bildliche Vorstellen gelingt, können wir an der Flüssigkeit und der Gleichmäßigkeit des Buchstabierens erkennen. Gewöhnlich verstehen auch Kinder, denen dies schwerfällt, innerhalb weniger Minuten, worauf es ankommt.

Mit der beschriebenen Vorübung zum bildlichen Vorstellen der Schreibweise von Wörtern läßt sich gleichzeitig ermitteln, aus wieviel Buchstaben die zu übenden Wörter bestehen dürfen, damit das Kind auf dem gegenwärtigen

Stand des Trainings nicht durch zu lange Wörter überfordert wird. Dazu beginnt man am besten mit einem Wort aus nur zwei Buchstaben. In aufsteigender Reihenfolge läßt man dann Wörter aus drei, vier, fünf und mehr Buchstaben in der beschriebenen Weise bildlich vorstellen, um festzustellen, wo die Grenze der Verarbeitungsmöglichkeit des Kindes liegt. Entsprechend des Ergebnisses dieses „Austestens" würde man dann gegebenenfalls das Rechtschreibetraining zuerst mit kürzeren Wörtern beginnen.

Hat das Kind verstanden, wie es sich die Schreibweise eines Wortes bildlich vorstellen kann, kann damit begonnen werden, schwierige Wörter zu speichern. Dies kann beispielsweise so ablaufen:

Beispiel: Die Mutter hat das Wort „Allee", das das Kind im letzten Diktat falsch geschrieben hatte, sauber in Druckbuchstaben auf ein kleines Kärtchen geschrieben. Sie legt nun dieses Kärtchen dem Kind vor und sagt: „Schau dir dieses Wort genau an und merke dir, wie es geschrieben wird. Wenn du damit fertig bist, gibst du mir das Kärtchen wieder." Während das Kind sich die Schreibweise einprägt, lehnt sich die Mutter zurück. Sie wartet ab, bis das Kind selbst entscheidet, daß es das Wort ausreichend lange gespeichert hat. Dies zeigt es, indem es der Mutter das Kärtchen zuschiebt. Sofort anschließend läßt die Mutter das Kind das Wort buchstabieren. Macht das Kind beim Buchstabieren einen Fehler, so schiebt sie ihm das Kärtchen freundlich wieder zu und sagt: „Schau dir das Wort noch einmal ganz genau an!" Wieder wartet sie ab, bis das Kind entscheidet, daß es mit dem Einprägen fertig ist, und fragt dann erneut ab. Wenn das Kind sich das Wort richtig eingeprägt hat, läßt die Mutter es noch einige Male wiederholt buchstabieren, bis das Buchstabieren ganz flüssig geht. Dann beginnt sie, zwischen den einzelnen Wiederholungen Zwischenfragen zu stellen, wie etwa: „Welche Farbe hat deine Hose?" Diese Zwischenfrage ist nur anfangs wichtig. Sobald das Kind andere Wörter sicher buchstabieren kann, können diese zwischen den Wiederholungen abgefragt werden.

Hier wird also wie beim Erlernen der Buchstaben vorgegangen. Ganz wichtig ist, daß das Kind selbst entscheidet, wann es genug gespeichert hat. Nur so kann es selbst Erfahrungen sammeln, wie und wie lange es sich mit einem Lerninhalt beschäftigen muß, um ihn sich gut merken zu können. Hat es das Wort gespeichert, so läßt man das Kind dieses eine Wort so lange immer wieder buchstabieren, bis es wirklich flüssig buchstabiert. Dann stellt man in oben beschriebener Weise eine Zwischenfrage oder übt das Buchstabieren eines zweiten Wortes, ebenfalls so lange, bis dieses sicher erlernt ist. Dabei geht das zuerst gelernte Wort aus dem Kurzzeitspeicher verloren, so daß das Kind bei der folgenden Wiederholung des ersten Wortes auf eine Speicherung im Langzeitspeicher zurückgreifen muß.

In dieser Weise könnte man beispielsweise zwischen den Wörtern „BLUME" und „DORF" so lange abwechseln, bis beide Wörter sicher und flüssig buchstabiert werden. In Abhängigkeit von der Lerngeschwindigkeit nimmt man dann ein drittes, viertes und eventuell fünftes Wort hinzu. Wichtig ist, daß ein neues Wort immer erst dann hinzugenommen wird, wenn die bisherigen Wörter sicher beherrscht werden. Jedes neue Wort muß entsprechend unserem Beispiel aufgebaut und zunächst in sehr kurzen Abständen wiederholt werden.

Wieviele neue Wörter pro Übungssitzung hinzugenommen werden, hängt vom Leistungsvermögen des Kindes ab. In aller Regel sind normal begabte Kinder mit zwei bis drei neuen Wörtern pro Tag ausreichend gefordert. Bei hirnorganisch beeinträchtigten Kindern kann die Leistungsgrenze bei ein oder zwei neuen Wörtern pro Tag oder niedriger liegen. Die Anzahl hängt selbstverständlich auch von der Schwierigkeit der Wörter ab. Besonders bei Kindern, die sehr starke Schwierigkeiten haben, sich auf das Lernen einzulassen, und die bereits mit einer Absenkung des Blutdrucks reagieren, kann es nötig sein, anfangs nur sehr langsam neue Wörter hinzuzunehmen. In dem Maße, wie es diesen Kindern gelingt, sich besser auf das Lernen einzulassen, erhöht sich dann auch ihre Leistungsfähigkeit beim Speichern neuer Wörter.

Sinnvolle Wörter zum Üben sind alle falsch geschriebenen Wörter aus Hausarbeiten und Schuldiktaten. Man kann auch gemeinsam mit dem Kind Texte daraufhin durchgehen, ob schwere Wörter vorkommen. Dies ist dann möglich, wenn das Kind dabei tatsächlich mitdenkt. Sonst kann man den entsprechenden Text diktieren, um neue schwierige Wörter herauszufinden.

Ein Wort wird also in einer Sitzung so lange wiederholt, bis es wirklich beherrscht wird. Jedes neue Wort wird zu Beginn des Übens auf ein Kärtchen geschrieben. Im allgemeinen wird der Wortstamm genommen. Wichtig ist die richtige Groß- und Kleinschreibung, das heißt auch beispielsweise ein Eigenschaftswort, das im Diktat am Satzanfang stand, wird *klein* auf das Kärtchen geschrieben. Es wird ein Karteikasten angelegt, der so organisiert ist, daß sichergestellt wird, daß ein Wort in angemessenen Zeitabständen wiederholt wird. Nur so kann das Wort fest und über lange Zeit gespeichert werden. Für normal begabte Kinder haben sich etwa folgende zeitliche Abstände zwischen dem Wiederholen als Faustregel als sinnvoll erwiesen:

— Tag 1:   erstes Erlernen,
— Tag 2:   erste Wiederholung,
— Tag 4:   zweite Wiederholung,
— Tag 7:   dritte Wiederholung,
— Tag 14:   vierte Wiederholung,
— Tag 21:   fünfte Wiederholung,
— Tag 28:   sechste Wiederholung.

Nach weiteren vier Wochen wird nochmals wiederholt. Alle Wörter, die auf diese Art gelernt wurden, kommen nach Abschluß des ersten Lernabschnitts in einen weiteren Kasten. Sie werden nach etwa einem halben Jahr nochmals aufgegriffen. Stellt man bei einer Wiederholung fest, daß das Kind das Wort nicht mehr richtig beherrscht, so muß dieses Wort in entsprechend kürzeren zeitlichen Abständen wiederholt werden.

Die angegebenen Abstände zwischen den Wiederholungen sind Richtwerte und sollten für jedes Kind einzeln ermittelt werden. So kann bei möglichst geringem Zeitaufwand eine möglichst gute Speichersicherheit erreicht werden. Dazu probiert man aus, wie dicht die Wiederholungen liegen müssen, damit etwa 80—90% der Wörter richtig und flüssig buchstabiert werden können. Man kann zum Beispiel so vorgehen, daß man aus allen bisher gelernten Wörtern von Zeit zu Zeit eine Stichprobe von zehn Wörtern herausnimmt und das Kind diese Wörter buchstabieren läßt — selbstverständlich ohne daß das Kind sie zuvor noch einmal anschauen durfte. Kann das Kind mindestens sieben, besser acht oder neun dieser Wörter auf Anhieb richtig buchstabieren, so wurde der Abstand zwischen den Wiederholungen richtig gewählt. Können weniger als sieben von zehn Wörtern richtig wiedergegeben werden, so muß in kürzeren Abständen wiederholt werden.

Rechtschreibregeln, die beispielsweise festlegen, ob ein Wort mit „ss" oder „ß" geschrieben wird, werden erst später gelernt, um restliche Fehler zu vermindern. Kein Kind lernt dabei alle Regeln. Nachdem ein Grundwortschatz aufgebaut wurde, wird nachgeschaut, ob ein Kind typische Fehler macht. Für diese Fehler werden dann die notwendigen Regeln geübt. Regeltraining bedeutet ebenfalls: nur *eine* Regel zu einem Zeitpunkt üben. Die Regel wird so oft wiederholt, bis sie ganz automatisch, das heißt ohne nachzudenken beherrscht wird. Erst danach soll im Bedarfsfall die nächste Regel geübt werden. Ein solches Training von Rechtschreibregeln wird am Ende dieses Kapitels dargestellt werden.

Fünftes Lernziel: Diktatschreiben

Nicht für alle Kinder ist es nötig, im Rahmen des häuslichen Übens zusätzlich Diktate zu schreiben. Wird die Rechtschreibung von Wörtern entsprechend dem oben beschriebenen Weg geübt, so rufen viele Kinder die gespeicherte richtige Schreibweise von Wörtern auch während des Diktatschreibens zuverlässig ab. Mit diesen Kindern müssen keine zusätzlichen Übungsdiktate zuhause durchgeführt werden, es sei denn zum Zweck, neue schwierige Wörter herauszufinden (siehe oben).

Es gibt jedoch auch immer wieder Kinder, die, obwohl sie Wörter ebenso sicher wie die anderen Kinder in bildlicher Form im Langzeitgedächtnis gespeichert haben, diese Bilder beim Schreiben eines Diktats nicht aus ihrem Langzeitspeicher abrufen. Diese Kinder schreiben die gleichen Wörter, die sie beim oben beschriebenen Buchstabieren sicher und richtig beherrschen, im Diktat falsch. Dies liegt daran, daß sie beim Diktatschreiben nicht vor jedem Wort überlegen, ob sie das Bild dieses Wortes aus ihrem Langzeitgedächtnis abrufen können. Vielmehr versuchen sie weiterhin, von der Aussprache des Wortes auf seine Schreibweise zu schließen. Es ist anzunehmen, daß diese Kinder den ungünstigeren Lösungsweg, nach dem Gehör zu schreiben, schon so weit überlernt haben, daß er verfestigt ist. Bei diesen Kindern ist es wichtig, zuhause Diktate zu üben, damit sie lernen, auch beim Diktatschreiben die gespeicherten Wörter abzurufen. Ob es nötig ist, Diktate zu üben oder nicht, läßt sich einfach überprüfen, indem man ein oder mehrere Diktate schreibt, die sehr viele geübte Wörter enthalten, und darauf achtet, ob das Kind diese geübten Wörter im Diktat überwiegend richtig schreibt oder nicht.

Auch wenn das Kind schon motiviert und fleißig die Schreibweise von vielen Wörtern gespeichert hat, wird es, solange es noch nicht alle Lücken geschlossen hat, bei einem Diktat viele Wörter nicht richtig schreiben können. Infolgedessen kann es durch eine hohe Anzahl von Fehlern beim Diktat erneut Mißerfolge erleben. Diese können es entmutigen, sich auf das weitere Üben einzulassen. Ab welcher Fehlerzahl ein Kind einen Mißerfolg erlebt, ist im einzelnen verschieden. In der Praxis sollten erfahrungsgemäß nicht mehr als zwei bis drei Fehler beim Diktat gemacht werden, damit es dem Kind dabei gut geht. Der folgende Weg ermöglicht es, Diktate zu üben, ohne das Kind viele Fehler machen zu lassen:

Zunächst wird dem Kind der Diktattext vorgelegt. Es wird aufgefordert, den Text durchzusehen und die Wörter zu unterstreichen, von denen es annimmt, daß sie beim nachfolgenden Schreiben schwierig sein könnten. Wichtig ist auch hier wieder, mit ganz kurzen Texten zu beginnen. Sie werden allmählich entsprechend der wachsenden Leistungsfähigkeit des Kindes verlängert. Für den Anfang reichen bei einem durchschnittlich begabten Kind zwei bis drei nicht allzu lange Sätze. Das Kind prüft den Text auf schwierige Wörter. Diese werden auf Kärtchen geschrieben und entsprechend der oben beschriebenen Methode gelernt. So können Mißerfolge beim späteren Schreiben des Diktats vermieden werden.

Erst nachdem die schwierigen Wörter sicher beherrscht werden, findet das eigentliche Diktat statt. Der Kind lernt dabei, die vorher geübten Wörter beim Diktatschreiben aus dem Langzeitgedächtnis abzurufen. Wenn ein Kind auch nach mehreren Diktaten in dieser Art die vorher geübten Wörter nicht abruft, kann man folgendes tun: Man sagt vor dem Schreiben jedes einzelnen Wortes:

„Stop! Überlege erst, wie man das Wort buchstabiert!" Nachdem man dies einige Male so gemacht hat, kann es sinnvoll sein, das Kind durch einen zusätzlichen Anreiz dazu zu bringen, diesen Weg auch gewissenhaft anzuwenden. Man kann beispielsweise vereinbaren, daß es jeweils einen Punkt erhält, wenn es im Übungsdiktat nicht mehr als eine bestimmte Anzahl von Fehlern hat. Eine bestimmte Anzahl von Punkten darf es sich dann gegen etwas, das ihm wichtig ist, eintauschen. Die Zahl der „zulässigen" Fehler richtet sich nach dem gegenwärtigen Leistungsstand des Kindes. Voraussetzung ist selbstverständlich, daß das Kind die Wörter beim Buchstabieren sicher beherrscht, denn sonst kann es sie im Diktat auch beim besten Willen nicht richtig schreiben.

Nach dem Diktat findet eine Verbesserung statt. Ziel ist es, alle noch falsch geschriebenen Wörter am Ende auf Kärtchen vorliegen zu haben, um sie zu lernen. Zu Beginn des Trainings ist es häufig nötig, daß die Bezugsperson selbst verbessert, die noch falsch geschriebenen Wörter auf Kärtchen herausschreibt sowie die Wörter heraussucht, die bereits vorher gelernt, aber im Diktat nochmals falsch geschrieben wurden. Zu einem späteren Zeitpunkt kann das Kind dies alles selber tun. In der Praxis ist es meist sinnvoll, zu Beginn des Übens von Diktaten mehr Hilfestellungen zu geben. Mit wachsender positiver Einstellung des Kindes kann dieses dann immer mehr Schritte selbständig durchführen.

Wenn man dem Kind das Verbessern des Diktates übergibt, so ergibt sich häufig das Problem, daß das Kind das geschriebene Diktat nur sehr ungenau mit der Textvorlage vergleicht und manche Fehler übersieht. In diesem Fall kann es ebenfalls wieder sinnvoll sein, sorgfältigeres Hinschauen zu üben, indem man dafür einen zusätzlichen Anreiz verspricht.

Sechstes Lernziel: Systematisches Üben einzelner Rechtschreibregeln

Für das Erlernen von Rechtschreibregeln gilt das gleiche wie für alle bisherigen Lernschritte in diesem Kapitel: Eine Regel muß so lange geübt werden, bis sie wirklich ganz sicher beherrscht wird. Während des Diktatschreibens werden an das Kind viele Anforderungen gleichzeitig gestellt: Es muß sich den diktierten Text merken. Es muß Wort für Wort mit mehr oder weniger Mühe aus dem Langzeitspeicher abrufen. Gegebenenfalls muß es prüfen, ob sich ein neues diktiertes Wort von einem geübten Wort ableiten läßt, zum Beispiel kann es die Schreibweise von „fährt" von „fahren" ableiten, oder „gefährlich" von „Gefahr". Zusätzlich soll das Kind dann auch noch Rechtschreibregeln anwenden, zumindest die Regeln für Groß- und Kleinschreibung.

Besonders schwächere Kinder werden durch diese vielen Anforderungen, die bei einem Diktat gleichzeitig an sie gestellt werden, schnell überfordert sein. Diese Überforderung kann verhindert werden, wenn von den beschriebenen Verarbeitungsschritten beim Diktatschreiben so viele wie möglich automatisiert werden. Dies bedeutet, daß Regeln nur dann für das Kind sinnvoll sind, wenn wenige Regeln verwendet werden, die dann jeweils bis zur Automatisierung überlernt werden. Daher muß beim Üben von Regeln ebenso vorgegangen werden wie bei den bisherigen Lernschritten: Eine Regel muß so oft wiederholt werden, daß das Kind sie bis zur nächsten Wiederholung möglichst noch nicht vergessen hat. Das heißt, daß das Kind sie innerhalb einer Übungssitzung wiederholt anwenden muß und daß die Regel auch über die Tage hinweg immer wieder wiederholt werden muß.

Grundsätzlich übt das Kind auch beim Schreiben von Übungsdiktaten Regeln, beispielsweise die Regeln für die Groß- und Kleinschreibung. Bei vielen Kindern reicht es aus, die entsprechenden Regeln bei der Verbesserung des Diktates immer wieder ruhig zu besprechen. Manche Kinder haben jedoch trotz häufig wiederholtem Besprechen der Regeln weiter große Schwierigkeiten mit der Groß- und Kleinschreibung. In diesem Fall ist es sinnvoll, täglich einige Minuten lang die im folgenden beschriebene Übung durchzuführen. Mit ähnlichen Übungen können auch andere Rechtschreibregeln automatisiert werden:

Die Mutter liest in Ruhe aus einem Text zunächst einen ganzen Satz vor, zum Beispiel „Heute haben die großen Ferien begonnen." Danach beginnt sie wieder am Satzanfang und liest dem Kind jetzt die Wörter jeweils einzeln vor. Nach jedem einzelnen vorgelesenen Wort muß das Kind sagen „groß" oder „klein", also:

— Mutter: „Heute",
— Kind: „groß",
— Mutter: „haben",
— Kind: „klein",
— Mutter: „die",
— Kind: „klein", usw.

Bei dieser Übung wiederholt das Kind in kurzem zeitlichen Abstand immer wieder die Entscheidung, ob groß oder klein geschrieben werden muß. Es muß an nichts anderes denken. Dadurch macht es wenig Fehler und infolgedessen kommt es am schnellsten zu einer Automatisierung der Anwendung der Regel. Tritt bei dieser Übung ein Fehler auf, wird die entsprechende Regel besprochen. Voraussetzung für die Durchführung dieser Übung ist, daß die Mutter oder der Vater die Regel kennt und sich vorher überlegt hat, wie diese klar, einfach und hilfreich erklärt werden kann.

Schlußbemerkungen

Alle die in diesem Kapitel dargestellten Aufgaben sind äußerst einfach. Dieser Weg unterscheidet sich daher von einem in der Schule häufig benutzten Weg, bei dem Lerninhalte, die sich wiederholen, in immer wieder andere Aufgabenstellungen verpackt werden. Ziel einer solchen ständig wechselnden Verpackung soll sein, daß die Inhalte für das Kind attraktiv bleiben. Dennoch werden auch die hier beschriebenen schlichten Aufgabenstellungen vom Kind als sehr positiv erlebt. Dies liegt daran, daß das Kind beim Lernen über die positive Beziehung zur Bezugsperson sehr viel Zuwendung und Wärme erhält. Das positive Gefühl, das so entsteht, wird durch die erlebten Erfolge noch verstärkt. Gerade Kinder mit Lernschwierigkeiten reagieren empfindlich auf Mißerfolge. Erfolge haben für sie eine ganz besondere therapeutische Bedeutung.

Die aufgeführten Übungen decken die meisten Schwierigkeiten ab, die beim Erlernen von Lesen und Rechtschreiben auftreten können. Trotzdem können Kinder immer wieder auf ein solches Angebot anders reagieren als erwartet oder an einer Stelle unerwartet „hängenbleiben". Dann gilt es, die auftretenden Fehlertypen festzustellen und dafür einen Übungsplan zu entwerfen. Oft können Lehrerin oder Lehrer dabei helfen. *An jeder schwierigen Stelle gilt dasselbe: zu versuchen, durch kleine Schritte, die überlernt werden, schwierigere Aufgaben zu bewältigen.* Wenn Eltern diese Grundgesetzmäßigkeit verstanden haben, können sie ihren Kindern an vielen Stellen helfen, ohne sie zu überfordern.

Kapitel 12: Umgang mit dem Kind in Augenblicken der Blutdruckabsenkung

Kinder können sich einer Situation innerlich entziehen, indem sie ihren Blutdruck absenken (siehe Kap. 5). Es ist sehr schwierig, in solchen Augenblicken angemessen mit einem Kind umzugehen. Voraussetzung dafür ist immer, daß Eltern die äußeren Anzeichen des inneren „Aussteigens" möglichst schnell und sicher wahrnehmen. Erst dann können sie wirklich helfen.

Das folgende Beispiel eines neunjährigen Jungen zeigt typische Verhaltensweisen, die mit einer Blutdruckabsenkung einhergehen. Diese Verhaltensweisen zeigt der Junge in der Regel dann, wenn er an sein Problemfach Rechnen herangeht. Sie sind am stärksten ausgeprägt, wenn in diesem Problemfach die für ihn schwierigsten Aufgaben anstehen, nämlich Textaufgaben. Im Beispiel soll ein typischer Ablauf des gemeinsamen Rechnens wiedergegeben werden.

Beispiel: Sven beginnt seine Rechenaufgaben mit sichtbarer Unlust. Er entscheidet sich dafür, zunächst die für ihn einfacheren Plus-Aufgaben zu machen. Erst danach möchte er die schwierigeren Textaufgaben in Angriff nehmen. Nachdem er die ersten Plus-Aufgaben etwas zögernd gerechnet hat, merkt er, daß er diese Aufgaben gut bewältigen kann. Er löst nun die restlichen Plus-Aufgaben sehr zügig. Ohne zu stocken, geht er von einer Aufgabe zur nächsten. Er freut sich, wenn er eine Aufgabe gelöst hat. Er strahlt, wenn seine Mutter ihn lobt. Er sitzt aufrecht und ist hellwach.

Als er nach den Plus-Aufgaben an die erste Textaufgabe herangeht, sinkt er förmlich in sich zusammen. „Oje, das sind schon wieder so schwere Aufgaben", stöhnt er. Er liest den Text der ersten Aufgabe vor und macht bereits beim Lesen Fehler. Als er mit dem Lesen fertig ist, geht sein Blick ins Leere. Er muß seinen Kopf auf den Ellenbogen aufstützen. Sein Gesicht sieht müde und teilnahmslos aus. Er zeigt keine Anstalten, mit dem Lösen der Aufgabe zu beginnen. Nachdem Sven einige Zeit so dagesessen war, ohne etwas zu tun, hilft seine Mutter ihm und fragt: „Was mußt du denn zuerst machen?" Sven stöhnt, schaut flüchtig auf das Buch, um dann wieder ins Leere zu starren. Nun versucht seine Mutter, ihm die Lösung der Aufgabe zu erklären. Während des Erklärens nickt Sven wiederholt. Sein Blick bleibt dabei starr. Er sieht sehr müde aus und muß sich mehrmals die Augen reiben.

Auch nach der Erklärung ist Sven nicht in der Lage, einen Lösungsansatz zu finden. Nach einigen weiteren Erklärungsversuchen macht es die Mutter ihrem Sohn schließlich ganz einfach: „Schau, jetzt schreibst du als erstes hier die 487 DM hin, dann die 452 DM drunter und zählst beides zusammen". Obwohl Sven vorher Plus-Aufgaben schnell und sicher lösen konnte, dauert das Rechnen nun sehr lange, und Sven macht Fehler dabei. Als seine Mutter ihn zuletzt für das Ergebnis lobt, reagiert er nicht.

Fassen wir das Verhalten von Sven zusammen: Bereits ganz zu Anfang zögert er, an die Rechenaufgaben heranzugehen. Schon hier zeigt sich deutlich seine Blockierung, sich positiv auf das Rechnen einzulassen. Er beginnt daher zuerst mit den leichteren Aufgaben. Dabei erlebt er, daß er erfolgreich ist. Er kann die Aufgaben gut lösen und wird gelobt. Der Erfolg und das Lob fördern sein Einlassen. Er ist jetzt voll bei der Sache, er arbeitet zügig, und es geht ihm gut dabei.

Als Sven mit den Textaufgaben beginnt, zeigt er ganz typische Verhaltensweisen, die bei innerem Vermeiden zu beobachten sind. Solche Verhaltensweisen gehen meist mit einer Blutdruckabsenkung einher. Unter anderem sind bei Sven folgende Veränderungen zu beobachten:

— Seine Körperhaltung verändert sich: Er sitzt nicht mehr aufrecht, sondern muß sich stützen.
— Das Gesicht wird starr und teilnahmslos.
— Er wird müde.
— Er kann Erklärungen nicht inhaltlich nachvollziehen, auch wenn er vielleicht an manchen Stellen nickt oder antwortet.
— Er wird langsamer.
— Er macht Fehler bei Aufgaben, die er ohne Blutdruckabsenkung beherrscht. So kann er normalerweise Texte flüssig lesen. Kurz vorher konnte er Plus-Aufgaben sicher lösen. Jetzt macht er dabei Fehler.

Entsprechende von außen beobachtbare Veränderungen im Verhalten eines Kindes, die mit seinem inneren Aussteigen und seiner Blutdruckabsenkung einhergehen, sind in Abb. 21 dargestellt. Die Abbildung zeigt ein Mädchen zu zwei verschiedenen Zeitpunkten während der Hausaufgaben.

Auf dem oberen Bild läßt sich die Tochter ganz auf das Arbeiten ein. Sie kann die Aufgaben erfolgreich lösen. Sie arbeitet zügig, und es geht ihr dabei gut. Ihr Blutdruck ist normal. Auf dem unteren Bild sitzt die Tochter an Aufgaben, die zu schwer für sie sind. Sie vermeidet es innerlich, sich auf die Auf-

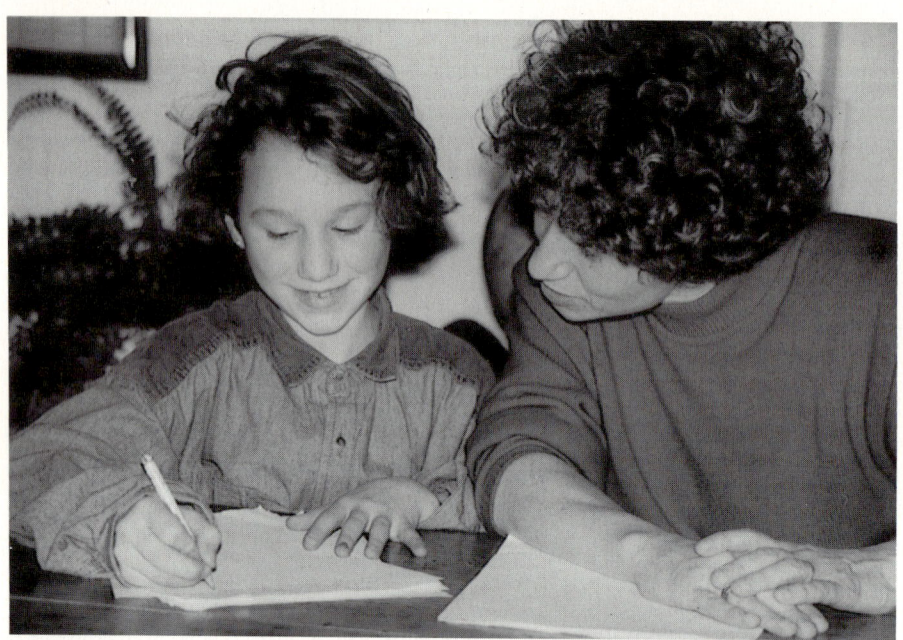

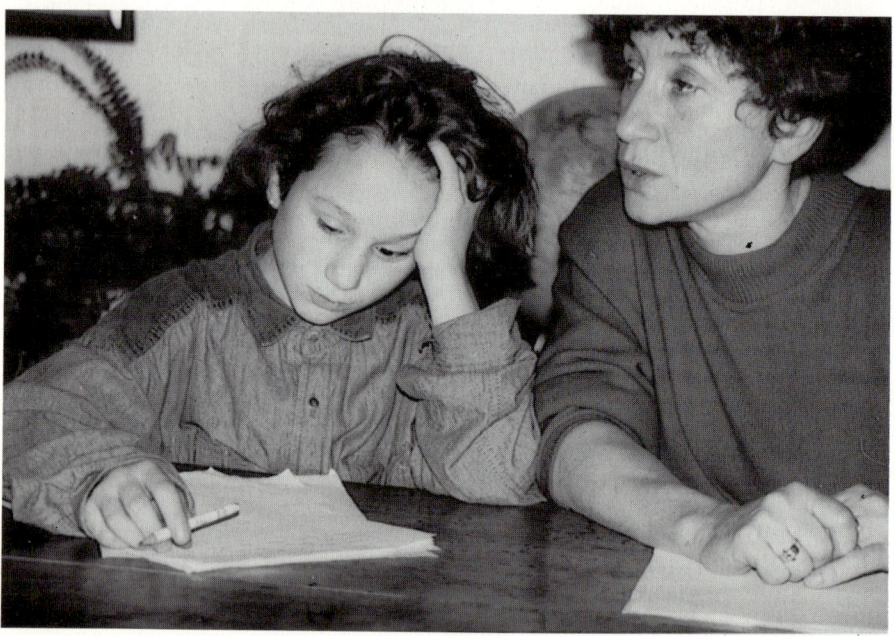

Abb. 21. Mädchen mit normalem (*oben*) und abgesenktem (*unten*) Blutdruck

168

gaben einzulassen, und hat ihren Blutdruck abgesenkt. Der Unterschied zwischen oberem und unterem Bild ist deutlich.

Ein solches inneres Vermeiden kann bei Kindern in jedem Alter und in praktisch jeder Situation auftreten. Das entsprechende äußere Verhalten, das mit der Blutdruckabsenkung einhergeht, kann nicht nur bei schulischem Lernen beobachtet werden, sondern auch beim Malen, Basteln, Bilderbücher anschauen, Spielen oder bei Gesprächen mit den Eltern. Der sicherste Weg, sich in der Wahrnehmung dieser Verhaltensweisen zu üben, ist ein Videotraining. Dabei lernen Eltern durch wiederholtes Betrachten von Videoaufzeichnungen, schnell und sicher die äußeren Anzeichen einer Blutdruckabsenkung ihres Kindes zu erkennen.

Bei den Ausführungen in diesem Kapitel wird davon ausgegangen, daß Blutdruckabsenkungen immer mit einem inneren Aussteigen einhergehen. Eltern können die Veränderung des Blutdrucks ihres Kindes als solche nicht beobachten oder messen, weil ihnen die entsprechenden Geräte fehlen. Sie können aber den inneren Rückzug des Kindes beobachten und darauf reagieren. Auf den folgenden Seiten werden daher die Begriffe „Blutdruckabsenkung" und „inneres Aussteigen" als gleichbedeutend verwendet.

Eltern, deren Kind den Blutdruck absenkt, haben es ungeheuer schwer, das gemeinsame Lernen für ihr Kind und sich selbst positiv zu gestalten. Erste Voruntersuchungen zeigen, daß Eltern auf die Blutdruckabsenkungen ihres Kindes selbst mit Veränderungen ihres Blutdrucks reagieren. Einige senken ihn ebenfalls ab, viele erhöhen ihn. Damit befinden sich auch die Eltern in den schwierigsten Abschnitten des gemeinsamen Lernens nicht in ihrem günstigsten mittleren Erregungszustand. Sie sind daher selbst weniger leistungsfähig (siehe Kap. 5).

Ursachen der Blutdruckabsenkung

Wenn Eltern das mit einer Blutdruckabsenkung einhergehende Verhalten ihres Kindes schnell und sicher wahrnehmen können, so besteht der nächste Schritt darin zu erkennen, wodurch die Blutdruckabsenkung bei ihrem Kind ausgelöst wird. Bei verschiedenen Kindern, aber auch bei einem Kind zu verschiedenen Zeitpunkten kann sie unterschiedliche Gründe haben. Nach unserem gegenwärtigen Wissensstand kann eine Blutdruckabsenkung folgende Ursachen haben:

— *Biologische Voraussetzungen:* Viele Menschen, die ihren Blutdruck absenken und so schwierige Situationen innerlich vermeiden, könnten diese Situationen auch bewältigen. Dennoch machen sie von der Möglichkeit, die Situation durch ganz besondere Anstrengung zu bewältigen, keinen

Gebrauch. Der eine entzieht sich nur einigen wenigen Situationen durch inneres Vermeiden, der andere tut dies in sehr vielen Situationen. Ob sich ein Erwachsener oder ein Kind dafür entscheidet, innerlich zu vermeiden oder zu kämpfen, hat zum einen mit seiner Lerngeschichte zu tun, zum anderen mit seiner biologischen Ausstattung.

Jede Fähigkeit oder Eigenschaft ist bei verschiedenen Menschen unterschiedlich ausprägt: Manche sind kleiner, andere größer, manche dicker, andere dünner. Daher nehmen wir an, daß es Menschen von ihrer biologischen Ausstattung her ganz unterschiedlich gut gelingt, den Blutdruck abzusenken. Verschiedene Menschen werden daher ganz unterschiedlich gut in der Lage sein, schwierige oder unangenehme Situationen durch eine Blutdruckabsenkung zu bewältigen.

Für Eltern bedeutet dies folgendes: Bei ein und demselben Verhalten von Eltern wird ein Kind, dem dies aufgrund seiner biologischen Ausstattung leicht fällt, mit einer Blutdruckabsenkung reagieren. Ein anderes Kind mit einer anderen biologischen Ausstattung wird dagegen bei gleichem elterlichen Verhalten seinen Blutdruck nicht verändern. Das erste Kind wird innerlich aufgeben, das zweite wird sich weiter auf das Lernen einlassen. Eltern, deren Kinder sehr leicht mit einer Blutdruckabsenkung reagieren, haben es daher viel schwerer. Sie müssen besonders behutsam sein, um das innere Vermeiden ihres Kindes zu verhindern, beziehungsweise sie müssen angemessen darauf reagieren.

— *Überforderung:* Überforderungen durch eine zu schwierige Sprache oder durch zu schwere Aufgabenstellungen dürften vielleicht die wichtigste Ursache für Blutdruckabsenkungen sein. Die Ausführungen zu diesem Punkt nehmen so viel Raum ein, daß sie unten umfassend dargestellt werden.

— *Zu wenig Lob und Anerkennung:* Auch darauf wird unten ausführlich eingegangen.

— *Zu häufige oder zu starke soziale Bestrafungen durch die Eltern:* Ein Beispiel für eine soziale Bestrafung beim Lernen wäre etwa, wenn die Mutter mit ärgerlichem Gesicht und strenger Stimme sagt: „Nun streng dich aber mal an!" Über derartige Bestrafungen wurde in Kap. 2 und 3 ausführlich gesprochen.

Bestrafungen sind für das Kind unangenehm. Kinder können verschiedene Wege wählen, entsprechende Bestrafungen zu vermeiden. Manche Kinder strengen sich besonders an und lösen die Aufgaben besonders gut. Indem sie weniger Fehler machen, können sie mit den Fehlern verbundene soziale Bestrafungen vermeiden. Der Weg, durch besondere Anstrengung erfolgreich zu sein, steht jedoch vielen Kindern nicht zur Verfügung. Die Aufgaben können beispielsweise so schwer sein, daß das Kind sie nicht lösen kann, auch wenn es sich anstrengt. Kann ein Kind Bestrafungen nicht vermeiden, indem es sich besonders anstrengt, so kann es diese Bestrafungen durch eine Blutdruckabsenkung besser ertragen. Auf diesen Zusammenhang wurde bereits in Kap. 5 hingewiesen. *Wir gehen davon aus, daß soziale Strafen besonders leicht eine Blutdruckabsenkung erzeugen, wenn das Kind gleichzeitig durch die Aufgaben überfordert ist.*

— *Das Kind steuert sich selbst negativ beziehungsweise nicht ausreichend positiv:* Es wurde bereits an verschiedensten Stellen dieses Buches gezeigt, wie das Kind aufgrund ungünstiger Erfahrungen während des Lernens lernen kann, sich selbst zu bestrafen, beispielsweise indem es sagt: „Es ist aussichtslos — ich werde es nie schaffen." Selbstbestrafungen des Kindes können in gleicher Weise wie soziale Bestrafungen durch Eltern zum Absinken seines Blutdrucks führen. Ähnlich wirkt es sich aus, wenn das Kind sich selbst nicht ausreichend für seine Leistungen loben kann.

— *Machtgewinn:* Kinder können lernen, daß sie, wenn sie den Blutdruck absenken, jede an sie gestellte Anforderung ablehnen können. Es gibt Kinder, die innerlich abschalten und ihren Blutdruck absenken, unabhängig davon, ob eine Anforderung sie überfordert oder nicht, ob sie berechtigt oder unberechtigt ist.

Diese Kinder senken ihren Blutdruck nicht ab, um sich vor Überforderung und Bestrafung zu schützen. Statt dessen erleben sie mit ihrem Verhalten Macht über ihre Eltern. Je nachdem, aus welchem Grund ein Kind seinen Blutdruck absenkt, wird es auf positives Verhalten der Eltern unterschiedlich reagieren. Kinder, die das Ziel haben, sich zu schützen, reagieren auf positives Verhalten und vereinfachte Aufgaben, indem sie den Blutdruck weniger stark absenken. Kinder, die mit ihrem inneren Abschalten Macht über die Eltern erleben, können unter den gleichen Bedingungen den Blutdruck noch weiter absenken.

— *Gewinn von Zuwendung:* Einige Kinder haben die Erfahrung gemacht, daß sie besonders viel Zuwendung erhalten, wenn sie ihren Blutdruck absenken. Sie wirken im Augenblick der Blutdruckabsenkung hilflos und überfordert. Manche Eltern geben dann mehr Zuwendung als sonst. Dies können Kinder lernen. Auch dadurch kann sich das Absinken des Blutdrucks verstärken. Zuwendungs- und Machtgewinn treten oft gemeinsam auf.

Überforderung durch zu schwierige Aufgaben

Überforderung ist eine der häufigsten Ursachen für das Absinken des Blutdrucks. Deshalb sind Blutdruckabsenkungen vor allem im Schulbereich, aber auch bei der frühen Förderung von entwicklungsverzögerten oder behinderten Kindern häufig zu beobachten.

Im Beispiel von Sven tritt das typische mit der Blutdruckabsenkung einhergehende Verhalten bereits auf, als er mit dem Rechnen beginnt. Er arbeitet langsam und wirkt mißmutig. Rechnen ist für ihn das schwierigste Fach. Hier erlebt er die meisten Mißerfolge. Als Sven merkt, daß er die Plus-Aufgaben erfolgreich lösen kann, normalisiert sich sein Blutdruck wieder. Er arbeitet nun zügig, ist wach und kann sich freuen.

Das für die Blutdruckabsenkung typische Verhalten tritt dann wieder verstärkt auf, als Sven die für ihn schwierigsten Aufgaben, die Textaufgaben, beginnt. Diese stellen für Sven eine massive Erhöhung der Schwierigkeit dar und bedeuten damit eine Überforderung für ihn.

Werden einem Kind zu schwierige Aufgaben gestellt, so erlebt es viele Mißerfolge. Mißerfolge lösen ein schlechtes Gefühl aus. Durch eine Erniedrigung des Blutdrucks kann das Kind solche unangenehmen Gefühle abschwächen (siehe Kap. 5). Wenn Sven bei der Textaufgabe einen niedrigeren Blutdruck bekommt und innerlich abschaltet, kann er sich gleichzeitig den eigenen und fremden Anforderungen entziehen.

Mißerfolge des Kindes sind jedoch nicht nur für das Kind unangenehm. Auch die Eltern leiden darunter. Mißerfolge werden von den Eltern meist auch als eigene Mißerfolge wahrgenommen und lösen bei ihnen negative Gefühle wie Hilflosigkeit, Enttäuschung und Ärger aus. Wenn Eltern sich so fühlen, strafen sie ihr Kind mehr — ob sie das wollen oder nicht. Wenn die Aufgaben für das Kind zu schwer sind, nehmen daher meist auch die sozialen Bestrafungen für das Kind zu. Es hat damit einen weiteren Grund, seinen Blutdruck abzusenken.

In Kap. 5 wurde dargestellt, daß Kinder mit Lernschwierigkeiten schon außerhalb von Lernsituationen eher einen durchschnittlichen oder bereits unterdurchschnittlich niedrigen Blutdruck haben. Der Blutdruck ist ein Maß der Erregung. Nun ist bekannt, daß zwischen der Erregung eines Menschen und seiner Lern- und Leistungsfähigkeit ein Zusammenhang besteht (siehe Abb. 18, S. 95). Der Zusammenhang zwischen der Erregung und dem Leistungsvermögen ist nicht über alle Bereiche gleich. Wenn Kinder von einer mittleren Erregung ausgehend ihren Blutdruck absenken, verringert sich die Lern- und Leistungsfähigkeit anfangs nur geringfügig. Je weiter jedoch die Erregung abfällt, desto dramatischer werden die Verluste in der Lern- und Leistungsfähigkeit. Dieser Zusammenhang ist in Abb. 22 nochmals auf andere Art dargestellt.

In dem Maße, wie sich als Folge einer Blutdruckabsenkung die Lern- und Leistungsfähigkeit verschlechtert, erlebt das Kind ein und dieselbe Aufgabe als unterschiedlich schwierig. Dies ist in Abb. 22 unten dargestellt. Nehmen wir an, eine bestimmte Aufgabe ist vom Kind leicht lösbar, wenn es einen normalen Blutdruck hat. Bei einem leichten Absinken seines Blutdrucks kann diese Aufgabe für das Kind bereits zur mittelschweren Aufgabe werden. Sinkt

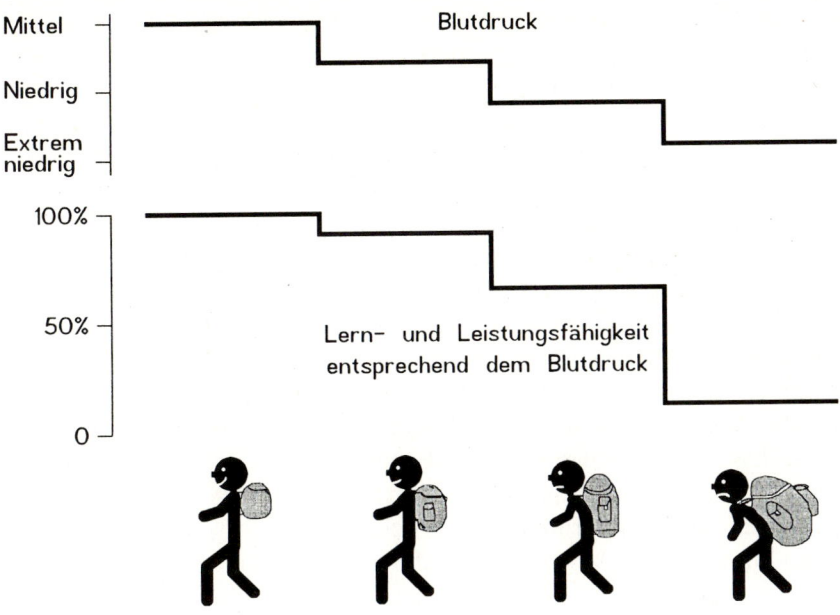

Mittel

Niedrig

Extrem
niedrig

Blutdruck

100%

50%

0

Lern- und Leistungsfähigkeit
entsprechend dem Blutdruck

Schwierigkeit derselben Aufgabe
entsprechend der Lern- und Leistungsfähigkeit
bei sinkendem Blutdruck

Abb. 22. Schwierigkeit derselben Aufgabe bei absinkendem Blutdruck. Sinkt der Blutdruck unter einen mittleren Wert, so nimmt die Lern- und Leistungsfähigkeit zunächst nur wenig ab. Bei weiterem Absinken kommt es jedoch zu dramatischen Leistungseinbußen (dieser Zusammenhang ergibt sich aus Abb. 18, S. 95). Entsprechend wird dieselbe Aufgabe bei leicht absinkendem Blutdruck nur wenig schwerer. Sinkt der Blutdruck jedoch weiter ab, bedeutet dies eine massive Erhöhung der Schwierigkeit ein und derselben Aufgabe

der Blutdruck weiter ab, so verschlechtert sich die Lern- und Leistungsfähigkeit in noch stärkerem Maße. Die gleiche Aufgabe wird dadurch für das Kind extrem schwer und unlösbar. *Aufgaben, die bei normalem Blutdruck gut lösbar sind, können bei erniedrigtem Blutdruck eine massive Überforderung bedeuten.*

Kommen wir zu Sven zurück: Er fühlt sich durch die Textaufgaben überfordert. Sein Blutdruck erniedrigt sich. Dadurch nimmt seine Leistungsfähigkeit ab. Wenn seine Mutter dies weiß, kann sie verstehen, warum Sven auf einmal Fehler beim Lesen macht: Lesen ist bei normalem Blutdruck für Sven vielleicht eine leichte oder mittelschwere Aufgabe. Bei abgesenktem

173

Blutdruck wird es für ihn plötzlich zu einer erheblich schwierigeren Aufgabe. Dadurch beginnt er, Fehler zu machen.

Auch Plus-Aufgaben, wie zum Beispiel zwei Zahlen zusammenzuzählen, werden aufgrund der Blutdruckabsenkung für Sven zu schwierigen Aufgaben. Dies führt zu weiteren Fehlern. Dieser Typ von Aufgaben war für Sven bei normalem Blutdruck gut lösbar.

Erklärungen innerlich nachzuvollziehen ist für die meisten Kinder bereits bei normalem Blutdruck eine mittel bis sehr schwierige Aufgabe. Aufgrund seines erniedrigten Blutdrucks wird es für Sven noch viel schwieriger zu verstehen, was seine Mutter ihm erklären möchte. Er nickt zwar gelegentlich, begreift aber nicht tatsächlich, was die Mutter sagt. Die Erklärungen seiner Mutter bedeuten daher für ihn eine weitere Überforderung.

Es wird deutlich, wie Kinder und ihre Eltern in einen Teufelskreis geraten können: Das Absinken des Blutdrucks führt dazu, daß für das Kind die Aufgaben immer schwieriger werden. Dadurch erlebt es mehr Mißerfolge. Eltern beantworten diese Mißerfolge häufig unbewußt mit sozialen Bestrafungen. Auf die Zunahme von Mißerfolgen und sozialen Bestrafungen reagieren dann wiederum die Kinder: Sie behalten entweder den niedrigen Blutdruck bei oder senken ihn noch weiter ab.

Eltern können ihrem Kind helfen, aus diesem Teufelskreis herauszukommen. Sie können während der Blutdruckabsenkung Aufgaben aussuchen, die bezogen auf die augenblickliche Lern- und Leistungsfähigkeit leicht zu lösen sind. In Abb. 23 ist beispielhaft dargestellt, wie Aufgaben idealerweise der jeweiligen Leistungsfähigkeit des Kindes angepaßt werden können.

Die Aufgabenbeispiele in Abb. 23 zeigen eine ideale Anpassung der Aufgabenschwierigkeit an die jeweilige Leistungsfähigkeit. Eltern müßten allerdings hellseherische Fähigkeiten haben, um in jedem Augenblick des Lernens zu wissen, wo genau die augenblickliche Leistungsfähigkeit ihres Kindes liegt. Deshalb hat sich folgende Lösung als günstig erwiesen: Wenn das Kind beginnt, seinen Blutdruck abzusenken, wählen die Eltern äußerst einfache Aufgaben. Diese Aufgaben sollten auch bei stark herabgesetzter Leistungsfähigkeit auf jeden Fall gelöst werden können.

In unserem Beispiel würde dies bedeuten: Die Mutter nimmt wahr, daß Svens Blutdruck absinkt, als er zu den Textaufgaben übergeht. Um sicher zu sein, daß er trotz seiner verminderten Leistungsfähigkeit nicht überfordert wird, geht die Mutter daher sofort zu extrem einfachen Aufgaben über. Dies könnten etwa ganz einfache Additionen sein, wie 2 + 3 oder 4 + 2. Nach ein paar einfachen Aufgaben sieht die Mutter, daß Sven wieder wacher wird und seine Leistungsfähigkeit zunimmt. Sie könnte daher dann allmählich wieder etwas schwierigere Aufgaben wählen, etwa 12 + 37.

Eltern können gut erkennen, ob die Vereinfachung der Aufgaben Erfolg hat: Das Gesicht ihres Kindes wird wacher, seine Reaktionen werden schnel-

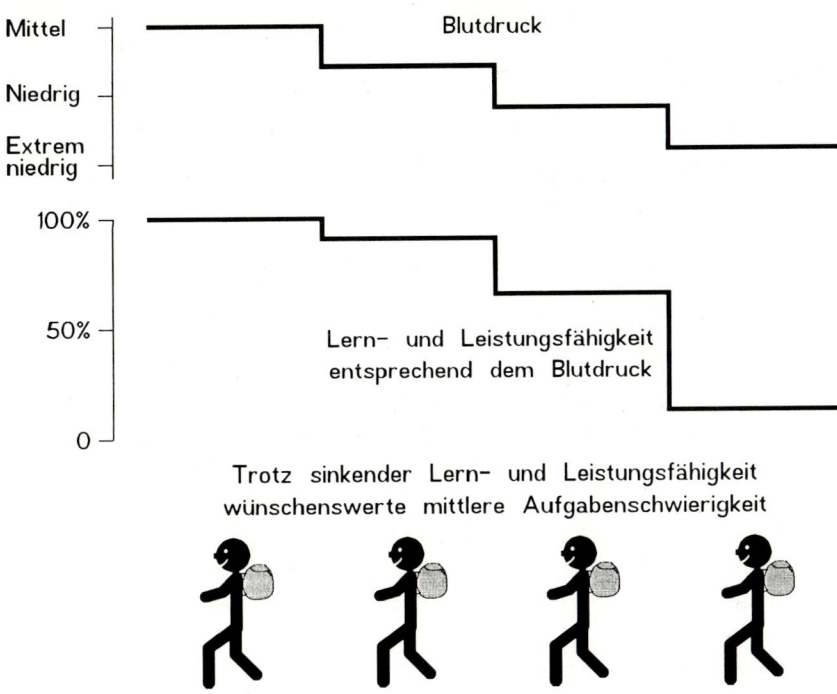

Mittel

Niedrig

Extrem
niedrig

Blutdruck

100%

50%

0

Lern- und Leistungsfähigkeit
entsprechend dem Blutdruck

Trotz sinkender Lern- und Leistungsfähigkeit
wünschenswerte mittlere Aufgabenschwierigkeit

Je stärker die Lern- und Leistungsfähigkeit sinkt, desto
einfacher müssen die Aufgaben sein. Nur so kann eine
mittlere Aufgabenschwierigkeit erreicht werden.
Beispiele für entsprechende Aufgaben:

$$4378 \atop +3224 \atop +6511$$

$$1316 \atop +2452$$

$$12 \atop +37$$

$$2+3= \atop 4+2=$$

Abb. 23. Mit absinkendem Blutdruck nimmt die Lern- und Leistungsfähigkeit ab. Ziel ist es, das Kind dann jedoch gerade besonders vor Überforderungen zu schützen. Eltern müssen daher die Aufgaben so stellen, daß sie trotz der Blutdruckabsenkung für das Kind leicht oder mittelschwer sind. Unten ist eine idealisierte Anpassung der Aufgabenschwierigkeit an die jeweilige Lern- und Leistungsfähigkeit des Kindes beispielhaft dargestellt

ler und seine Körperhaltung straffer. Es bemüht sich wieder um eine Lösung der Aufgaben. Die Eltern können aus diesen Veränderungen schließen, daß der Blutdruck und das Leistungsvermögen des Kindes wieder ansteigen. Die Wirkung zeigt sich um so schneller und deutlicher, je weniger sich das Absinken des Blutdruckes bereits verfestigt hat und je weniger das Kind die Blutdruckabsenkung dazu benutzt, um Zuwendung und Macht zu bekommen.

Nachdem die Eltern noch einige Zeit bei ganz extrem einfachen Aufgaben geblieben sind, beginnen sie, die Aufgabenschwierigkeit in kleinen Schritten zu steigern. Sie achten dabei auf das Verhalten des Kindes und vermeiden möglichst jede neue Überforderung. Sollte das Kind trotz behutsamen Vorgehens an irgendeiner Stelle wieder in seiner Leistungsfähigkeit nachlassen, so müssen die Aufgaben erneut extrem vereinfacht werden. Die Eltern wiederholen das beschriebene Vorgehen nochmals.

Der dargestellte Weg kann bei nichtschulischen Lerninhalten ohne Schwierigkeiten angewendet werden. Im schulischen Bereich kann es durch das vorgegebene Lerntempo und die vorgegebenen Hausarbeiten Schwierigkeiten geben. Sind die Wissenslücken zu groß, können Absprachen mit der Schule helfen. Bei Schulkindern ist es meist wichtig, zusätzlich täglich ein gezieltes Training durchzuführen, das 10—15 Minuten pro Lernbereich dauern kann. Dieses Training dient dazu, Lernlücken zu schließen. Bei einem solchen zusätzlichen Üben kann außerdem gut in der beschriebenen Weise die Aufgabenschwierigkeit der augenblicklichen Leistungsfähigkeit des Kindes angepaßt werden. Ziel ist es, zunächst während dieses zusätzlichen Trainings zu erreichen, daß das Kind den Blutdruck nicht mehr absenkt. Die in Kap. 11 vorgestellten Aufgabenstellungen für Rechtschreibung und Lesen eignen sich auch hervorragend für Kinder, die ihren Blutdruck absenken. Bei diesen Aufgaben läßt sich die Schwierigkeit in jedem Moment verändern. In den Monaten, in denen das zusätzliche Üben durchgeführt wird, können Eltern bei den Hausarbeiten etwas mehr helfen, um das Kind dadurch an anderer Stelle zu entlasten. Sind die Lücken zu groß, muß eine Rückversetzung oder auch ein Schulwechsel geprüft werden.

Beeinflussung von Blutdruckabsenkungen durch Lob und Zuwendung

Wenn Kinder für ihre Leistung zu wenig Lob und Anerkennung bekommen, können sie mit einer Absenkung ihres Blutdruckes reagieren. Weil sie nicht das bekommen, was ihnen wichtig ist, geben sie auf. Eltern können diesen Zusammenhang einfach bemerken, indem sie sich bemühen, eine Zeitlang mehr auf ihr Kind einzugehen als sonst. Sie erkennen dann am Erfolg, ob ihrem Kind die Zuwendung gefehlt hat.

Größte Schwierigkeiten bereitet Eltern hingegen folgendes: *Bei erniedrigtem Blutdruck nimmt das Kind auch Lob und Zuwendung schwächer wahr, nicht nur soziale Bestrafungen und Überforderungen.* Es ist, als wäre das Kind in eine dicke Schicht Watte gepackt: Alle Einflüsse von außen werden gedämpft, unabhängig davon, ob sie für das Kind positiv oder negativ sind.

Kehren wir nochmals zu Sven zurück: Während Sven die für ihn bewältigbaren Plus-Aufgaben löst, hat er noch einen günstigen Blutdruck. Er ist erfolgreich. Die Mutter lobt ihn dafür und lächelt ihn an. Es wird deutlich, daß das Lob und die Freude der Mutter bei Sven ankommen. Er strahlt und freut sich über die Anerkennung. Als es an die Textaufgaben geht, senkt Sven seinen Blutdruck ab. Aufgrund dieser Blutdruckabsenkung erreicht ihn ein vergleichbares Lob seiner Mutter nun nicht mehr oder nur noch schwach. Sein unbewegtes Gesicht zeigt, daß er sich über das Lob nicht freuen kann. In einer solchen Situation muß die Mutter deutlich stärker loben, damit sie zu ihrem Sohn durchdringt. Je mehr ein Kind seinen Blutdruck abgesenkt hat, desto stärker müssen Lob und Zuwendung der Eltern sein.

Ein Lob bleibt also in Augenblicken der Blutdruckabsenkung häufig wirkungslos oder erreicht das Kind nur in abgeschwächter Form. Dies entspricht dem Abfallen seiner Lern- und Leistungsfähigkeit. Der Zusammenhang ist in Abb. 24 dargestellt: In dem Maße, in dem seine Lern- und Leistungsfähigkeit

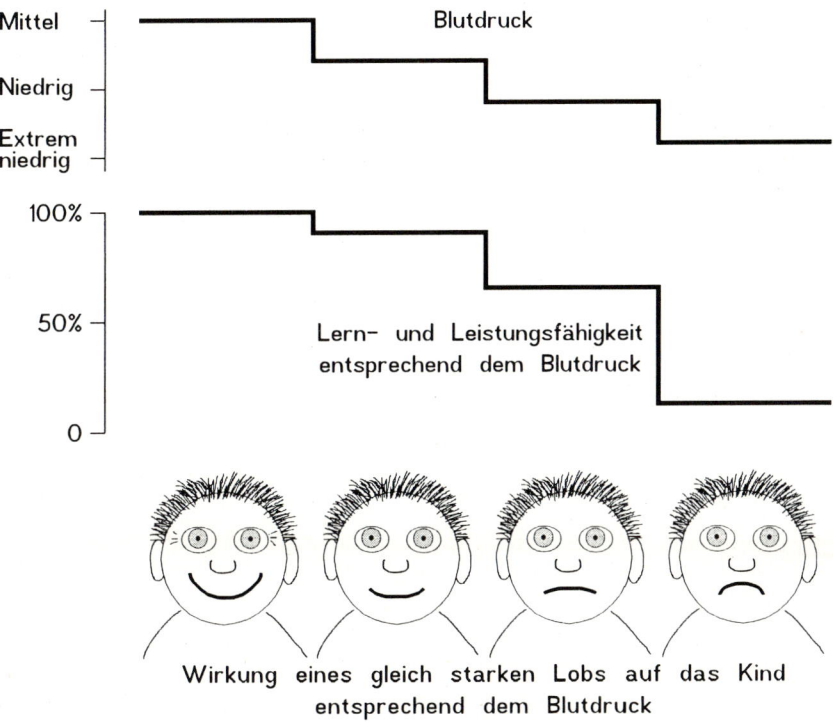

Abb. 24: Mit abfallendem Blutdruck und sinkendem Leistungsvermögen wirken Lob und Zuwendung immer weniger

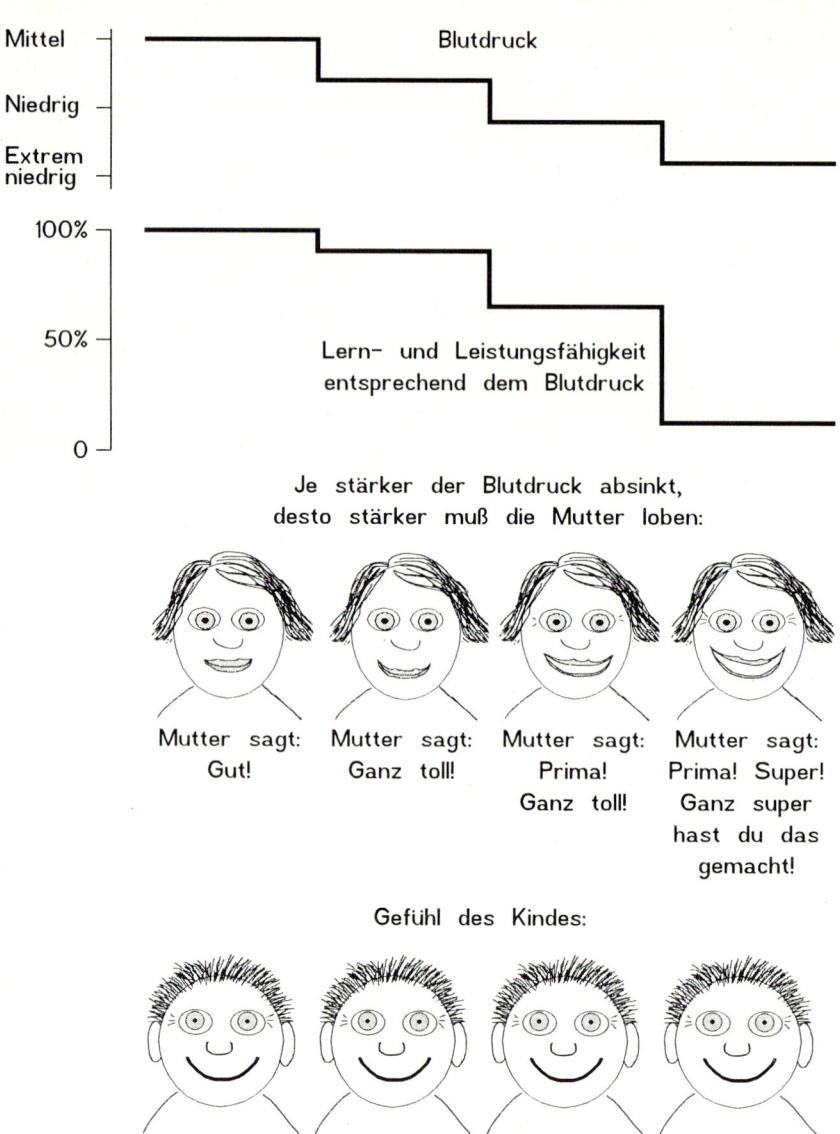

Abb. 25: Je stärker sein Blutdruck absinkt, desto stärker muß die Mutter das Kind loben. Nur so kann es sich auch bei niedrigem Blutdruck über das Lob freuen

abnimmt, verliert ein Kind auch die Fähigkeit, Lob und Zuwendung wahrzunehmen.

Wenn Kinder auf Lob und Zuwendung nicht mehr in normaler Weise reagieren, haben es die Eltern schwerer. Je stärker der Blutdruck absinkt, desto stärker und damit „unnormaler" müssen Eltern loben, damit das Lob bei ihrem Kind ankommt. Sie müssen sich dabei ganz auf ihr Kind einstellen. Keine Regel kann ihnen dabei helfen. In Abb. 25 ist beispielhaft dargestellt, wie Eltern ihr Kind in Abhängigkeit von der Blutdruckabsenkung loben könnten.

Im Fall von Sven könnte dies so aussehen: Die Mutter hat die Veränderungen in Svens Körperhaltung, sein ausdrucksloses Gesicht und sein Müdewerden zu Beginn des Lösens der Textaufgaben bemerkt. Sie schließt daraus, daß er als Folge der Überforderung seinen Blutdruck erniedrigt hat. Sie stellt ihm nun eine ganz einfache Aufgabe, etwa: „Wieviel ist 3 + 2?" Als Sven diese ganz einfache Aufgabe erfolgreich löst, nimmt sie ihn in den Arm. Sie wartet, bis Sven sie anschaut, und strahlt ihn dann dabei an. Sie sagt: „Mensch, super!" Sie läßt sich für das Loben Zeit. Nach dem Lob wartet sie etwas ab, bevor sie zur nächsten Aufgabe übergeht, damit Sven Zeit hat, das Lob zu verarbeiten.

Wenn die Mutter Sven in dieser Weise lobt, achtet sie darauf, ob Sven sich wenigstens ein bißchen freuen kann. Manche Kinder reagieren erst, wenn sie wiederholt in so starker Weise gelobt werden. Eltern müssen sich in solchen Fällen ganz auf ihr Kind einstellen. Nach einigen leichten Aufgaben, bei denen Sven jeweils so stark gelobt wurde, merkt die Mutter, daß er nun wieder wacher wird. Er löst die Aufgaben wieder schneller. Wenn er eine Aufgabe gelöst hat, schaut er seine Mutter an und lächelt etwas. Die Mutter schließt daraus, daß Sven wieder einen etwas höheren Blutdruck hat. Sie versucht nun, ob sie wieder etwas schwächer loben kann. Dabei schaut sie Sven jedoch immer ganz genau an, ob er sich weiterhin gut fühlt. In dem Maße, in dem Sven besser auf ihr Lob reagiert, geht sie immer mehr wieder dazu über, in „normaler" Weise zu loben.

Je mehr es Eltern im Laufe des Veränderungsprozesses gelingt, sich wirklich in ihr Kind einzufühlen, desto besser gelingt es ihnen, das Lob den jeweiligen Bedürfnissen ihres Kindes anzupassen. Sie spüren dann, ob ihr Kind sie mehr oder weniger braucht. Wenn sie stärker loben, sind sie wirklich bei der Sache, weil es ihnen wichtig ist, ihr Kind in diesen Augenblicken zu unterstützen.

Gewinn an Macht und Zuwendung

Eltern, deren Kinder beim Lernen den Blutdruck absenken, müssen die Aufgaben einfacher gestalten und stärker loben. Dadurch verbessert mehr als die Hälfte aller Kinder ihr Verhalten. Sie lernen lieber und ziehen sich immer weniger innerlich zurück. Es gibt jedoch auch Kinder, die auf entsprechende Verhaltensänderungen ihrer Eltern nicht positiv reagieren. Diese Kinder senken ihren Blutdruck weiterhin ab, gelegentlich sogar noch stärker als bisher. Wie kann es dazu kommen?

Wenn ein Kind seinen Blutdruck absenkt und die typischen Verhaltensweisen zeigt, wie müdes, ausdrucksloses Gesicht, Stöhnen usw., haben viele Eltern Mitleid. Sie erkennen, daß es ihrem Kind nicht gut geht. Es ist zu beobachten, daß Eltern aus einem solchen Mitgefühl heraus genau dann besonders liebevoll sind, wenn das Kind innerlich abgeschaltet hat. Einige Kinder können dieses Mitleid und diese Zuwendung mißverstehen. Unbewußt erkennen sie, daß ihre Blutdruckabsenkung einen Gewinn erbringt. Dies wird besonders dann der Fall sein, wenn Eltern während des „Abschaltens" ihres Kindes besonders liebevoll sind und in dem Moment, wo es sich wieder auf das Lernen einläßt, sachlicher und weniger zuwendend werden. Die Blutdruckabsenkung würde dann stärker belohnt als das Sich-Einlassen.

Versteht ein Kind positives Verhalten als Zuwendung für sein Abschalten, dann haben es seine Eltern noch schwerer. Sie müssen noch mehr als andere Eltern lernen, an den richtigen Stellen zu loben. Der richtige Zeitpunkt für ein Lob sind all die Augenblicke, in denen es dem Kind gelingt, sich etwas besser auf das Lernen einzulassen. Im Beispiel von Sven würde dies folgendes Vorgehen bedeuten: Wenn Sven seinen Blutdruck absenkt und abschaltet, geht die Mutter zu sehr einfachen Aufgaben über. Erst wenn sie erkennt, daß Sven sich auf diese vereinfachten Aufgaben einläßt, lobt sie ihn.

Einige Eltern werden jedoch nicht nur freundlicher, wenn ihr Kind seinen Blutdruck absenkt, sie werden auch nachgiebiger. Kinder können daraus unbewußt lernen, mit ihren Blutdruckabsenkungen Macht zu gewinnen. Dies stellt für die Eltern die schwierigste Herausforderung dar. Soweit ihnen die weiteren Ausführungen in diesem und dem nächsten Kapitel nicht weiterhelfen, sollten sie in solchen Fällen unbedingt professionelle Hilfe suchen.

Verfestigung des inneren Aussteigens

Wir haben gesehen, wie Eltern durch ihr Verhalten bei ihren Kindern Blutdruckabsenkungen und inneres Aussteigen auslösen können. Es gibt jedoch auch Kinder, die völlig unabhängig vom Verhalten ihrer Eltern und von der Aufgabenschwierigkeit abschalten und ihren Blutdruck erniedrigen.

Senkt ein Kind ohne erkennbaren Auslöser den Blutdruck ab, so haben wir es in der Regel mit einer verfestigten Lernstörung zu tun: Das Kind verhält sich so, als wären die ursprünglichen Auslöser für die Blutdruckabsenkung, wie zu schwierige Aufgaben, zu viele soziale Bestrafungen, zu wenig Lob usw., immer noch gegeben, gleich, ob dies der Fall ist oder nicht. Die Eltern können jetzt zwar die Aufgaben ganz einfach machen und im richtigen Augenblick Anerkennung und Zuwendung geben, dennoch verhält sich das Kind so, als ob die bisherigen Bedingungen weiterbestünden. Es senkt weiter seinen Blutdruck ab und läßt sich weiter nicht auf das Arbeiten ein. In diesem Fall kann das Kind auch keine neuen, positiven Erfahrungen während des Lernens machen. Es fühlt sich weiterhin schlecht, und es ist weiterhin wenig erfolgreich.

In solchen Augenblicken straft das Kind sich durch verfestigte ungünstige Selbstbewertungen und negative Erwartungen selbst. Unangenehme Gefühle werden durch die Lernsituation und durch die negativen Gedanken automatisch wachgerufen. Diese unangenehmen Gefühle bestätigen ihrerseits wieder die negativen Gedanken, wie etwa „Lernen ist doof" oder „Ich mag nicht lernen." Verhaltensweisen, Gedanken und Gefühle eines Kindes bei einer so verfestigten Lernstörung sind in Kap. 4 ausführlich dargestellt. Wir nehmen an, daß sich auch das Absenken des Blutdrucks durch klassische Konditionierung fest an das Lernen koppeln kann. Das Kind braucht dann nur noch mit dem Lernen zu beginnen — schon erniedrigt sich sein Blutdruck.

Hat sich eine Lernstörungen erst einmal in dieser Weise verfestigt, so reichen positives Verhalten der Eltern und günstige Lernbedingungen allein oft nicht aus, um zu erreichen, daß sich das Kind auf das Lernen einläßt. Dies ist dann der Fall, wenn das Kind so automatisch abschaltet und sich so wenig einläßt, daß es das positive Verhalten seiner Eltern und die damit verbundenen günstigen Lernbedingungen gar nicht mehr unmittelbar wahrnimmt. Die Eltern können daher nicht im Sinne neuer positiver Erfahrungen heilend auf eine Lernstörung einwirken.

Wenn Kinder sich trotz einfachster Aufgaben und positivstem Verhalten der Eltern nicht mehr einlassen können, werden in der Regel zusätzliche Maßnahmen nötig. Diese haben als Hauptziel, das Kind dazu zu bringen, sich auf das Lernen einzulassen. Nur dann kann es das positive Verhalten seiner Eltern und die angenehmen Lernbedingungen überhaupt wahrnehmen.

Eltern können ihrem Kind dabei helfen, sich von seinen verfestigten Vorannahmen und Reaktionsweisen zu befreien. Eine wichtige Hilfestellung besteht darin, ihm — nur für eine Übergangszeit — eine zusätzliche Belohnung für das Sich-Einlassen anzubieten. Eine solche zusätzliche Belohnung könnte irgendetwas sein, was dem Kind wichtig ist, zum Beispiel zusätzliches gemeinsames Spielen, Eis essen gehen, das vom Kind gewünschte Essen kochen oder ähnliches. Entsprechend würde diese Belohnung entzogen, wenn sich das Kind nicht auf das Arbeiten einläßt. Je öfter ein Kind erst einmal positive Erfahrungen mit dem Lernen gemacht hat, desto unwichtiger wird eine solche zusätzliche Belohnung.

Wenn sich Eltern dazu entschließen, das innere Abschalten ihres Kindes durch bewußtes Setzen von Belohnungen zu beeinflussen, ist folgendes wichtig: Der zeitliche Abstand zwischen dem innerlichen Aussteigen und dem Entzug der Belohnung muß möglichst klein gehalten werden. Dies ist in der Praxis oft nicht einfach.

Eine weitere Schwierigkeit besteht in folgendem: Die meisten Belohnungen können pro Lerneinheit nur einmal eingesetzt werden. Nehmen wir an, die Mutter fordert ihre Tochter auf, sich heute auf das Lernen einzulassen. Sie verspricht ihr dafür, nach dem Lernen zusätzlich mit ihr zu basteln. Bereits fünf Sekunden nach Beginn des Arbeitens läßt sich die Tochter nicht mehr richtig auf das Lernen ein. Jetzt müßte die Mutter entsprechend der Abmachung mit ihrer Tochter bereits nach fünf Sekunden das gemeinsame Basteln ausfallen lassen. Auch müßte bereits nach diesen fünf Sekunden das gemeinsame Lernen beendet werden, denn es besteht keine Möglichkeit mehr, bei erneutem Abschalten der Tochter eine weitere Belohnung zu entziehen. Die Tochter hätte damit nur einen einzigen Lerndurchgang pro Tag. Dadurch würde sich das gesamte Umlernen über viele Monate hinziehen.

Für diese Schwierigkeiten gibt es folgende Lösung: Zuerst erklärt die Mutter ihrem Kind ausführlich das folgende Vorgehen. Dann legt sie ein Blatt Papier gut sichtbar vor das Kind hin. Auf diesem Blatt sind 15 numerierte Kästchen aufgezeichnet (Abb. 26). Neben dem Blatt liegt ein Gegenstand, z. B. eine Spielfigur oder ein kleines Gummitierchen:

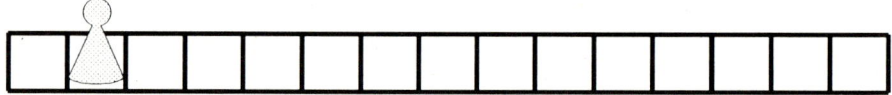

Abb. 26. Symbolisch Anreize geben. Mutter oder Vater ziehen die Figur um ein Kästchen weiter, wenn ihr Kind beginnt, sich weniger auf das Lernen einzulassen

Nun beginnt das gemeinsame Lernen. In dem Moment, in dem das Kind sich das erste Mal nicht mehr auf das Lernen einläßt, setzt die Mutter den Gegenstand auf das erste Feld. Sie erklärt ihrem Kind knapp, warum sie die Figur versetzt hat. Zum Beispiel sagt sie: „Du hast mir jetzt nicht zugehört" oder „Du bist mit deinen Gedanken woanders." Bei jedem weiteren Aussteigen des Kindes wandert der Gegenstand jeweils um ein Kästchen weiter.

Wenn die vereinbarte Lernzeit abgelaufen ist, ohne daß der Gegenstand bis zum letzten Kästchen gekommen ist, bekommt das Kind die besprochene Belohnung. Erreicht der Gegenstand noch vor Ende der Lernzeit das letzte

Kästchen, so wird das gemeinsame Lernen in diesem Augenblick abgebrochen. Die Belohnung entfällt dann für diesen Tag.

Je schneller die Mutter jeweils auf den ersten Moment des Aussteigens reagiert, desto besser. Durch ein schnelles Ziehen und die darauf folgende sprachliche Begründung lernt das Kind, sein unbewußtes Verhalten bewußt wahrzunehmen. Nur wenn es sein Verhalten bewußt wahrnehmen kann, kann es dieses Verhalten auch verändern.

Wichtig ist, daß die Lernzeit vorher genauestens festgelegt wird. Sie darf am Anfang keinesfalls länger als zehn Minuten sein. Oft ist es notwendig, mit nur fünf Minuten zu beginnen. Bei entwicklungsverzögerten oder behinderten Kindern dürfen im Einzelfall bereits zwei bis drei Minuten nicht überschritten werden. Alles, was nicht in dieser Zeit erledigt werden kann, wird so durchgeführt wie früher, allerdings durch eine Pause von dem hier dargestellten Lernblock abgetrennt.

Beim Lernen sollte der Gegenstand (zum Beispiel die Spielfigur) also jedesmal weitergesetzt werden, wenn das Kind sich nicht mehr auf das Lernen einläßt. Dies kann im Einzelfall jedoch schwierig sein. Das Kind kann aus der Lernsituation aussteigen und sich, obwohl die Spielfigur weitergesetzt wird, für längere Zeit nicht wieder auf das Lernen einlassen. Die Mutter sollte dann etwa alle zehn Sekunden ein Kästchen weitergehen. Selbstverständlich ist auch in diesem Fall das Lernen beendet, wenn der Gegenstand beim letzten Kästchen angelangt ist.

Aus der Darstellung des Vorgehens wird deutlich, wie viele Dinge die Mutter gleichzeitig beachten muß:

— Insgesamt versucht sie, besonders liebevoll und warm zu sein.
— Die Aufgabenstellungen macht sie möglichst einfach. Sie paßt die Schwierigkeit ihrem Kind an. Je mehr es aussteigt, desto einfacher macht sie die Aufgaben.
— Sie zieht die Spielfigur auf das nächste Kästchen, wenn sich das Kind dennoch nicht mehr richtig auf das Lernen einläßt.
— Sie sagt dem Kind jeweils, warum sie die Figur weitergesetzt hat.
— Sie lobt das Kind ganz besonders, wenn es sich erneut auf das Lernen einläßt.

Die Zeit, bis die Mutter alle diese Dinge beherrscht, sollte sie als Übungszeit für sich selbst verstehen. Solange sie sich noch nicht sicher ist, dürfen die Belohnungen für das Kind nicht hoch sein. Je höher die versprochene Belohnung, desto größer ist die Enttäuschung, wenn das Kind die Belohnung nicht bekommt. Um unnötige Enttäuschungen zu vermeiden, sollte die Mutter deshalb erst ausreichend sicher sein und dann erst Belohnungen mit dem Kind vereinbaren, die dieses am besten motivieren.

Sobald nach der Übungszeit der Mutter oder des Vaters dem Kind eine höhere Belohnung versprochen wird, sollte nach etwa einer Woche ein Erfolg sichtbar sein. Ist nach einer Woche kein unmittelbarer Erfolg zu beobachten, sollte der Versuch abgebrochen werden. Dann muß ein professioneller Helfer zu Rate gezogen werden, der spezielle Erfahrungen mit Lernstörungen hat. Auf jeden Fall sollte der Weg, dem Kind Belohnungen für sein inneres Einlassen zu versprechen, abgebrochen werden. Würde dieser Weg weitergeführt, obwohl er erfolglos ist, würde das Kind immer wieder über den Entzug einer hohen Belohnung bestraft. Es käme zu ständigen Wiederholungen äußerst negativer Erfahrungen. Dies könnte zu weiterem massiven Absinken des Blutdrucks führen. Eine Heilung ist dann zu späteren Zeitpunkten schwieriger.

Das beschriebene Vorgehen muß so organisiert sein, daß das Kind von Anfang an erfolgreich sein kann, wenn es sich entsprechend seinen Möglichkeiten ein klein wenig anstrengt. Erstes Ziel ist nicht, die Lernzeit zu verlängern, sondern die Häufigkeit des Aussteigens herabzusetzen. Gelingt es dem Kind erst einmal, während der anfangs festgelegten Zeit nicht bis zum letzten Kästchen zu kommen, sollte zunächst die Zahl der Kästchen herabgesetzt werden.

Häufig ist nach einigen Durchgängen zu beobachten, daß der Gegenstand zu Beginn des Lernens sehr schnell von einem Kästchen zum nächsten gesetzt werden muß. Je näher er allerdings dem letzten Kästchen kommt, desto seltener braucht er weitergesetzt zu werden. Dies zeigt, daß sich das Kind zu Beginn seines Lernens noch nicht besonders bemüht. Es strengt sich erst an, wenn es ernst wird. Dies ist der Zeitpunkt, ab dem die Mutter allmählich die Zahl der Kästchen verringern kann, also 14, 13, 12, 11 Kästchen usw.

Sobald nur noch ein oder zwei Kästchen übrig sind, kann die Dauer des Lernens erhöht werden. Bei älteren intelligenten Kindern und anstrengenden Lerninhalten darf die Zeit 20 Minuten nicht übersteigen, dann muß eine Pause eingelegt werden. Bei jüngeren Kindern, insbesondere wenn Entwicklungsverzögerungen oder Behinderungen vorliegen, sind erheblich kürzere Übungseinheiten nötig. Die Pause muß in jedem Fall so rechtzeitig erfolgen, daß es nicht zu einer echten Ermüdung am Ende der Lernzeit kommt. Das Lernen muß also immer zu einem Zeitpunkt beendet werden, zu dem das Kind noch hellwach beim Arbeiten sein kann. Gerade Kinder, die dazu neigen, ihren Blutdruck beim Lernen abzusenken, müssen um jeden Preis während des Lernens vor echter Ermüdung geschützt werden. Im Einzelfall müssen Mütter und Väter durch Beobachtung den angemessenen Wechsel von Arbeitszeit und Pause ausprobieren. Hinschauen und Beobachten ist auch hier die Hauptsache.

Weiter ist wichtig, daß sowohl bei der Verminderung der Zahl der Kästchen als auch bei der Verlängerung der Lernzeiten ausreichend langsam vorgegangen wird. Bei der Umstellung auf das neue Verhalten haben die Kinder dieses noch nicht automatisiert und benötigen viel Aufmerksamkeit zur Kontrolle ihres Verhaltens. Daher werden sie durch ein zu schnelles Steigern der Anforderungen leicht überfordert. Das würde neue Mißerfolge nach sich ziehen. Von entscheidender Bedeutung für den Erfolg dieses Vorgehens und damit den Aufbau einer positiven Einstellung zum Lernen überhaupt ist daher ein wirklich ausreichend langsames Vorgehen.

Im Einzelfall kann es sein, daß ohne professionelle Hilfe bei diesem Baustein kein Erfolg eintritt. Das kann einmal daran liegen, daß andere Einflüsse eine Rolle spielen, deren Darstellung den Rahmen dieses Buches sprengen würde. Auch ist es möglich, daß sich die Eltern unbewußt trotz allen Nachdenkens nicht in jeder Beziehung so verhalten, wie es für ihr Kind hilfreich ist. Wenn nur ein Punkt in dem komplizierten Gefüge übersehen wird, bleibt der Erfolg aus.

Kapitel 13: Verhalten der Eltern bei ständigen Machtkämpfen

Wenn Kinder während des gemeinsamen Lernens mit den Eltern ständig Machtkämpfe austragen, erfahren sie ungewollt ein hohes Maß an Bestrafung: Sie erleben beim Lernen immer wieder ein unangenehme Gefühle. Durch den Machtkampf verschlechtert sich die Beziehung zu den Eltern und die Kinder fühlen sich weniger von ihnen angenommen. Sie schöpfen ihre geistigen Möglichkeiten bei weitem nicht aus und müssen dafür die schulischen und beruflichen Folgen tragen. Ihre zukünftigen Möglichkeiten werden durch Lernlücken, schlechte Noten, ungünstige Arbeitsweisen und den mangelhaften Willen zu lernen eingeschränkt. Für Kinder ist es schwer oder meist unmöglich, derartig langfristige Folgen ihres Verhaltens zu erfassen.

Angesichts dieser Folgen verlieren Eltern bei immer wiederkehrenden Machtkämpfen häufig die Geduld — verständlicherweise. Viele rufen sich immer wieder neu zur Ordnung und versuchen zu reden und zu erklären (siehe Kap. 14). Dadurch wollen sie den Kindern Einsicht in die Folgen ihres Verhaltens vermitteln. Doch wenn die Machtkämpfe eine positive Beziehung immer wieder verhindern und die Lernfähigkeit beeinträchtigen, dann versagen zwei Einflußmöglichkeiten: Die Kinder nehmen mit Sicherheit nur teilweise die Folgen ihres Verhaltens wahr, und die Eltern sind bei dem Versuch, ihre Kinder günstig zu beeinflussen, erfolglos.

Wenn die Einsicht der Kinder schwer zu erreichen ist, kann eine systematische und dauerhafte Verhaltensänderung der Eltern entscheidend werden. Offensichtlich führte das bisherige Verhalten zu keinem ausreichenden Erfolg. Betrachten wir ein typisches Beispiel eines Machtkampfes:

Beispiel

Thomas (zeigt großen Unwillen mitzuarbeiten und nörgelt): Das ist alles blöd!
Mutter (in einem sanften Ton): Thomas schau, wenn du jetzt richtig mitmachst, dann sind wir doch auch schnell fertig!
Thomas: Ich habe aber keine Lust!

Mutter (in etwas strengerem Ton): Du mußt doch lernen, sonst kannst du das morgen nicht. *(Nun sehr streng)* Mach jetzt endlich mit!
Thomas (fängt sichtbar unwillig an): Na meinetwegen.
Mutter (in sehr warmen Ton): Siehst du, das ist doch gar nicht so schlimm!
Thomas (unterbricht das Schreiben wieder): Ich habe aber keine Lust!
Mutter (bemüht sich, positiv zu sein): Thomas, jetzt komm!
Thomas: Aber nur 10 Minuten!
usw.

Die Mutter gibt sich Mühe, Thomas zur Einsicht zu bringen. Auch Belohnungen und Bestrafungen setzt sie mehrmals ein (siehe Kap. 2 und 3). Keine der Maßnahmen führt zum Erfolg. Der Grund dafür ist in folgendem zu suchen. Die Mutter sagt sinngemäß mit ihrem Verhalten: „Du sollst lernen." Der Sohn sagt sinngemäß: „Ich will nicht lernen." Damit steht Aussage gegen Aussage. Dies ist ein typischen Beispiel für einen Machtkampf. Der Junge gewinnt diesen Machtkampf letzlich, denn er lernt nicht beziehungsweise nicht richtig. Die Mutter unterliegt: Sie erreicht lediglich, daß ihr Sohn am Tisch sitzen bleibt. Während er mit der Mutter um die Macht kämpft, erhält Thomas ihre volle Aufmerksamkeit. Damit folgen seinem ständig widerständigen Verhalten Aufmerksamkeits- und Machtgewinne. Ohne es zu wissen, trainiert die Mutter Thomas in hervorragender Weise, während des Lernes Widerstand zu leisten.

Wenn Kinder starken Widerstand gegen das Lernen machen, wird häufig angenommen, daß diese Kinder zu wenig Zuwendung und Aufmerksamkeit von ihren Eltern erhalten. Tatsächlich gilt das für einen Teil dieser Kinder. Auf der anderen Seite zeigen auch viele Kinder Widerstände, deren Eltern sich mit großer Hingabe um ihre Kinder kümmern. Eltern, die sich für ihre Kinder jedes Opfer abverlangen, sind hoch gefährdet, in ständige Machtkämpfe verstrickt zu werden.

Wie kommt es, daß sowohl vernachlässigte als auch sehr umsorgte Kinder äußersten Widerstand gegen das Lernen leisten können? Die Antwort ist einfach: Für alle Kinder sind Aufmerksamkeit und Macht während der Auseinandersetzung mit den Eltern ein Gewinn. Die Annahme, Kinder würden sich bei hoher gefühls- und beziehungsmäßiger Versorgung immer selbst begrenzen, trifft nicht zu. Es gibt dafür keine wissenschaftlichen Belege. Besonders Kinder, die „alles" bekommen, neigen auch dazu, „alles" haben zu wollen. So suchen sie auch in der Auseinandersetzung mit den Eltern den zusätzliche Macht- und Zuwendungsgewinn.

Beziehungsmäßig vernachlässigte und gut versorgte Kinder unterscheiden sich allerdings in einem anderen Punkt: Die vernachlässigten Kinder werden mehr als andere Kinder um den Aufmerksamkeits- und Machtgewinn kämpfen. Sie nehmen dabei zum Teil stärkste Bestrafungen in Kauf. Je weniger ein

Kind bekommt, desto wichtiger ist ihm dieses Wenige. Wenn den gefühlsmäßig und mit einer guten Beziehung versorgten Kindern Grenzen gesetzt werden, reagieren sie darauf schneller als vernachlässigte Kinder.

Bevor Eltern den Zuwendungs- und Machtgewinn für Widerstandsverhalten verringern, müssen sie deshalb folgendes für sich prüfen:

— Nehmen Mutter und Vater *außerhalb* und *während* des gemeinsamen Lernens positives Verhalten ihres Kindes wahr?
— Können sich beide Elternteile über positives Verhalten freuen, und können sie ihre Freude zeigen?
— Achten beide Eltern im Rahmen des gemeinsamen Lernens darauf, daß der Schwierigkeitsgrad der Aufgaben angemessen gewählt ist?

Diese drei Dinge zu prüfen, kann in der Praxis schwierig sein. Professionelle Helfer können dies mit Hilfe von Videoanalysen der verschiedensten Familiensituationen erreichen. Wenn Eltern auf sich allein angewiesen sind, wird es ihnen nicht leicht fallen, sich die Dinge bewußt zu machen, die sie unbewußt wahrnehmen und tun. Folgendes kann ihnen hier helfen:

— Für zwei bis drei Wochen nehmen sich die Eltern vor, ihr schwieriges Kind in bestimmten Situationen bewußter zu beobachten. Zum Beispiel kann die Mutter während einiger Tage darauf achten, wem sie am Frühstückstisch ihre Aufmerksamkeit schenkt. Der Vater kann sich Entsprechendes beispielsweise am Abend oder beim Spielen vornehmen.
— Die Mutter kann beobachten, wie der Vater sich in ausgesuchten Situationen verhält und umgekehrt. Dies kann im Einzelfall sehr förderlich sein. Voraussetzung für eine gegenseitige Beobachtung ist jedoch eine positive partnerschaftliche Beziehung, sonst endet ein solcher Versuch in Streit und Auseinandersetzung.
— Die Eltern ergänzen die bewußte Beobachtung durch wiederholtes Anhören und Ansehen derselben Tonband- oder Videoaufzeichnung.

Wenn Eltern genau beobachten, werden sie die unterschiedlichsten Erfahrungen machen. Wenn sie feststellen, daß sie ihr schwieriges Kind häufig nicht ausreichend wahrnehmen, können sie diesen Punkt als ersten verändern. Fällt trotz einer solchen Veränderung das Problemverhalten nicht weg, oder sind die Eltern sich bereits nach der Zeit der Beobachtung sicher, daß sie ihrem Kind nach besten Kräften genügend Zuwendung schenken, so können sie die nächste Veränderung ihres Verhaltens angehen.

Wenn Eltern ihrem Kind immer wieder Zuwendungs- und Machtgewinne für sein problematisches Verhalten beim Lernen anbieten, machen sie es ihm unmöglich, sich auf das Lernen einzulassen. Eltern dürfen ihr Kind nicht zu

Widerständen gegen das Lernen verführen. Ein Kind muß seine Eltern auch als Personen kennenlernen, die sich für wichtige Bereiche wirklich einsetzen und sich in wesentlichen Belangen auch durchsetzen können. Wenn Eltern lernen, ihren Kindern Grenzen zu setzen, können sie die im ersten Abschnitt dieses Kapitels aufgeführten Bestrafungen durch den Lebensalltag begrenzen oder gar ganz verhindern. Die meisten Eltern, die ständigen Machtkämpfen ihres Kindes nachgeben, denken daran nicht.

Angemessenes Durchsetzen der Eltern

Entscheiden sich Eltern, sich angemessen gegen die ständigen Widerstände ihres Kindes durchzusetzen, so kann folgendes hilfreich sein:

— *Vor dem Lernen mit dem Kind sprechen:* Das Kind wird schneller umlernen, wenn es vor dem Lernen in Gesprächen über die Veränderungen während des Lernens aufgeklärt wird.
— *In der Lernsituation handeln:* Es hilft dem Kind wenig, wenn in der Lernsituation erneut über seine Widerstände diskutiert wird. Statt dessen sollten die Eltern beim Beginn des Widerstands in ihren sprachlichen Äußerungen knapp sein und entsprechend ihrer vorherigen Abmachungen mit dem Kind handeln. Beispielsweise wird das gemeinsame Lernen ohne langes „Theater" abgebrochen, und eine vereinbarte Belohnung wird gestrichen.

Vor dem Lernen mit dem Kind sprechen

Es ist wichtig, daß das Kind von den Veränderungen des elterlichen Verhaltens vorher erfährt. Je mehr es von den Verhaltensänderungen der Eltern weiß, desto schneller kann es sich umstellen. In dem Gespräch oder den Gesprächen vor dem eigentlichen Lernen werden zwischen Kind und Eltern Abmachungen getroffen: Einerseits wird vereinbart, was eintritt, wenn das Kind sich auf das Lernen einläßt, andererseits werden die Folgen festgelegt, wenn das Kind erneut mit seinen Machtkämpfen beginnen sollte.

Beispielhaft für ein solches Vorgehen könnte die Lösung sein, die Thomas und seine Mutter aus unserem Beispiel fanden. Sie vereinbarten folgendes: An jedem Tag, an dem das Lernen ohne Machtkämpfe verläuft, bekommt Thomas einen Punkt. Hat er fünf Punkte zusammen, kann er diese gegen etwas eintauschen, was im wichtig ist. Meistens tauscht er die Punkte für ein gemeinsames Schwimmen mit der Familie am Wochenende ein.

Einige Kinder tragen den Veränderungsprozeß aktiv mit. Sie haben mehr Einsicht und wollen ihre Lernschwierigkeiten selbst bewältigen. Sie nehmen ein Abkommen mit den Eltern als Hilfestellung gerne an. Je mehr das Kind mitdenkt und sich auf die Hilfestellung einläßt, desto partnerschaftlicher sollten die gemeinsamen Gespräche durchgeführt werden. Auch sollte das Kind dann stärker bei den Abmachungen mitbestimmen dürfen.

Nicht alle Kinder beteiligen sich jedoch positiv an den Absprachen: Sehr viele zeigen auch bei den gemeinsamen Gesprächen das gleiche Verhalten wie während des Lernens. Würden nun die Eltern versuchen, mit einem solchen Kind partnerschaftlich zu reden, so würden sie erneut seinen Widerstand belohnen und damit festigen. Daher gilt: Je weniger sich das Kind ehrlich an den Absprachen beteiligt, desto mehr wird das Vorgehen von den Eltern festgelegt. Sie bestimmen — wenn nötig — die gesamten Einzelheiten der Abmachung. Wie diese Gespräche im Einzelfall geführt werden können, ist in Kap. 14 dargestellt.

Auswahl der Konsequenzen

In anderen Kapiteln wurde aufgezeigt, daß Bestrafungen dazu führen, daß ein Verhalten seltener wird. Auch verschiedene Bestrafungen wurden dargestellt. Das Wegfallen des Lächelns im Gesicht der Mutter stellte sich dabei in gleichem Maße als Bestrafung heraus wie der Entzug des Fernsehens. Am Beispiel von Thomas wurde gezeigt, wie seine Mutter ihn immer wieder straft, ohne es zu wissen.

Viele Eltern glauben, Erziehung sei ohne Strafen möglich. Aus wissenschaftlicher Sicht ist es vollständig gesichert, daß Erziehung ohne Strafen nicht möglich ist. Dies bestätigt auch die praktische Erfahrung. Auch für normale soziale Beziehungen und positivste Partnerschaften gilt: Strafen gehören zum normalen Beziehungsgeschehen. In der Vergangenheit hat man jedoch häufig nicht so genau hingeschaut, wenn man über Strafen sprach. Man dachte dabei etwa an Ohrfeigen und Brüllen und übersah, daß auch ein kühleres Gesicht, eine weniger warme Stimme und eine Veränderung der Körperhaltung Strafen sein können. So kamen viele zu dem Schluß, daß es auch ohne Strafen geht. Die Wirklichkeit sieht jedoch anders aus: *Eltern, die bewußt Bestrafungen ständig vermeiden wollen, strafen in aller Regel unbewußt besonders häufig.* Dies kann durch Videoaufzeichnungen im Einzelfall genauestens überprüft werden.

Sich gegen die ständigen Machtkämpfe eines Kindes zu wehren, schließt auch gleichzeitig bewußtes Strafen mit ein. Ein überlegtes Einsetzen von Bestrafungen kann dem Kind Unmengen von ungewollten und unbewußten Dauerbestrafungen ersparen. An dieser Stelle sei bemerkt, daß auch das

190

Anbieten einer Belohnung eine Bestrafung einplant. Nehmen wir an, einem Kind wird für konzentriertes Lernen ein Besuch des Schwimmbads versprochen. Dies bedeutet gleichzeitig, daß das Kind nicht ins das Schwimmbad gehen darf, wenn es nicht gut mitmacht. Wie wir in Kap. 2 gesehen haben, ist dies eine Bestrafung des Typs 2.

Wirklich gute Beziehungen zwischen Menschen zeichnen sich dadurch aus, daß die Partner gegenseitig auf feinste Bestrafungen und Belohnungen reagieren. So werden kleinste Hinweise wichtig genommen, beispielsweise ein enttäuschtes Gesicht oder das Hochziehen der Augenbrauen.

In Beziehungen, in denen ständig um die Macht gekämpft wird, bestrafen sich die Kämpfenden so häufig und in einem solch hohen Maße, daß ihre Feinfühligkeit verloren geht. Geringe bestrafende oder belohnende Signale können kaum noch wahrgenommen werden. Diese Unempfänglichkeit läßt vor allem zwei Fragen aufkommen: Mit welchen Konsequenzen sollen Eltern den Veränderungsprozeß einleiten? Und: Können sie während des Veränderungsprozesses die Art und die Stärke der Konsequenz verändern?

Gleiche Konsequenzen wirken bei jedem Kind verschieden. Abb. 27 macht dies am Beispiel von drei Kindern deutlich. Zur besseren Verständlichkeit wurden die Kurvenverläufe der drei Kinder idealisiert. Alle drei Kinder verhalten sich anders, als ihre Mutter beginnt, entschiedener aufzutreten (1.—4. Woche in Abb. 27). Statt wie bisher im unsicheren Ton zu fragen: „Warum machst Du denn heute schon wieder nicht mit?" sagt sie nun beispielsweise mit sicherer Stimme: „Ich möchte, daß Du Dich heute anstrengst. Ich will heute kein Theater haben."

Unter entschiedenem Auftreten wird klares und eindeutiges Verhalten verstanden. Stimme und Gesicht sind entschlossen und passen damit zu dem, was die Mutter ausdrücken möchte. Sie spricht in einfachen Sätzen und sagt ohne Umschweife, was sie erwartet und was sie möchte. Sie benutzt mehr Ich-Sätze.

Auf das energischere Verhalten ihrer Mutter reagieren die drei Kinder in unterschiedlicher Weise. Kind 1 strengt sich beim Lernen mehr an. Kind 2 und Kind 3 verstärken den Machtkampf mit ihrer Mutter. Das ist eine verständliche Reaktion: Kinder, die gut geübt im Machtkampf sind, werden diesen zunächst gegen elterliche Maßnahmen verstärkt einsetzen. Nicht selten verschlechtert sich das Verhalten, bevor es sich verbessert. Wenn Eltern dies beobachten, brauchen sie ihr eigenes neues Verhalten dennoch nicht gleich rückgängig zu machen. Meist ist es günstig, drei bis vier Wochen konsequent zu bleiben und abzuwarten. Oft zeigen sich Verbesserungen erst nach einiger Zeit. Viele Eltern lassen sich zu schnell von einem Änderungsversuch abbringen, wenn ihr Kind sein Verhalten weiter verschlechtert. Tatsächlich läßt sich nicht voraussagen, ob sich das Verhalten anschließend wieder verbessert

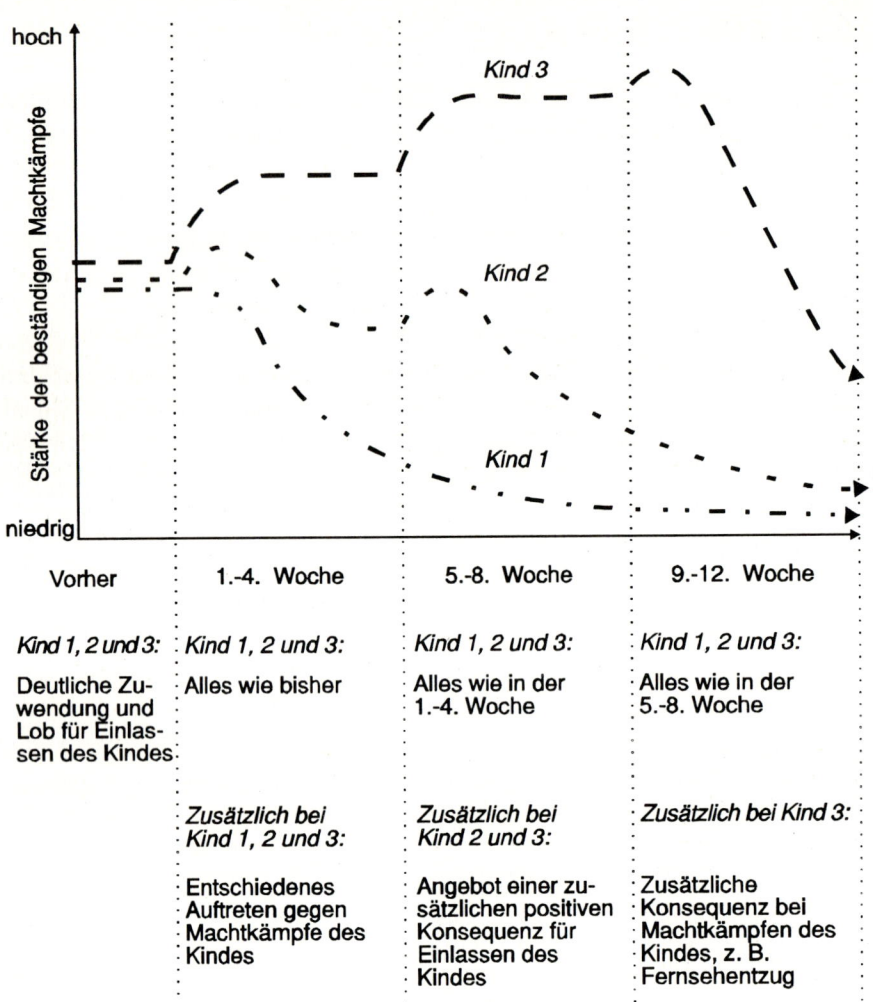

Abb. 27. Beeinflussung der ständigen Machtkämpfe während des Lernens. Die einzelnen Konsequenzen bewirken bei den Kindern unterschiedliche Verhaltensänderungen

oder nicht. Daher ist es in aller Regel vorteilhaft, dem Kind und sich selbst Zeit zu geben. Alle müssen sich an die neuen Zustände gewöhnen.

In Abb. 27 verbessert Kind 1 sein Verhalten auch nach vier Wochen noch weiter. Aus diesem Grund braucht die Mutter keine zusätzlichen Maßnahmen zu treffen, auch wenn beim gemeinsamen Lernen immer noch Machtkämpfe auftreten. Sie kann warten, ob diese Entwicklung anhält. Bei Kind 2 und 3 erweist sich das entschiedene Verhalten der Mutter trotz Wartens als unzureichend. Daher muß ein zusätzlicher Anreiz gesetzt werden. Es wird unterstellt,

192

daß beide Mütter jedes positive Arbeitsverhalten des Kindes bereits durch Lob und Zuwendung belohnen.

Beide Mütter schließen mit ihrem Kind ab der 5. Woche einen Vertrag. Darin wird eine zusätzliche Belohnung vereinbart, die eintritt, wenn sich das Kind ohne Machtkämpfe auf das Lernen einläßt. Als Belohnung kann alles benutzt werden, was dem Kind wichtig ist, zum Beispiel schwimmen gehen, ein Kinobesuch, ein Fahrradausflug mit den Eltern, ein bestimmtes Lieblingsessen, zusätzliche Zeit zum Spielen, abends länger Aufbleiben oder ähnliches. Auch Geld und Spielsachen könnten gewählt werden, wenn die Eltern dies mit ihren Erziehungszielen vereinbaren können.

Aus Abb. 27 (5.—8. Woche) wird deutlich, daß Kind 2 mit Hilfe des zusätzlichen Anreizes sein Verhalten verändern kann. Es beginnt sich zunehmend mehr auf das Lernen einzulassen. Kind 3 dagegen kämpft noch stärker mit seiner Mutter als bisher. Diese gibt nicht auf, sie probiert diesen Weg etwa vier Wochen lang aus, doch er erweist sich als erfolglos.

Die Mutter von Kind 3 setzt daher ab der 9. Woche eine weitere Konsequenz ein. Sie entzieht ihrem Kind immer dann für einen Tag das Fernsehen, wenn es während des gemeinsamen Lernens wieder zu Auseinandersetzungen gekommen ist. Sie achtet darauf, daß der Entzug des Fernsehens tatsächlich eine zusätzliche Maßnahme darstellt. Sie ist ihrem Kind gegenüber weiterhin besonders positiv, wenn es sich für Augenblicke auf das Lernen einläßt. Wenn das Lernen während der Woche insgesamt gut verläuft, nimmt sie sich am Ende der Woche zusätzlich Zeit, um mit ihrem Kind zu spielen.

Praktisch allen Kindern mit Lern- und Leistungstörungen fällt es schwer, die mittel- und langfristigen Folgen ihres Lernverhaltens wirklich zu erfassen. Der zeitliche Abstand zwischen dem Verhalten des Kindes und der Konsequenz ist dabei von entscheidender Bedeutung. Reden und Ermahnungen der Eltern ändern daran kaum etwas. Dies gilt in besonderem Maße, wenn sich Eltern während des Lernens beständig in Auseinandersetzungen mit ihrem Kind befinden. Bei häufigen Machtkämpfen müssen deshalb Eltern Konsequenzen zeitlich so planen, daß das Kind sie verstehen und auf sein Verhalten beziehen kann. Dabei ist sein Entwicklungsstand angemessen zu berücksichtigen.

Vielen Eltern fällt es schwer, ihrem Kind zusätzliche Anreize anzubieten beziehungsweise zu entziehen. Sie wollen ihr Kind nicht „erpressen". Warum sind Konsequenzen in Form zusätzlicher Anreize so wichtig?

Wenn Eltern ausschließlich mit „sozialen Strafen" erfolgreich sein wollen, ergibt sich die Schwierigkeit, diese angemessen zu dosieren. Soziale Strafen reichen von einer energischen Stimme über lautes Schimpfen bis hin zu Vorwürfen, Beleidigungen und Schreien.

Bewirken schwache soziale Strafen keine Veränderung und werden sie dennoch über längere Zeit beibehalten, besteht die Gefahr einer weiteren Verfestigung des Problems: Die Kinder werden immer schwieriger und zeigen immer mehr Unlust beim Lernen. Sind die sozialen Strafen stark, können beim betroffenen Kind zusätzlich Angst und ein negatives Selbstbild entstehen. Die Bandbreite für angemessene soziale Bestrafungen ist gering.

Wenn das Kind trotz positivem und gleichzeitig entschlossenem Verhalten der Eltern immer wieder Machtkämpfe beginnt, könnte die Mutter oder der Vater nach einer Warnung aufstehen und gehen. Dies kann manchmal sehr erfolgreich sein. Doch bei stark ausgeprägten Lernschwierigkeiten wird das Kind in diesem Fall eher froh sein, daß das gemeinsame Lernen beendet ist. Die soziale Bestrafung geht in einem solchen Fall mit einer gleichzeitigen Belohnung des Typs 2 einher. Diese wirkt stärker als die Bestrafung. Das Kind wird in Zukunft immer schneller und häufiger mit seinem Machtkampf beginnen, weil es weiß, daß die Mutter oder der Vater nun bald den Raum verlassen wird. Die Eltern müßten nun die sozialen Strafen steigern — was bleibt ihnen noch, ohne Gefahr zu laufen, ihrem Kind zu schaden?

Die meisten Eltern verwenden in Augenblicken, in denen sie hilflos sind, lautes Schimpfen, Vorwürfe, Beleidigungen und Schreien. Sie versuchen, damit doch noch Einfluß auf ihr Kind zu nehmen. In der Regel nimmt kaum eine Mutter oder ein Vater in vollem Umfang die Härte und die Gefährlichkeit dieser Bestrafungen wahr, wenn sie häufig verwendet werden.

Bei der praktischen Arbeit hat sich folgendes gezeigt: Reicht bei sonst positivem Verhalten der Eltern eine klare und eindeutige Sprache nicht mehr aus, das ständige Kämpfen des Kindes um die Macht zu verändern, so ist eine Steigerung der unmittelbaren sozialen Bestrafungen problematisch. Wesentlich günstiger und problemloser ist das Anbieten oder Entziehen eines zusätzlichen positiven Anreizes. Ein Fernsehentzug von einem Tag — auch mehrfach — ist in jedem Fall günstiger, als das Kind zu beleidigen oder ihm beständig Schuldgefühle zu machen.

Konsequenzen verändern ihre Wirkung über die Zeit

Werden Konsequenzen mehrmals hintereinander angewandt, kann sich ihre Wirkung verändern. Über die Zeit hinweg nehmen Bestrafungen oder Belohnungen entweder stärker oder schwächer Einfluß auf das Verhalten eines Kindes. Konsequenzen, die über lange Zeit erfolglos sind, verlieren immer mehr an Wirkung. Umgekehrt gilt: Erfolgreiche Konsequenzen führen dazu, daß das Kind in Zukunft auch schon auf schwächere Maßnahmen reagiert. Eine Bestrafung oder Belohnung, die heute das Verhalten des Kindes nicht beeinflußt, kann bei demselben Kind morgen schon Verhalten ab- oder aufbauen. Wenn auch das Kind zu Beginn des Veränderungsprozesses sein Verhalten nur über den Entzug eines positiven Anreizes verändert, so ist es

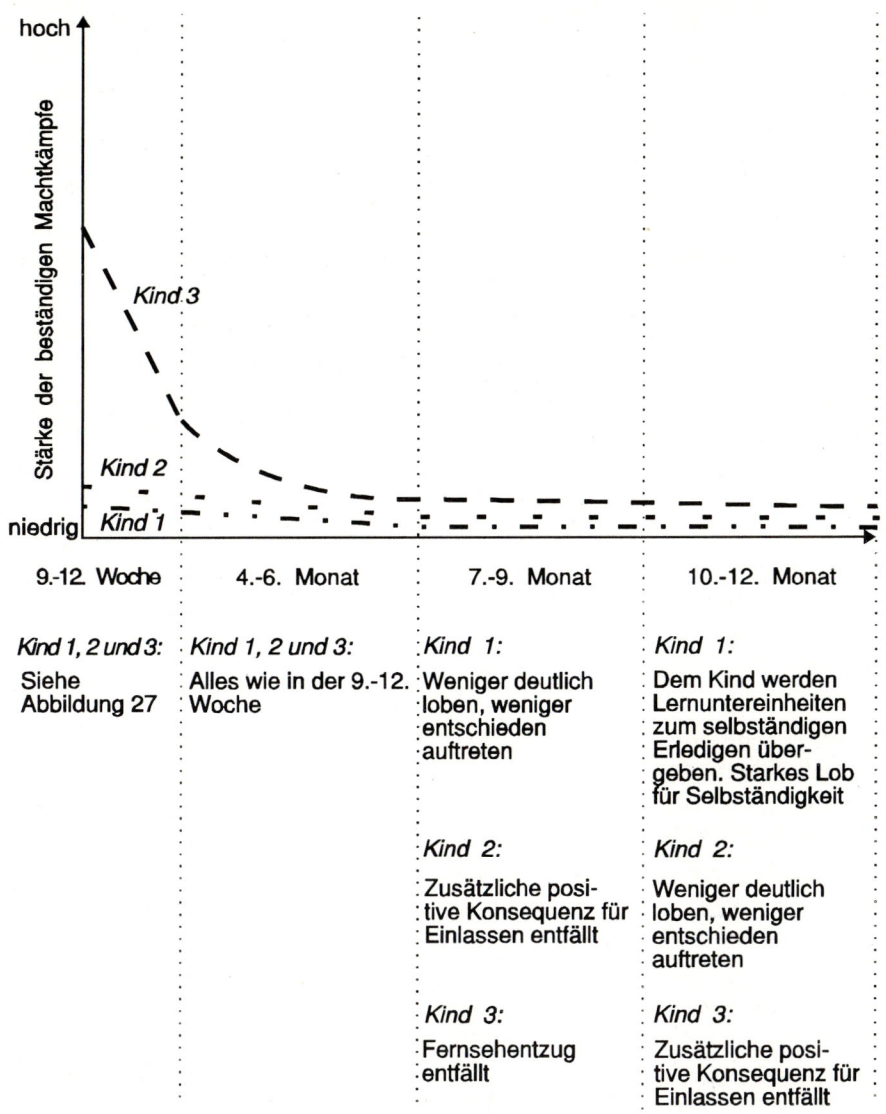

Abb. 28. Zusätzliche Maßnahmen und Hilfestellungen werden in Stufen langsam zurückgenommen. Die Kinder 1, 2 und 3 entsprechen den Kindern in Abb. 27

doch das langfristige Ziel, daß das Kind auch auf „normale" soziale Signale und Hinweise reagiert.

Wie Eltern dies erreichen können, ist in Abb. 28 beispielhaft dargestellt. Es handelt sich um dieselben Kinder wie in Abb. 27. Weil Konsequenzen mit der

195

Zeit ihre Wirkungen verändern, können sich die Eltern zunehmend „normaler" verhalten. Wichtig ist, daß die Eltern sich für die Rücknahme der Konsequenzen Zeit lassen. Je mehr Hilfestellungen und zusätzliche Konsequenzen für eine Verhaltensänderung nötig waren, desto mehr Stufen benötigt man normalerweise auch für ihre Rücknahme.

Die Erfahrung zeigt, daß das Angebot oder der Entzug von Belohnungen nur für den Beginn einer Verhaltensänderung notwendig sind. Sobald das Kind beginnt, sein Verhalten nach diesen Folgen auszurichten, können die Eltern Schritt für Schritt zu „normalerem" Verhalten übergehen. Das Kind reagiert dann beispielsweise auch auf Gesprächsangebote der Eltern besser. Es kann sich zunehmend mehr in seine Eltern eindenken und ist immer besser in der Lage, Gefühle der Eltern wahrzunehmen und zu berücksichtigen. Diese bedeutsamen Veränderungen treten allerdings nur ein, wenn die Eltern das positive Verhalten ihres Kindes während und außerhalb der Lernsituation wahrnehmen und angemessen beantworten. *Geschieht dies nicht, ist das Kind gezwungen, sich weiter über Widerstand und Machtkämpfe Zuwendung und Anerkennung zu verschaffen.*

Umgang mit Rückfällen

In Abb. 27 und 28 wurden ideale Verläufe unterstellt. Eltern müssen jedoch Rückfälle einplanen, wenn sie die zusätzlichen Maßnahmen schrittweise zurücknehmen. *Wichtig ist nun, daß die Eltern bei Rückfällen schnell reagieren:* In diesem Fall dürfen sie nicht wochenlang warten. Beginnt das Kind erneut beim Lernen mit Machtkämpfen, so sollten die Eltern — möglichst bereits am nächsten oder übernächsten Tag — eine zusätzliche Konsequenz wieder einführen. Damit gehen sie auf eine frühere Stufe der Verhaltensbeeinflussung zurück. Meistens erweist sich in solchen Fällen die Konsequenz am wirkungsvollsten, die auch in der Zeit vorher den größten Einfluß auf das Verhalten des Kindes hatte. Wenn sich das Kind dann wieder lernbereit verhält und dieses Verhalten über mehrere Wochen stabil geblieben ist, können die Eltern erneut damit beginnen, die zusätzlichen Maßnahmen langsam zurückzunehmen.

Damit verhalten sich die Eltern ähnlich wie am Anfang des Veränderungsprozesses, nur durchlaufen sie die Stufen schneller und reagieren auf Rückfälle sofort. Sollte es mehrere Rückfälle geben, müßten die Eltern die Geduld aufbringen, sich erneut in entsprechender Weise zu verhalten. Für ein Kind ist es wichtig, daß die Eltern auch bei Rückfällen konsequent und klar reagieren.

Aufgeben des eingeschlagenen Veränderungsweges

Es ist ein gutes Zeichen, wenn die einzelnen Rückfälle immer kürzer und seltener werden. Eltern können aber auch umgekehrte Erfahrungen machen: Die Machtkämpfe nehmen nicht ab, sondern bleiben gleich oder nehmen trotz aller Anstrengungen sogar zu. In solchen Fällen sollten die Eltern zuerst folgendes prüfen: Sind sie wirklich positiv, wenn ihr Kind sich auf das Lernen einläßt? Ist ihrem Kind der zusätzlich angebotene oder entzogene Anreiz wirklich wichtig?

Wenn die Eltern trotz gewissenhafter Prüfung keine Ursache erkennen können, ist es sinnvoll, professionelle Hilfe aufzusuchen. Eine genaue Untersuchung der Beziehung zwischen Eltern und Kind in verschiedenen Situationen kann weiterhelfen. Oft sind es Kleinigkeiten, die von den Eltern übersehen worden sind, meist sind es unbewußte Verhaltensweisen. Anhand von Videoaufzeichnungen können diese unbewußten Bereiche sehr schnell erfahrbar gemacht werden. Sollte keine professionelle Hilfe erreichbar sein, müßten die Eltern über einen Abbruch des gemeinsamen Lernens nachdenken.

Kapitel 14: Gespräche mit dem Kind führen

Wir haben in diesem Kapitel bewußt ein Gespräch gewählt, das auf den ersten Blick scheinbar nichts mit Lernen zu tun hat. Bei genauerer Betrachtung wird jedoch offensichtlich, daß dies eine Fehleinschätzung ist. Die allgemeinen Gesetzmäßigkeiten, die in den vorangegangenen Kapiteln dargestellt wurden, lassen sich auch auf dieses Gespräch anwenden.

In diesem Beispiel spricht eine Mutter mit ihrer vierjährigen Tochter. Die Tochter lernt durch die Art des Gespräches ganz bestimmte Verhaltensweisen und andere werden systematisch blockiert. So nimmt die Mutter über die Art und Weise, in der sie spricht, Einfluß auf die Persönlichkeitsentwicklung ihrer Tochter. Wenn Eltern mit ihren Kindern reden, wird jeder Augenblick auch zu einer Lernsituation. Die Eltern fördern oder hemmen das Erlernen bestimmter Verhaltensweisen. Die grundsätzlichen Gesetzmäßigkeiten sind dabei für jedes Verhalten gleich.

In den letzten Jahrzehnten ist es für die meisten Eltern immer wichtiger geworden:

— ihr Kind wirklich zu verstehen,
— ihrem Kind Einsicht zu vermitteln für das, was es tun soll.

Das Kind zu verstehen und von ihm verstanden zu werden, gehört zu den wichtigsten Mitteln und Zielen jeder Erziehung. Deshalb ist es sinnvoll, daran zu arbeiten, diese beiden Ziele noch besser zu erreichen. Beide Ziele beeinflussen sich gegenseitig: Je besser Eltern ihre Kinder verstehen, desto eher wählen sie selbst Ausdrucksformen, mit denen sie ihre Kinder erreichen.

Beispiel: Gespräch einer Mutter mit ihrer vierjährigen Tochter

Mutter (mit warmer und lieber Stimme): Jetzt setzt du dich mal hin. Ich will nämlich richtig mit dir reden.
Tochter (dreht den Blick weg und schaltet ab).

Mutter: Du, guck mir mal in die Augen; und zwar möchte ich zukünftig, wenn die Mama weggeht, daß du nicht immer so weinst. Du sollst mich angucken dabei. Und zwar möchte ich wissen, warum du da immer weinst. Es gibt da ja eigentlich gar keinen Grund dafür, für mich, ich versteh das nicht, warum du da weinst, ich versteh das nicht. Kannst du mir das einmal erklären. Guck mich an, wenn du mit mir sprichst!

Tochter (ausweichender Blick): Nein, nein.

Mutter (besonders warmer Ton): Weißt du, entweder ist der Papa zu Hause oder es ist die Oma da; und deshalb verstehe ich überhaupt nicht, warum du dann weinst; und warum du überhaupt nicht beim Papa oder der Oma bleiben magst. Ja! *(Sieht ihre Tochter liebevoll an.)*

(Nach einer Pause) Sieh, wenn dein Freund Jörg zu uns nach Hause kommt, dann möchtest du doch auch mit ihm in Ruhe spielen, ohne daß ich ständig bei Euch im Kinderzimmer bin, oder?

Tochter: Ja. *(Nickt dabei lebhaft mit dem Kopf und sieht die Mutter an.)*

Mutter: Und aus dem Grund, weil du da auch deine Freiheit möchtest, möchte ich auch ein kleines Stückchen Freiheit für mich; und wenn du dann immer weinst, wenn ich gehe, dann bin ich immer ganz arg traurig; und das ist doch eigentlich nicht richtig, oder?

Tochter: Nein. *(Schaut die Mutter dabei nicht an.)*

Mutter: Ich komm viel lieber nach Hause, wenn ich weiß, daß du nicht weinst, und wenn ich weiß, daß du nicht geweint hast, dann freue ich mich auf dich. Ja. Können wir mal am Samstag probieren, daß, wenn die Mama zur Arbeit geht, daß du dann ganz toll probierst, beim Papa zu bleiben und ihm im Haushalt hilfst, ohne zu weinen?

Tochter (schaut die Mutter an): Nein, nein.

Mutter: Und warum nicht? Guck mal, der Papa braucht deine Hilfe auch. Guck mal, der kennt sich gar nicht im Haushalt aus und weiß gar nicht, wo beim Einkaufen die Sachen alle stehen. Du weißt, wo die Sachen alle stehen. Du warst mit mir schon ganz oft einkaufen. Guck mich bitte an!

Tochter (nörgelnder Ton, gesenkter Kopf): Nein, ich will nicht.

Mutter: Und warum nicht? Möchtest du dich nicht mit mir unterhalten.

Tochter: Nein.

Mutter: Und warum nicht? Ich find das ganz arg schade, daß du mir den Grund nicht sagst.

usw.

Die Tochter weint nicht nur, wenn ihre Mutter das Haus verlassen will. Sie weint in vielen Situationen, vor allem dann, wenn die Mutter versucht, sich durchzusetzen. Wenn die Tochter weint, verhält sich die Mutter meist geduldig und versucht, ausführlich mit ihr zu sprechen. Ihre Stimme ist dann warm und tröstend. Sie nimmt die Tochter in den Arm oder kniet sich zu ihr hinunter. Während sie ihr Schutz, Trost und ihre ganze Aufmerksamkeit gibt, versucht sie, mit ihr zu sprechen. Sie fragt, erklärt und begründet. Der Vater und die Großmutter verhalten sich in solchen Situationen ähnlich.

Die Erwachsenensprache entwickelt sich langsam und spät

Die Mutter versucht, bei ihrer Tochter mit viel Geduld Verständnis und Einsicht zu erreichen. Sie führt derartige Gespräche öfter, denn das Weinen ihrer Tochter belastet sie und setzt sie unter Druck. Sie hat den Wunsch, einige Male in der Woche unbeschwert allein das Haus zu verlassen, wenn andere Familienmitglieder auf die Tochter aufpassen. Warum hat sie bei ihrer Tochter keinen Erfolg, obwohl sie so geduldig ist und soviel spricht? Warum machen andere Eltern, die den gleichen Weg gehen, so häufig ähnliche Erfahrungen? Warum entspricht der Erfolg der Eltern nicht immer ihrem Einsatz, ihrem Wohlwollen und ihrer Geduld? Die Antwort auf diese Frage lautet verkürzt: *Die Eltern beobachten nicht genügend, ob ihr Kind in einem bestimmten Augenblick ihre Sprache versteht oder nicht.*

Wir alle wissen: Bevor Kinder ganze Wörter und Sätze verstehen und sprechen, können sie bereits das nichtsprachliche Verhalten von Mutter und Vater äußerst genau wahrnehmen und deuten. Beispielsweise können sie auf ein Lächeln der Mutter hin selbst lächeln oder sie können das Lächeln der Mutter hervorrufen, indem sie lächeln. Sie erfassen damit bereits in den ersten Wochen ihres Lebens ihr eigenes Lächeln und das der Mutter. Sie lächeln lange, bevor sie sagen können: „Ich lächle." Sie verstehen sich mit ihrer Mutter und ihrem Vater beispielsweise durch Anschauen und Handeln, ohne Sätze sprechen zu können. Zu welchen Höchstleistungen der nichtsprachlichen Verständigung Eltern und Kind bereits in den ersten Tagen und Wochen nach der Geburt fähig sind, haben Papoušek und Papoušek in ihren Arbeiten gezeigt.

Die Fähigkeit, Sprache zu verstehen und zu sprechen, entwickelt sich später und langsamer als die Fähigkeit, nichtsprachliche Verhaltensweisen zu verstehen und sich durch entsprechende Verhaltensweisen auszudrücken. Der Ton der Stimme sagt Kindern anfangs mehr als der Inhalt des Gesprochenen. Lange bevor sie sich durch den Inhalt der Worte beruhigen lassen, werden sie durch Stimme, körperliche Nähe, Wiegen und Streicheln getröstet. Kinder beginnen die Erwachsenensprache erst in vollem Umfang zu verstehen, wenn sie erwachsen werden. Erst dann können sie beispielsweise nicht-gegenständliche Begriffe wie Freiheit, Recht und Gleichheit wirklich begreifen. Den meisten Eltern ist dies nicht bekannt. In unserem Gesprächsbeispiel sagt die Mutter: „Ich möchte auch meine Freiheit." Ihre Tochter ist vier Jahre alt.

Wenn Erwachsene von „Freiheit" sprechen, verstehen sie vieles darunter. Je mehr Erfahrungen ein Mensch sammelt, desto vielschichtiger wird für ihn die Bedeutung eines Wortes. Eine andere Mutter verstand beispielsweise folgendes unter „Freiheit": Als Schülerin hatte sie sich in ihrem Elternhaus sehr unfrei gefühlt. Sie wurde insbesondere von ihrer Mutter sehr gegängelt und erlebte starke Begrenzungen bezüglich des Ausgehens und des Einladens von Freundinnen und Freunden. Der Wunsch nach Freiheit war so groß, daß ihre gesamten Berufspläne danach ausgerichtet wurden. Sie machte eine Lehre und zog aus, sobald sie es sich leisten konnte. Da konnte sie selbst bestimmen, wie sie ihre Freizeit gestaltete. Diese Selbstbestimmung war ein wesentlicher Teil des Begriffs „Freiheit" und bestimmte damit die Bedeutung, die dieser Begriff damals für sie hatte.

Im Laufe der Jahre verlor die Selbstbestimmung der Freizeit an Bedeutung. Die Mutter interessierte sich immer mehr für Politik, und hierdurch bekam der Begriff „Freiheit" eine neue Bedeutung. Wenn sie von „Freiheit" sprach, meinte sie damit vor allem, das sagen zu können, was man denkt, ohne Nachteile zu haben. In den folgenden Jahren behielt der Begriff diese Bedeutung.

Es kam jedoch eine weitere Bedeutung hinzu: Heute vermißt diese Mutter, den Beruf zu haben, den sie sich eigentlich wünschte. Sie hatte damals den Schulbesuch so früh wie möglich beendet, um das einengende Elternhaus verlassen zu können. Heute fühlt sie sich durch die für ihre Berufswünsche nicht ausreichende Ausbildung begrenzt. Unter „Freiheit" versteht sie heute auch in starkem Maße, eine schulische Ausbildung zu haben, die eine freie Berufswahl ermöglicht.

Es wird deutlich, wie stark die Bedeutung eines Wortes von den persönlichen Erfahrungen eines Menschen abhängt. Die vierjährige Tochter aus unserem Beispiel hat bisher noch keine vergleichbaren Erfahrungen gemacht. Sie kann sich daher unter dem Wort „Freiheit" noch recht wenig vorstellen.

Nicht nur Worte können für Kinder und Eltern grundverschiedene Bedeutungen haben, sondern auch Bilder. Das Bild eines unaufgeräumten Kinderzimmers löst bei den Eltern in aller Regel völlig andere Gefühle und Gedanken aus als bei ihrem Kind. Auch zwischen Vater und Mutter können die gleichen Worte oder die gleichen Bilder unterschiedliche Vorstellungen und Gefühle auslösen.

Die unterschiedliche Bedeutung von Worten und Bildern bei Kindern und Eltern birgt ständig die Gefahr, daß beide Seiten sich mißverstehen. Eltern können dieser Schwierigkeit unter anderem durch genaues Beobachten ihres Kindes begegnen. Wenn sie sich in vielen Augenblicken weniger auf die Sprache und mehr auf ihre Augen verlassen, können sie häufig am Gesicht und am übrigen Verhalten ihres Kindes gemeinsame Verständigungsschwierigkeiten ablesen.

Eltern vermitteln ihrem Kind Botschaften
sowohl über die Sprache als auch über das Handeln

Ein Kind hat ab einem bestimmten Alter mindestens zwei Möglichkeiten, Mutter oder Vater zu verstehen: Einerseits kann es versuchen, ihr nichtsprachliches Verhalten über seine bereits früh entwickelte unmittelbare Wahrnehmung zu erfassen: Es kann beispielsweise das Gesicht seiner Eltern beobachten, körperliche Nähe spüren oder den Klang der Stimme hören. Andererseits kann es auf den Inhalt der Sprache achten. Neueste Ergebnisse aus der psychologischen Grundlagenforschung zeigen: Wenn die Sprache der Eltern mit ihrem nichtsprachlichen Verhalten übereinstimmt, unterstützen sich beide Wahrnehmungsmöglichkeiten gegenseitig. Das Kind nimmt besser und schneller wahr.

Beispiele für eine Übereinstimmung von Sprechen und Handeln wären: Die Mutter sagt „Ich mag dich" und lächelt dabei. Der Vater sagt zu seinem aggressiven Jungen „So spiele ich nicht mit Dir, ich höre jetzt auf", steht tatsächlich auf und geht.

In dem oben dargestellten Beispiel vermittelt die Mutter an mehreren Stellen durch ihr Sprechen und über ihr nichtsprachliches Verhalten unterschiedliche Botschaften. Über die Sprache fordert sie ihre Tochter auf, ohne Weinen allein zu bleiben und sie mit dem Weinen nicht ständig unter Druck zu setzen. Mit ihrem nichtsprachlichen Verhalten gibt sie ihrer Tochter immer wieder Zuwendung und Macht für das Weinen. Die Tochter begreift Zuwendung und Macht als Belohnung für ihr Weinen. Während die Mutter also über die Sprache sagt: „ich möchte nicht, daß du weinst", fördert sie gleichzeitig durch ihr übriges Verhalten das Weinen ihrer Tochter.

Wenn Sprache und übriges Verhalten in Widerspruch zueinander stehen, erzeugt das im Kind einen Konflikt. Dieser hat weitreichende Auswirkungen für das Kind (siehe unten). Es muß versuchen, ihn zu bewältigen. In unserem Beispiel findet die vierjährige Tochter eine Lösung, indem sie bereits am Anfang des Gesprächs abschaltet. Sie kennt das widersprüchliche Verhalten und ständige Reden der Mutter. Indem sie abschaltet, beachtet sie die Sprache der Mutter, die zu dem übrigen Verhalten in Widerspruch steht, nicht mehr. Die Mutter reagiert darauf, indem sie noch mehr redet, und die Beziehung zwischen beiden wird weiter belastet.

Glaser und Glaser (1989, 1992) nehmen aufgrund ihrer Experimente folgendes an: Die Bedeutung von Worten (Sprache) und Bildern (Sehen) ist in einem sogenannten Bedeutungsgedächtnis dauerhaft festgehalten. Die Bedeutung ist das, was jemand unter einem Wort versteht oder mit einem Bild verbindet. Oben wurden anhand des Begriffes „Freiheit" und des Bildes „unaufgeräumtes Zimmer" Beispiele für Bedeutungen gegeben. Ohne die im Bedeutungsgedächtnis abgelegte Bedeutung wäre unser Wahrnehmen und

202

unser Sprechen ohne Sinn. Im Bedeutungsgedächtnis werden unsere Erfahrungen sowohl in bildlicher als auch in nicht-bildlicher Form gespeichert.

Wenn jemand sieht und beobachtet, also bildlich wahrnimmt, wird das Bedeutungsgedächtnis immer mit einbezogen. Es gibt kein Sehen, ohne daß die Bedeutung des Gesehenen gleichzeitig wachgerufen wird. Im Bereich der Sprache ist das anders: Man kann Sprache hören, sprechen, lesen und schreiben, ohne das jeweilige Wort mit einer Bedeutung in Verbindung bringen zu müssen.

Im Alltag ist die Sprache von ihrer Bedeutung getrennt, wenn zum Beispiel jemand zu schnell einen Roman liest und dann nach einigen Seiten bemerkt, daß er gar nicht weiß, was er gelesen hat. Die vierjährige Tochter aus unserem Gespächsbeispiel schaltet ab. Sie hört damit zwar die Worte, versteht aber ihre Bedeutung nicht. Oft können Kinder noch die letzten Sätze einer Ermahnung wiederholen, ohne den Inhalt begriffen zu haben. Beim Hören, Sprechen, Lesen und Schreiben müssen die Bedeutungsspeicher einbezogen werden, wenn aus Sprache Bedeutung oder Sinn entstehen soll.

Die Beziehung zwischen Sehen und Bedeutung und zwischen Sprache und Bedeutung ist also unterschiedlich. Dies liegt daran, daß das Sprachsystem kein eigenes Bedeutungsgedächtnis hat. Wenn wir mit Sprache umgehen, greifen wir auf das gleiche Bedeutungsgedächtnis zurück wie beim Sehen. Das menschliche Gehirn spart damit ein erhebliches Maß an Speicherplatz ein. Unsere Erfahrungen müssen nicht für den sprachlichen und für den bildlichen Bereich getrennt festgehalten werden.

Für die Sprache hat dies Vor- und Nachteile. *Von Vorteil ist es, wenn das, was wir sehen und das, was wir über die Sprache hören, die gleiche Bedeutung hat. Dann verstehen wir die Sprache schneller und einfacher.* Das, was wir sehen, unterstützt die Worte. Dies liegt daran, daß Sprache und Bild im Bedeutungsgedächtnis die gleichen Bereiche ansprechen. Der Vollständigkeit halber sei erwähnt, daß wir auch das, was wir sehen, schneller verstehen, wenn es mit der Sprache übereinstimmt.

Wenn bildliche Wahrnehmung und Sprache nicht übereinstimmen, kommt es zu einem Konflikt. Sprache und Bild rufen dann unterschiedliche Bedeutungen im Bedeutungsgedächtnis auf. Unser Gehirn braucht etwa 100—200 Millisekunden, bis es diesen Konflikt aufgelöst hat. Dies ist eine lange Zeit: Die von solch einem Konflikt betroffene Person kommt ins Stocken. Müssen in einer bestimmten Situation dicht hintereinander immer wieder solche Konflikte zwischen bildlicher und sprachlicher Wahrnehmung bewältigt werden, gerät die Person unter starke Spannungen und in „Streß". Es geht ihr dann weniger gut. Menschen versuchen oft, solche Konflikte zu lösen, indem sie entweder die Sprache oder das Bild ausblenden. Welche Hilfestellungen ergeben sich aus den Modell von Glaser und Glaser für die Art und Weise, wie Eltern mit Kindern sprechen können?

Beginnen wir mit einem Beispiel: Eine Mutter freut sich über einen Lernschritt ihres Kindes. Sie lächelt. Dies erfaßt das Kind über seine bildlichen Wahrnehmung. Während sie lächelt, lobt die Mutter über die Sprache: „Gut hast du das gemacht!" Die Bedeutung der Sprache stimmt hier mit der Bedeutung der bildlichen Wahrnehmung überein. Das Kind wird das über die Sprache vermittelte Lob besser und schneller wahrnehmen.

Wenn also die bildliche Wahrnehmung mit dem, was die Eltern sagen, übereinstimmt, kann das Kind sowohl die bildliche als auch die sprachliche Botschaft schneller und fehlerfreier verarbeiten. In Augenblicken, wo die sprachlichen Fähigkeiten des Kindes überfordert werden, hilft ihm die bildliche Wahrnehmung, die Sprache zu verstehen. Da das „Sehen von Bedeutungen" im Leben eines Kindes bereits sehr früh entwickelt ist, während die Sprache erst später und langsam hinzukommt, nutzt das Kind seine Entwicklungsmöglichkeiten in hervorragender Weise: Die bildliche Wahrnehmung unterstützt sein Sprachverständnis und sein Sprachvermögen.

Konflikte entstehen, wenn Eltern anders sprechen als sie handeln

Würde die Mutter im Beispiel oben über die Sprache loben und dabei gleichzeitig ein strafendes Gesicht machen, würde sie ihrem Kind auf der bildlichen und sprachlichen Ebene Botschaften von widersprüchlicher Bedeutung übermitteln. Wenn Eltern ihrem Kind auf der sprachlichen und der bildlichen Ebene Widersprüchliches mitteilen, hat das Kind drei Möglichkeiten zu reagieren:

1. Es kann sich auf das einlassen, was es sieht.
2. Es kann sich auf den sprachlichen Inhalt einlassen.
3. Es kann versuchen, den Konflikt bewußt zu lösen, der sich aus den widersprüchlichen Botschaften ergibt.

Bei der Analyse von Hunderten von Videoaufzeichnungen konnten wir immer wieder folgendes beobachten: In den verschiedensten Situationen wählen Kinder am häufigsten die erste Möglichkeit. Wenn Sprache und Bild Unterschiedliches vermitteln, reagieren sie mit ihrem Verhalten eher auf das, was sie sehen, als auf das, was ihnen über die Sprache gesagt wird. Die dritte Möglichkeit, den Konflikt der widersprüchlichen Botschaften bewußt aufzugreifen, kann so gut wie nie beobachtet werden.

Das Verhalten der Kinder kann mit Hilfe des Modells von Glaser und Glaser gut verstanden werden: Ein Kind wird versuchen, einen unbewußten Konflikt zwischen Bild und Sprache möglichst zu vermeiden. Dadurch kann es den damit verbundenen Belastungen und unangenehmen Gefühlen ausweichen. Die dritte Lösung, sich auf den Konflikt bewußt einzulassen, um ihn zu lösen, entfällt damit weitgehend.

Die zweite Lösungsmöglichkeit, allein auf den Inhalt der Sprache zu achten, gelingt dem Kind nur dann ohne Konflikt, wenn es die nicht-sprachliche Wahrnehmung ausblendet. Es würde sich dann aber auf eine Wahrnehmungsmöglichkeit einlassen, die bei ihm weniger gut entwickelt ist. Erwachsene greifen auf diese Möglichkeit, nur auf die Sprache zu achten, viel häufiger zurück.

Wählt das Kind die erste Bewältigungsmöglichkeit, dann läßt es sich vorrangig auf das ein, was es sieht. Indem es die bildliche Wahrnehmung der sprachlichen Botschaft vorzieht, wählt es gleichzeitig die Möglichkeit, die es bereits länger und damit besser beherrscht. Wenn Eltern etwas anderes sagen, als sie tun, ist es für das Kind aus einem weiteren Grund sinnvoll, vor allem auf das zu achten, was die Eltern tun: Über die bildliche Wahrnehmung kann es mit höherer Sicherheit die Folgen seines Verhaltens erfassen, soweit diese im elterlichen Verhalten liegen. Wenn Eltern etwas anderes tun, als sie sagen, ist für das Kind nur ihr Verhalten entscheidend. So ist die erste Möglichkeit für das Kind die günstigste: sich im Konfliktfall auf das einzulassen, was die Eltern tun und auszublenden, was sie über die Sprache sagen.

Wenn das Kind sich für die erste Bewältigungsmöglichkeit entscheidet und nur auf das nichtsprachliche Verhalten der Eltern achtet, bezahlt es jedoch einen hohen Preis: In vielen Augenblicken bemüht es sich nicht, die Bedeutung der gehörten Sprache zu verstehen. Dabei übt es nicht mehr, sprachlich vermittelte Inhalte zu verstehen. Wenn es die Sprache der Eltern ausblendet, wird es auch selber weniger sprechen. Damit verzichtet es auf eine weitere natürliche Entwicklungsmöglichkeit. Dies kann an dem oben dargestellten Gesprächsbeispiel gut beobachtet werden: Die Mutter spricht sehr viel, das Kind kaum. Gleichzeitig fühlt es sich bei der insgesamt verfahrenen Gesprächssituation nicht wohl. Es wird daher froh sein, wenn das Gespräch vorbei ist. Fassen wir dies zusammen: *Werden einem Kind von seinen Eltern häufig widersprüchliche Botschaften über den Inhalt der Sprache und über das nichtsprachliche Verhalten vermittelt, lernt es schlechter, Sprache zu verstehen und eigene Bedürfnisse über die Sprache auszudrücken.*

Die Mutter in unserem Beispiel, die dem gemeinsamen Gespräch mit ihrem Kind eine große Bedeutung für die Erziehung insgesamt beimißt, erreicht also in vielen Punkten das Gegenteil von dem, was sie möchte. Ihr Kind wird später als andere Kinder in der Lage sein, Schwierigkeiten durch Sprechen anzugehen, und es wird in seinem Erleben und in seinen Ausdrucksmöglichkeiten eingeschränkt. Dies hat auch Einfluß auf seine Selbstsicherheit.

Eltern können ihr Kind jedoch noch auf andere Weise in der Entwicklung seiner sprachlichen Möglichkeiten hemmen, nicht nur dadurch, daß sie etwas anderes sagen, als sie tun. Wenn Eltern nicht ausreichend *beobachten*, wie ihr

Kind sich bei einem Gesprächsangebot verhält, sind sie vielen unzutreffenden Vorannahmen ausgeliefert. Eltern nehmen beispielsweise zu häufig an, Sprache habe für ihre Kinder die gleiche Bedeutung wie für sie selbst (siehe oben). Viele nehmen an: „Je früher ein Kind seine Schwierigkeiten sprachlich lösen muß, desto besser!" Wenn Eltern ihren Kindern zu früh sprachliche Fähigkeiten, die diese erst im Lauf des Erwachsenwerdens erlangen, unterstellen und abverlangen, so überfordern sie sie.

Auch der sprachliche Bereich von Kindern unterliegt den Gesetzmäßigkeiten des Lernens. Angemessene Anforderungen fördern den Lernprozeß, keine oder überhöhte Anforderungen verlangsamen oder blockieren ihn. Die Mutter aus unserem Beispiel überfordert ihre Tochter auf verschiedene Weise: Sie erwartet, daß ihre Tochter nicht-gegenständliche Begriffe versteht. Sie nimmt an, daß ihre Tochter mehrere Fragen auf einmal beantworten kann. Allein damit, sich diese vielen Fragen zu merken, ist ein vierjähriges Kind in aller Regel überfordert. Unsere Beobachtungen zeigen, daß selbst viele Erwachsene sich bei einer solchen Flut geschlagen geben oder einzelne Fragen vergessen.

Die Mutter verlangt von ihrer Tochter jedoch noch mehr, sie bittet immer wieder um eine sprachliche Begründung für deren Tun. Die Tochter, so hatten wir gesehen, richtet ihr Handeln zu einem großen Teil an dem nicht-sprachlichen Verhalten ihrer Mutter aus. Dieses nimmt sie zum allergrößten Teil unbewußt wahr. Wie sollte sie ihr Verhalten sprachlich begründen — und das mit vier Jahren —, wenn die meisten Erwachsenen in einer vergleichbaren Situation scheitern würden!

Die Tochter ist also in mehrfacher Hinsicht überfordert, und sie beantwortet die immer wiederkehrenden Aufforderungen der Mutter nach sprachlicher Begründung mit einem ausweichenden Blick und innerem Rückzug aus dem Gespräch. Nur an zwei Stellen läßt sie sich ansatzweise auf das Gespräch ein: Einmal, als die Mutter Bezug auf den Besuch des Freundes nimmt, zum anderen als sie fragt, ob sie morgen allein aus dem Haus gehen kann. In beiden Fällen ist die Antwort klar und deutlich, und die Tochter schaut ihre Mutter an. Sie hat in diesem Augenblick wieder Boden unter die Füße bekommen. In beiden Fällen kann sie auf eigene, häufig gemachte Erfahrungen zurückgreifen. Sie kann dadurch die Sprache der Mutter besser verstehen.

Was können Eltern mit ihrem Kind besprechen, und was müssen sie für ihr Kind entscheiden und damit selbst festlegen? Jedes Kind ist anders und geht mit einem Gesprächsinhalt auf seine Weise um. Darüber hinaus verändert es sich ständig. Eltern sind keine Hellseher und können nicht vorhersagen, wie sich ihr Kind einem bestimmten Gesprächsinhalt gegenüber verhalten wird. Wenn sie hinsehen und beobachten, wie es ihrem Kind dabei geht und wie es sich verhält, können sie versuchen, „alles" mit ihm zu besprechen. Wie die Ausführungen in diesem Kapitel nahelegen, dürfen sich verantwortungsbewußte Eltern aber auch von dem Zwang befreien, immer alles besprechen zu müssen. So können Eltern es vom Verlauf des Gespräches abhängig machen, ob sie dieses fortsetzen oder ob sie eine andere Lösung wählen. Die Mutter in unserem Beispiel war bewundernswert geduldig und sie machte es sich in keinem Moment leicht. Sie räumte sich jedoch nicht die Freiheit ein, auf ihr Kind zu schauen und die Fortsetzung des Gespräches von dessen Verhalten abhängig zu machen. Sie wagte es nicht, als Erwachsene ihrem völlig überforderten Kind eine angemessene Lösung vorzugeben.

Das Gespräch hätte auch auf andere Weise verlaufen können. Die Abläufe von zwei möglichen Gesprächen sollen beispielhaft als Lösung vorgestellt werden. Wir haben sie unter zwei verschiedenen Annahmen entworfen: Im ersten Beispiel wird unterstellt, daß die Tochter anfangs überfordert ist, aber dennoch mit der Mutter eine Lösung finden möchte. Im zweiten Gespräch wird angenommen, daß es der Tochter in erster Linie wieder einmal um einen Machtkampf mit der Mutter geht.

Erster Lösungsentwurf

Hier wird unterstellt, daß die Tochter am Gespräch und an einer echten Lösung des Problems interessiert ist:

Mutter (mit wohlwollender, ruhiger Stimme): Ich möchte mit dir etwas besprechen. Setzt du dich bitte mal hin? *(Pause. Die Mutter läßt ihrem Kind sehr viel Zeit.)* Gestern abend wollte ich weggehen; da hast du geweint. *(Pause — die Mutter hat auf eine klar umschriebene Erfahrung ihrer Tochter zurückgegriffen. Sie macht einen deutliche Pause, damit ihre Tochter sich diese Vorstellung wachrufen kann: Die Sprache ist ja nicht automatisch mit ihrer Bedeutung verbunden. Die Mutter spricht erst weiter, wenn sie im Gesicht ihrer Tochter sieht, daß diese sich wirklich an den gestrigen Abend erinnert. Um dies festzustellen, schaut sie ihre Tochter wohlwollend an.)*

Mutter (sieht, daß es ihrer Tochter jetzt gelingt, sich den gestrigen Abend vorzustellen): Warum hast du geweint? *(Die Mutter macht wieder eine deutliche Pause und stellt nur eine einzige Frage. Sie versucht, an der Antwort ihrer Tochter abzulesen, ob diese mit der Frage überfordert ist.)*

Tochter: Weiß nicht.

Mutter (wohlwollend): Also du weißt keinen Grund *(Pause)*.

Tochter: Nein.

Mutter (bemerkt, daß ihre Tochter mit der Frage überfordert ist. Deshalb verfolgt sie diese nicht weiter und teilt ihrer Tochter sehr klar ihre Wünsche mit): Ich möchte, daß du allein bei Papa oder Oma bleibst, ohne zu weinen. *(Pause)*

Du bist jetzt schon 4 Jahre alt.

(Pause)

Beim nächsten Mal gehe ich, auch wenn du weinst.

Tochter: Das ist so schwer, nicht zu weinen.

Mutter: Ich freue mich darüber, daß du mir das sagst. *(Tochter und Mutter lachen sich gegenseitig an. Die Mutter bestraft die Ehrlichkeit der Tochter nicht etwa durch eine Bemerkung wie: „Du kannst dich ja mal anstrengen." Dadurch ereicht sie, daß ihre Tochter für die Zukunft lernt, ihre Gefühle wahrzunehmen und ohne Angst zu äußern.)*

Das ist schwer, nicht zu weinen.

(Pause)

Ich möchte dir helfen dabei. Ich mache dir einen Vorschlag.

(Pause)

Jedesmal, wenn du nicht weinst, darfst du dir in den nächsten Wochen am nächsten Tag wünschen, was es zum Essen gibt.

(Die Mutter beschränkt die Hilfestellung von vornherein auf eine gewisse Zeit.)

Tochter (überlegt, ist nicht ganz zufrieden): Mhm.

Mutter (erkennt am Verhalten ihrer Tochter, daß sie nicht zufrieden ist und ermöglicht ihr Wahlfreiheit): Oder möchtest du dir etwas anderes aussuchen?

Tochter: Ja.

Mutter: Was denn?

Nun lassen sich Mutter und Tochter Zeit, gemeinsam einen Vertrag für eine begrenzte Zeit abzuschließen. Die Tochter bestimmt dabei weitgehend, was sie sich aussuchen darf. Die Mutter prüft lediglich für sich, ob sie einen Wunsch der Tochter ablehnt, weil er überzogen ist. In diesem Fall würden sich beide auf etwas anderes einigen müssen.

Zweiter Lösungsentwurf

Hier wird davon ausgegangen, daß die Tochter mit ihrer Mutter wie immer einen Machtkampf führt. Dieses Gespräch verläuft zuerst ebenso wie das vorherige, deshalb wird der Anfang nicht wiedergegeben. Die Mutter ist ebenso ruhig und liebevoll.

Mutter: Ich möchte, daß du alleine bei Papa oder Oma bleibst, ohne zu weinen.

(Pause)

Du bist jetzt schon 4 Jahre alt.

(Pause)
Beim nächsten Mal gehe ich, auch wenn du weinst.

Von hier an verläuft das Gespräch anders. Die Tochter beginnt mit ihrer Mutter wie immer einen Machtkampf. Dieses Mal erkennt die Mutter den Versuch der Tochter allerdings sofort:

Tochter (beginnt sofort demonstrativ zu weinen): Du bist gemein.
Mutter (läßt sich nicht unter Druck setzen. Sie bleibt ruhig und bestimmt und sagt zu sich selbst: ich möchte meine Tochter nicht mehr zu solchen Machtkämpfen wie bisher verführen): Unser Gespräch ist jetzt beendet. Wenn ich das nächste Mal weggehen will, werde ich es tun — auch wenn Du wieder weinst.
Tochter (weint lauter): Du bist eine blöde Mutter.
Mutter: Ich gehe jetzt an meine Arbeit. Wenn du aufgehört hast zu weinen, habe ich Zeit für dich.
(Die Mutter steht nach diesem Satz vom Tisch auf und wendet sich ihren Arbeiten zu. Sie ist nicht ärgerlich, weil sie sich nicht erpressen ließ.)

Zwei Tage später geht sie ohne viel Aufhebens allein aus dem Haus. Bei den ersten Malen ist das Weinen sehr schlimm. Die Tochter versucht mit aller Kraft, ihre Machtstellung zu halten. Nach einigen Malen ist die Mutter überrascht, daß ihre Tocher nicht mehr weint, wenn sie geht. Richtig glücklich fühlt sie sich, als ihre Tochter sich auch fröhlich von ihr verabschieden kann. Die Beziehung zwischen Mutter und Tochter ist nun nicht mehr durch Machtkämpfe gestört.

Fassen wir nochmals die wichtigsten Punkte dieses Kapitels zusammen: Gespräche mit Kindern zu führen, kann äußerst schwierig sein. Selbst die besten Eltern können trotz größter Geduld und bester Absichten immer wieder scheitern. Häufig setzen sie sich selbst unter Druck, Probleme auf jeden Fall mit Hilfe von partnerschaftlichen Gesprächen lösen zu müssen. Eltern sollten den Mut finden, selbst genau hinzuschauen. Wenn sie immer wieder beobachten, daß die gleichen Versuche, Dinge zu besprechen, ungünstig verlaufen, sollten sie andere Wege ausprobieren. Auch für die neuen Wege gilt: hinschauen und wieder hinschauen. Bei den Beobachtungen ist folgendes besonders wichtig:

— Beginne ich das Gespräch wohlwollend?
— Schaue ich während des Gespräches auf mein Kind?
— Ist mein Kind mit der Sprechgeschwindigkeit, der Wortwahl, der Anzahl und der Länge der Sätze überfordert?

— Kann mein Kind meine Fragen überhaupt beantworten oder sind ihm weite Bereiche dessen, was ich wissen will, unbewußt?
— Veranstaltet mein Kind ständig einen Machtkampf mit mir?
— Wie verhalte ich mich in diesem Machtkampf?
— Bin ich wohlwollend und zugewandt, wenn mein Kind den Machtkampf unterläßt oder verhalte mich weiterhin gereizt?

Kapitel 15: Prävention von Lernstörungen

Zu Beginn dieses Buches hatten wir darauf hingewiesen, daß Lernen für ein Kind überall stattfinden kann. Ein Kind lernt bereits in den ersten Tagen seines Lebens und in den verschiedensten Situationen. Schulisches Lernen ist dabei nur ein Sonderfall, auch wenn die hier entdeckten Lernstörungen zahlenmäßig außerordentlich groß sind.

Für die verschiedensten Lerninhalte gelten die gleichen Gesetzmäßigkeiten. Eltern und professionelle Helfer können über ihre Beziehung und über die Gestaltung der Aufgaben das Lernen eines Kindes beeinflussen. Die Beeinflussung des Kindes findet umfassender, früher und tiefgehender statt, als im allgemeinen angenommen wird. Dies wurde im einzelnen aufgezeigt.

Wenn Eltern eine Lernstörung in einem Bereich bemerken, besteht sie meist schon seit längerer Zeit. In vielen Bereichen kann es Eltern völlig entgehen, wenn das Lernen ihres Kindes blockiert ist. Dies muß in Zukunft anders werden und dazu müssen alle nur denkbaren Anstrengungen unserer Gesellschaft unternommen werden. Daß dies in Zukunft möglich ist, steht außer Zweifel.

Für verschiedene Bereiche der kindlichen Entwicklung konnte ein rechtzeitiges Aufdecken von Störungen bereits verwirklicht werden. Im Bereich der Kinderheilkunde wurden die sogenannten Vorsorgeuntersuchungen (U1 — U9) eingeführt. Das „gelbe Heft" dient hier als Hilfestellung für die Eltern. Für Eltern, die sich dafür interessieren, sei auf das Buch von Brüggemann (1991) hingewiesen. Auch für den Bereich der gesamten Krankengymnastik ist frühes Erkennen und frühes Beeinflussen oberstes Gebot. Die sozialpädiatrischen Zentren, die im Augenblick in Deutschland ausgebaut werden, und der gesamte Bereich der frühen Förderung, zielen auf Vorsorge und Veränderung zu einem möglichst frühen Zeitpunkt. Ein entsprechend vorsorgendes Denken muß auch für den Bereich der Lern- und Leistungsstörungen entstehen.

Frühzeitiges Erkennen und Verändern von Lernstörungen sind in vielerlei Hinsicht wichtig. Drei Gesichtspunkte möchten wir besonders hervorheben.

1. Alle Therapien im gesamten Bereich der frühen Förderung werden beschleunigt, wenn bei den betroffenen Kindern keine Lernblockierungen

auftreten. Gerade entwicklungsverzögerte und behinderte Kinder müssen ihre ganzen Lernmöglichkeiten nutzen. Unglücklicherweise haben gerade diese Kinder ein enorm erhöhtes Risiko, in den für sie wichtigsten Bereichen Lern- und Leistungsstörungen zu entwickeln. Darauf wurde in mehreren Kapiteln hingewiesen. Eltern und Bezugspersonen können lernen, durch die Art und Weise, wie sie Übungen durchführen, Einfluß zu nehmen.

2. Für alle Kinder ist es wichtig, daß sie ihre Lernmöglichkeiten voll ausschöpfen. Dies gilt nicht nur für den schulischen Bereich, sondern für sämtliche Bereiche der Persönlichkeitsentwicklung. Wenn Kinder spielen, wenn sie mit ihren Eltern sprechen: Überall lernen sie und überall gelten für ihr Lernen im wesentlichen die gleichen Gesetzmäßigkeiten. Lernschwierigkeiten bringen für ein Kind keinen Gewinn. Sie stellen eine unnötige, weil veränderbare Belastung dar.

3. Unsere Gesellschaft hat in Zukunft große Herausforderungen in den verschiedensten Bereichen zu bewältigen. Diesen gewaltigen Anforderungen kann sie nur gerecht werden, wenn die Lern- und Leistungsbereitschaft aller auch in Zukunft erhalten bleibt und gefördert wird. Dazu sind Anstrengungen in den verschiedensten Gesellschaftsbereichen notwendig.

Die Beziehung zwischen Eltern und Kind läßt das Kind in jedem Augenblick lernen. Wo immer Lernen stattfindet, kann es grundsätzlich auch zu einer Blockierung des Lernens kommen. Lernstörungen können daher in jedem Alter beginnen und sich entwickeln.

Wir gehen jedoch gegenwärtig davon aus, daß sich der Beginn aller Lernstörungen nicht gleichmäßig über die verschiedenen Altersstufen verteilt. Es gibt besondere Risikozeiten für die Beziehung zwischen Eltern und Kind und damit für die Entstehung von Lernblockierungen.

Ziel langfristiger Arbeit muß es sein, die Entstehung von Lernstörungen möglichst früh zu erkennen und zu beeinflussen. Bei geeigneten vorbeugenden Maßnahmen wird es in Zukunft immer mehr möglich werden, die Entwicklung von Lernproblemen überhaupt zu verhindern.

Nach unseren gegenwärtigen Vorstellungen sind vier Zeitabschnitte besonders wichtig, wenn man daran denkt, vorbeugend zu arbeiten:

Erster Zeitabschnitt: Die Zeit des ersten Lebensjahres: Kommt es in dieser Zeit zu einer dauerhaften Beziehungsstörung zwischen Kind und Eltern, wird die Persönlichkeitsentwicklung des Kindes auf den verschiedensten Ebenen ungünstig beeinflußt. Das Kind macht in vielerlei Hinsicht „andere" Lernerfahrungen als bei einer positiven Beziehung.

Die Ursachen für eine frühe Beziehungsstörung können vielfältig sein. Hier gilt es in Zukunft aufzuklären und richtigzustellen. In Einzelfällen trifft die allgemeine Vorstellung sicherlich zu: Die Mutter kann ihr Kind nicht annehmen. In vielen anderen Fällen ist die Wirklichkeit jedoch oft schwieriger oder völlig anders. Auch wenn Eltern äußerst einsatzbereit sind und alles für ihr Kind tun, kann es bereits in den ersten Wochen zu einer Beziehungsstörung kommen.

Ein Kind kann eine ungünstige Entwicklung der Beziehung zu seinen Eltern auch selbst einleiten, beispielsweise weil es körperliche Nähe nicht zulassen kann, weil es gegen Berührungen überempfindlich ist, weil es bestimmte Geräusche nicht ertragen kann und dadurch auf die Stimme der Eltern anders reagiert, weil sein zentrales Nervensystem nicht ausgereift ist, weil es bei der Geburt Zerrungen im Nackenbereich erlitt und jedesmal Schmerzen empfindet, wenn es seinen Kopf zur Mutter oder zu ihrer Brust wendet usw. Hat sich eine Beziehungsschwierigkeit erst einmal entwickelt, verfestigt sie sich schnell. Die anfängliche Ursache mag nach einiger Zeit gar keine Rolle mehr spielen. So sind die Dinge kompliziert, und die Eltern werden oft allein gelassen. Bei zukünftiger vorbeugender Arbeit muß ein Schwerpunkt bei diesen betroffenen Kindern und Eltern liegen.

Zweiter Zeitabschnitt: Die Zeit, in der die Sprache wichtig wird. Wir hatten im letzten Kapitel gezeigt, wie es bei Eltern und Kind zu Mißverständnissen besonderer Art kommen kann. Eltern können sehr früh die Sprache als hauptsächliches Verständigungsmittel einsetzen. Sie können ihr Kind damit sehr leicht überfordern. Während sie sich selbst auf die Sprache verlassen, nimmt das Kind seine soziale Wirklichkeit noch hauptsächlich über seine Augen wahr. Wir gehen im Augenblick von folgendem aus: Beziehungsstörungen dieser Art häufen sich zu einem Zeitpunkt, wenn das Sprachvermögen eines Kindes zunimmt, ohne bereits voll leistungsfähig zu sein. Hier liegt ein weiterer Schwerpunkt zukünftiger Prävention und Forschungsarbeit.

Dritter Zeitabschnitt: Die Zeit, in der Eltern im Rahmen einer frühen Förderung mit Übungen beginnen. Um Mißverständnissen vorzubeugen, wollen wir hier nochmals betonen: Im Rahmen einer erfolgreichen Förderung halten wir gezieltes Üben, auch mehrmals am Tag, für sinnvoll und wichtig. Für unnötig halten wir jedoch die durch Übungen „gezündeten" Lernstörungen. Wie in diesem Buch ausführlich dargestellt wurde, nimmt die Gestaltung der Beziehung zwischen Eltern und Kind während des Übens unmittelbar Einfluß auf die Entwicklung von Lernblockierungen. Hier sollte künftig ein wesentlicher Schwerpunkt der Vorsorge für Kinder von Risikogruppen liegen. In Forschung und Praxis müssen Wege geöffnet werden, den Eltern noch mehr als bisher Hilfestellungen zu geben. Diese Hilfestellungen müssen verschiedene Punkte einschließen, unter anderem Bewußtmachung und Verstehen der Beziehungsmuster während des Übens, ausreichende Möglichkeiten für die Eltern, neue Verhaltensweisen dem Kind gegenüber zu lernen und Möglichkeiten zum Austausch mit anderen Eltern mit vergleichbaren Schwierigkeiten.

Vierter Zeitabschnitt: Die Zeit, in der schulische Lerninhalte wichtig werden. Eltern erhalten kaum angemessene Hilfestellungen, um zu lernen, in welcher Weise sie mit ihren Kindern schulische Inhalte erarbeiten können. Darüber hinaus werden sie oft noch zusätzlich verunsichert: Einerseits sollen sie nicht mit ihrem Kind lernen, andererseits müssen sie mit ihm lernen. Sie nehmen oft wahr, daß ihr Kind ohne zusätzliche Hilfestellungen noch größere Schwierigkeiten hat. Nicht Ausgrenzung, Verunsicherung und bloße Anforderungen an Eltern sind für die Zukunft gefragt — in Forschung und Praxis müssen besondere Anstrengungen unternommen werden, damit Eltern auch im Bereich des schulischen Lernens mit eingebunden werden. Dabei brauchen sie gezielte Hilfestellungen und auch Möglichkeiten, praktisch üben zu können. Ihnen müssen nicht nur Bücher, Zeitschriften und Ratschläge zur Verfügung stehen, sondern auch ein praktisches Trainingsangebot dafür, wie sie ihrem Kind helfen können. Auch hier liegt in Zukunft ein wesentlicher Schwerpunkt der Vorsorge.

Unter dem Gesichtspunkt der Vorsorge (Prävention) sind im Vergleich zur bisherigen Praxis Veränderungen in einigen wesentlichen Punkten notwendig: Lernstörungen sind keine Schwierigkeiten, bei denen man abwarten kann. Je eher sie positiv beeinflußt werden, desto besser. Im Rahmen einer Beeinflussung von Lernstörungen in den verschiedensten Lernsituationen kommt der Beziehung zwischen Kind und Bezugsperson eine entscheidende Bedeutung zu. Dies bedingt die Einbeziehung der Eltern in den Veränderungsprozeß. Wenn Eltern für schwierige Lernsituationen gezielte Hilfestellungen erhalten, dann müssen diese Hilfestellungen umfassend sein. Bei angemessener Aufbereitung des Übungsstoffes können Eltern lernen, auch schwierige Zusammenhänge wahrzunehmen und mit ihrem Verhalten darauf zu reagieren. In Zukunft müssen Anstrengungen in Forschung und Praxis unternommen werden, immer bessere Wege der Vermittlung an Eltern zu finden. Auch für Eltern gelten die allgemeinen Gesetzmäßigkeiten des Lernens: Je besser die Beziehung und je besser die Hilfestellungen, desto schneller lernen sie und desto wohler fühlen sie sich dabei.

Literatur

Angermayer WF (1972) Kontrolle des Verhaltens. Springer, Berlin Heidelberg New York

Berlyne DE (1967) Arousal and reinforcement. In Levine D (Ed) Nebraska Symposium on Motivation. University of Nebraska Press, Lincoln

Berlyne DE (1969) The reward-value of indifferent stimulation. In Tapp JT (Ed) Reinforcement and behavior. Academic Press, New York

Birbaumer N (1975) Physiologische Psychologie. Springer, Berlin

Bower GH, Hilgard ER (1984) Theorien des Lernens I. Klett-Cotta, Stuttgart

Box GEP, Jenkins GM (1970) Time series analysis: forecasting and control. Holden-Day, San Francisco

Brüggemann HJ (1991) Vorsorgeuntersuchungen im Kindesalter (U1 — U9). Thieme, Stuttgart

Chesno FA, Kilman PR (1975) Effects of stimulation intensity on sociopathic avoidance learning. J Abnorm Psychol 84: 144—151

Dörner D (1989) Die Logik des Mißlingens. Rowohlt, Reinbek

Ebbinghaus H (1985) Über das Gedächtnis. Leipzig

Eichelseder W (1992) Unkonzentriert? Quadriga-Verlag, Weinheim

Freeman GL (1940) The relationship between performance level and bodily activity level. J Exp Psychol 26: 602—608

Glaser WR, Glaser MO (1989) Context effects in stroop-like word and picture processing, J ExpPsychol 118: 13—42

Glaser WR, Glaser MO (1992) Picture naming. Cognition 41 (im Druck)

Grawe K (1980) Die diagnostisch-therapeutische Funktion der Gruppeninteraktion in verhaltenstherapeutischen Gruppen. In Grawe K (Hrsg) Verhaltenstherapie in Gruppen. Urban & Schwarzenberg, München, Wien, Baltimore

Heckhausen H (1980) Motivation und Handeln. Springer, Berlin

Innerhofer (1977) Das Münchner Trainingsmodell. Verhaltensänderung — Beobachtung — Analyse. Springer, Berlin Heidelberg New York

Jansen F (1990) Lernbeeinträchtigung durch Kreislaufabsenkungen bei leistungsgestörten Kindern. Grundlagen für Erweiterungen und Modifikationen des Münchner Trainingsmodells. Psychol. Dissertation, Universität Tübingen

Jansen F, Streit A, Streit U (1990) Maße der Kreislaufaktivität als Parameter psychophysiologischer Phänomene. Kinderarzt 39: 1010—1012

Jansen F, Streit U, Streit A (1990) Veränderung der Kreislaufaktivierung in Lern- und Leistungssituationen bei leistungsgestörten Kindern. Prax Kinderpsychol Kinderpsychiat 39: 244—249

Miller GA (1956) The magical number seven, plus or minus two: some limits on our capacity for processing information. Psychol Rev 63:81-97

Olds J (1963) Brain centers and positive reinforcement. Paper XVI. International Congress of Psychology, Washington

Olds J (1965) Drives, rewards, and the brain. In Warron WC et al. (ed) New directions in psychology II. Holt, New York

Pawlow IP (1927) Conditioned reflexes. Clarendon, London

Papoušek H (1977) Entwicklung der Lernfähigkeit im Säuglingsalter. In Nissen G (Ed) Intelligenz, Lernen und Lernstörungen. Springer, Berlin Heidelberg New York S 75—93

Papoušek H, Papoušek, M (1979) The infant's fundamental adaptive response system in social interaction. In: Thoman EB (Ed) Origins of the infant's social responsiveness. Erlbaum , Hillsdale/NY

Papoušek H, Papoušek M (1987) Intuitive parenting: a didactic counterpart to the infant's precocity in integrative capacities. In Osofsky JD (Ed) Handbook of infant development. 2nd edn, Wiley, New York

Revenstorf D (1979) Zeitreihenanalyse für klinische Daten: Methodik und Anwendung. Beltz, Weinheim Basel

Schachter S, Latané B (1964) Crime, cognition, and the autonomic nervous system. In: Levine D (Ed) Nebraska Symposium on Motivation, vol. 12. University of Nebraska Press, Lincoln

Schneider W, Shiffrin RM (1977) Controlled and automatic human information processing: I. Detection, search, and attention. Psychol Rev 84: 1—66

Shiffrin RM, Schneider W (1977) Controlled and automatic human information processing: II. Perceptual learning, automatic attending, and a general theory. Psychol Rev 84: 127—190

Skinner BF (1938) The behavior of organisms: An experimental approach. Appleton-Century, New York

Wood CG, Hokanson JE (1965) Effects of induced muscular tension on performance and the inverted U function. J PersSoci Psychol 1: 506—510

Yerkes RM, Dodson JD (1908) The relation of strength of stimulus to rapidity of habit-formation. JCompNeurol Psychol 18: 459—482

Druck: Mercedes-Druck, Berlin
Verarbeitung: Stein + Lehmann GmbH, Berlin